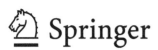

Springer

人体呼吸系统的计算流体力学与粒子动力学基础

〔澳〕屠基元(Jiyuan Tu)

〔澳〕基奥·翁塔冯(Kiao Inthavong)　著

〔美〕古达兹·艾哈迈迪(Goodarz Ahmadi)

崔新光　李仁府　译

哈尔滨工程大学出版社
Harbin Engineering University Press

黑版贸登字:08 - 2021 - 078

First published in English under the title
Computational Fluid and Particle Dynamics in the Human Respiratory Systemby
Jiyuan Tu, Kiao Inthavong and Goodarz Ahmadi, edition:1
Copyright© Springer Science + Business Media Dordrecht, 2013 *
This edition has been translated and published under licence from
Springer Nature B. V..
Springer Nature B. V. takes no responsibility and shall not be made liable for the
accuracy of the translation.

Harbin Engineering University Press is authorized to publish and distribute exclusively the Chinese
(Simplified Characters) language edition. This edition is authorized for sale throughout Mainland
of China. No part of the publication may be reproduced or distributd by any means, or stored in a
database or retrieval system, without the prior written permission of the publisher.

图书在版编目(CIP)数据

人体呼吸系统的计算流体力学与粒子动力学基础/
(澳)屠基元(Jiyuan, Tu),(澳)基奥·翁塔冯
(Kiao Inthavong),(美)古达兹·艾哈迈迪
(Goodarz Ahmadi)著;崔新光,李仁府译.—哈尔滨:
哈尔滨工程大学出版社,2021.8
ISBN 978 - 7 - 5661 - 3010 - 5

Ⅰ.①人… Ⅱ.①屠… ②基… ③古… ④崔… ⑤李…
Ⅲ.①呼吸系统 - 人体生理学 - 计算流体力学 - 研究②
呼吸系统 - 人体生理学 - 束流动力学 - 研究 Ⅳ.
①R332.2

中国版本图书馆 CIP 数据核字(2021)第 141889 号

人体呼吸系统的计算流体力学与粒子动力学基础
RENTI HUXI XITONG DE JISUAN LIUTI LIXUE YU LIZI DONGLIXUE JICHU

选题策划	张志雯
责任编辑	张志雯
封面设计	李海波

出版发行	哈尔滨工程大学出版社
社　　址	哈尔滨市南岗区南通大街 145 号
邮政编码	150001
发行电话	0451 - 82519328
传　　真	0451 - 82519699
经　　销	新华书店
印　　刷	北京中石油彩色印刷有限责任公司
开　　本	787 mm×1 092 mm　1/16
印　　张	19.25
字　　数	477 千字
版　　次	2021 年 8 月第 1 版
印　　次	2021 年 8 月第 1 次印刷
定　　价	98.00 元

http://www.hrbeupress.com
E-mail:heupress@ hrbeu.edu.cn

绪　　论

通过研究呼吸道理解其生理学特征一直局限于医学领域,而且计算流体力学(CFD)过去也仅被科学家和工程师用来模拟航空航天领域的高速流动。随着医学成像和计算机等领域先进技术的出现,CFD逐渐成为吸入毒理学、外科医学治疗和吸入式药物投递等研究领域的重要组成部分。CFD作为一种研究和开发工具已经渗透到许多非工程领域。当前CFD已经发展到了提高健康科学研究和促进生物技术发展的新阶段。特别是当我们把各种颗粒物如污染物、医用气溶胶或药物粉末等粒子与流体流动一起进行模拟时,这种模拟方法被称为计算流体与粒子动力学(CFPD)。

当初学者刚开始使用CFD软件时,直观的图形用户界面、自动网格划分和数值求解技术会导致使用者产生CFD非常容易学习的错误印象。事实上,仅仅熟练掌握CFD模拟技术就是一个艰难的过程,而对于学习呼吸道内的CFPD的初学者来说,还要面临更多的困难。在顺畅的用户操作界面背后,需要大量的数值算法来处理每一次数值运算,使用者需要理解每次点击鼠标进行操作背后的数理内容。

编写此书的目的是为具有一定专业知识的学生和不同专业背景的CFD入门者提供合适的学习资料。这些CFD入门者可能拥有不同的专业背景,如医学、生理学、健康科学、制药、化学和机械等。我们不过高地期望本科生能够掌握涉及呼吸系统模拟的所有学科的全部知识。本书更多的是为读者搭建传统工程领域和医学领域之间的重要纽带,从而保证无论来自什么专业背景的读者,都能从本书中汲取一些重要的与CFPD模拟呼吸系统内流动相关的新知识。

与市面上许多CFD书籍不同,本书不仅对CFD基本数学思想进行了清晰的描述,还通过工程实例对这些思想进行了深入的阐述,从而确保读者不会陷入高深复杂的数学符号和理论当中。在此我们需要说明一下,本书假设读者已经掌握了微积分基本知识(即基本的差分知识)。本书的一个独特之处在于其直观和系统的书写结构,旨在加快学生的学习进度和帮助学生在实践中快速使用CFPD方法。我们希望这种方式能够帮助初学者快速有效地设置准确可靠的CFPD模拟算例。

第1章对CFPD方法进行整体概述。介绍了CFPD的优点及其在呼吸系统中的诸多应用,以此来激发读者的好奇心和创造力,促使他们思考解决自己面临的呼吸系统问题的可能方案。

第2章简明实用地介绍了人体呼吸系统。这一章对没有医学背景知识的读者尤为重要,因为本章对人体呼吸系统的解剖结构和生理特征进行了基本描述。这些知识是设置呼吸系统的CFD算例的重要基础。本章也着重关注了呼吸道的几何结构和其可能发生的几何变形。这为读者提供了一些利用呼吸器官医学扫描图像重构呼吸系统的几何模型操作指南。

第3章讨论了如何利用医学扫描图像重构导气气道几何模型。这涉及生物医学成像、加工制造或逆向工程和计算机辅助设计等多门学科。本章从获取扫描图像类型(磁共振成像(MRI)或电子计算机断层扫描(CT))、图像分割和最终重构几何模型等角度介绍了呼吸道几何建模过程。依据可及的软件,结合实用建议,提供了每个操作过程的特征和清晰的信息描述。

第4章主要介绍了创建几何模型后如何划分计算网格。由于网格质量往往是影响算例收敛的因素,因此划分网格是迄今为止任何CFPD问题中都面临的最具挑战性、最重要和花费时间最长的工作。生成高质量的网格不仅需要网格生成技术,而且需要同样多的创造力。因此,本章为读者提供了划分网格的实用技术知识和指导,以便读者可以直接尝试划分网格,而不是陷入相关的划分网格的复杂的数学算法的泥潭中。本章介绍了不同类型的网格、常见几何体和呼吸器官几何模型的网格设置。

第5章介绍了流体控制方程,即 Navier – Stokes 方程。通过详细描述控制方程中的每一项,来帮助读者充分理解其对流动数值模拟的影响,如输运方程中的当地加速度、对流项和扩散项。书中的例子有助于巩固读者对数学术语和物理意义关联的理解。本书还对湍流及其模型做了一般介绍,通常此类书籍并不包含这方面内容,而笔者认为这方面内容很重要,因为呼吸流动确实会展现出某种形式的湍流流动。本章总结了不同的湍流模型,并介绍了近壁模型、湍流模型选择、网格生成和边界条件等方面的实用指南。

第6章主要介绍了粒子在流场中的运动。给出了两种模拟方法,即拉格朗日法和欧拉法。本章的一个主要关注点为如何将粒子运动和流体流动在数值方程组中关联起来。期望读者通过本章的学习能够掌握流体 – 粒子动力学以及流体和粒子之间相互作用的概念。这将为进一步探索令人兴奋和有趣的多相流知识奠定坚实的基础。

第7章讲解了如何将描述流体流动和粒子运动的方程离散化到网格节点上。本章先讲解了数学方程的基本数值离散和离散方程的数值求解方法。为了加深学生们的学习印象,本章还给出了许多经典的流动应用实例,如扩散方程、对流扩散方程和常微分方程组。本章最后讲解了各种后处理方法,如怎样将原始数据输出为图形。

最后两章为CFPD应用实例,特别是CFPD如何应用到呼吸流动中。第8章为实例讲解,展示了典型的数值模拟策略,以及前几章中讲解的基本原理、理论和数值技术如何应用到复杂的人体呼吸系统中的各种CFPD问题。第9章探讨了此领域的未来发展趋势和高级的数值技术。虽然这些高级技术的详细阐述超出了本书范围,但是仍然希望本章能进一步激发读者研究CFPD在人体呼吸系统的使用和创新的兴趣。

屠基元

基奥·翁塔冯

古达兹·艾哈迈迪

致　　谢

作者非常感谢施普林格(Springer)出版社的工作人员,特别是托比亚斯·施瓦博尔德(Tobias Schwaibold),感谢他对本书内容的评论、审阅和认可;感谢奥尔多·兰皮奥尼(Aldo Rampioni),他承接了本书的出版工作,使其能够顺利出版。感谢过去和当前皇家墨尔本理工大学(RMIT)的 CFD 小组、克拉克森的湍流和多相流实验室的研究生及研究人员在本书撰写过程中所做的工作。特别感谢丹尼·Q. J. Ge(Danny Q. J. Ge)为本书提供了大量的几何建模、CFD 网格和纳米颗粒模拟方面的实例。感谢澳大利亚 – 美国富布赖特委员为屠基元教授提供的高级奖学金和 RMIT – Foundation 基金会为古达兹·艾哈迈迪教授提供的国际访问奖学金,这使得相距遥远的两位学者能够实现合作。感谢澳大利亚研究理事会(ARC)为基奥·翁塔冯博士提供澳大利亚研究生奖,基奥·翁塔冯先生的博士论文为本书中的案例提供了素材;感谢 ARC 为基奥·翁塔冯博士提供澳大利亚博士后奖学金,来支持他完成本书的编写工作。

最后,作者借此机会向那些没有提到但以某种方式参与到本书编写的人士表达最深切的谢意。

译 者 序

2019 年是不平凡的一年,这一年终将因为新冠肺炎疫情的爆发并随之在全球蔓延而被载入史册。同样在这一年颗粒物在人体呼吸系统内和周围空气中的输运、传播和沉降也引起了全球各界包括科学界的重视。作为一名呼吸多相流领域的科研人员,来自内心深处的,需要为这个社会做点真正有意义工作的想法,激励着我加快翻译这本著作,希望它能与读者早日相见。本书的出版将为相关领域的学生和研究人员提供一本非常有价值的教学参考书,同时对我国在此领域的研究资料也是有益的补充。

我在博士期间开始接触呼吸多相流,并对此领域产生了浓厚的兴趣。2019 年回国以后,在华中科技大学航空航天学院领导的大力支持下成立了"胶体粒子在生物流体和环境流体中输运"课题组。本课题组紧紧地围绕呼吸多相流开展相关的研究。此外,我也承担了"多相流基础和应用"课程的授课工作,并把本书的英文版作为参考教材。在教学当中,深感此领域迫切需要一本中文版教材。屠基元教授的这本教材在国际上一直受到广泛关注。此书最大的特点是对人体呼吸系统的生物医学、流体力学、颗粒动力学和计算流体力学进行了系统的介绍,并通过具体案例对这些知识的应用进行了具体展示。这无论是对本科生、研究生,还是从事相关领域工作的科研工作者来说,都是一份具有参考价值的重要资料。建议读者利用英文原版书进行中英文对照阅读,这样可以最大程度地保证理解上的准确性,学习效果更好。

翻译此书的动力完全来自兴趣和使命感。在翻译过程中,也经历了很多坎坷。2019—2021 年本就是新冠肺炎流行的特殊时期,加之刚刚筹建课题组,其中遇到的各种艰辛,不足一一道来。但是无论遇到什么困难,我始终未曾放弃对此书的翻译工作,并尽求在能力范围内做到最好。我曾经连续一个月从早晨 9 点到晚上 9 点,甚至有的时候到凌晨 1 点,坐在办公室里翻译这本书。这是一段难忘的时光,它会一直激励着我。

这本书得以面世,我首先要感谢一路走来培养和帮助我的人——老师、同学和朋友。感谢我的老师蔡凤英、陈友付、王世明和白文彬的培养以及杨波先生的资助,让我有机会走出农村、进入大学学习;感谢我的大学辅导员潘翀教授和许多同学在我读大学期间给予我许多帮助和鼓励;感谢我的硕士研究生导师姚朝晖教授、实验室主任何枫教授、实验室师兄周强教授在我读硕士研究生期间的指导和鼓励;感谢我的博士研究生导师古特希尔(Eva Gutheil)教授和鲍曼(Ingo Baumann)教授的指导,让我获得了呼吸多相流方面的博士学位,并继续在此领域工作;感谢屠基元教授、翁塔冯教授提供原文书稿,让本书的翻译工作得以顺利进行;特别感谢我的师兄葛海文博士,他非常细致地校译书稿,极大地提高了本书的翻译水平;感谢周湘芝医生和周莹医生检查书稿,以及李仁府教授的校译和核查工作;感谢我的学生王锦涛、冯亚宁参与初稿翻译,李琦、张嘉益同学参与初稿的翻译和整理。没有你们的培养和帮助,此书无法这么快问世。同时我还要感谢曾经帮助我、鼓励我、支持过我的,未提及姓名的师长、同学、朋友和亲属。最后感谢我的父母对我的养育之恩,妻子关健对我无私的爱、理解、包容与支持,以及我的两个天真可爱的宝贝女儿带给我的快乐,是你们给予了我无限前进的动力,让我坚持完成此书的翻译,并坚持为自己的理想奋斗。

鉴于水平有限,或许存在对原书理解不到位的地方,或许存在表达不准确甚至失误之处,诸此种种原因,可能造成本书存在不足或错误。我先就此向读者表达深深的歉意,并欢迎读者批评指正,将在未来的版本中加以修改。如果本书能给读者的学习和科研带来些许益处,就是我最大的欣慰。

崔新光

2021 年 8 月 2 日星期一晚 23:00 点

于华中科技大学航空航天学院 403 室

目　　录

第1章 CFPD概述

1.1 什么是CFPD

计算流体与粒子动力学(computational fluid and particle dynamics,CFPD)是一个新兴的研究领域,它涉及多个学科并具有广泛的应用前景。在我们身边随处可见流体–粒子流动,从人体呼吸中携带的粒子到工业应用中的各种粒子,如内燃机中的燃料喷雾、流化床燃烧室和矿物加工,等等。在健康、制药和生物医学等领域,越来越多的人对把计算机模拟应用到吸入毒理学分析、药物颗粒输送的有效性、呼吸和生理流动中感兴趣。由于有效降低了产品研发的成本和周期,计算机模拟已经作为一种有价值的工具应用到不同的工业领域,为产品模型设计提供概念验证。计算机运算能力的提高和计算模型的迅速发展共同促进了CFPD的快速发展。

CFPD基本可以看作计算流体力学(computational fluid dynamics,CFD)的扩展,是在CFD基础上增加了反映流体内粒子动力学的额外模拟模块(图1.1)。"computational fluid dynamics"中的"computational"一词指使用计算机程序或软件包来描述流体流动的数学方程。流体力学研究的对象包括运动流体(运动状态下的流体)和静流体(静止状态下的流体)。CFPD特别适用于研究运动状态下的流体。

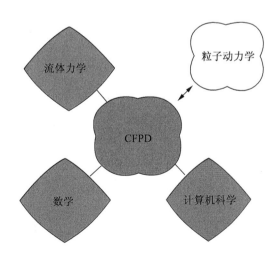

图1.1 粒子动力学与其他学科共同构建的交叉学科CFPD

CFD的发展可以追溯到开发先进的航空航天工业技术,它开辟了当今CFD的研究路径。在 CFD 发展的早期阶段,数值模型只针对一种流动。如今,CFD 模拟已经发展到模拟多种流动,且通常至少包括另外一相(常称为多相流)。例如,吸入粉尘的流动力模拟将涉及主相(即空气)和次相(即固体粉尘颗粒)。多相流动的模拟还可以涉及化学反应(如煤燃烧、沸水生成蒸汽)或非化学反应(如颗粒流)。本书主要涵盖呼吸系统中的流体 – 颗粒流动和流体 – 粒子之间的相互作用的数值模拟。

1.2 CFPD 的优点

伴随着计算机算力的指数级增长、数值技术的进步以及跨学科研究的出现,在过去几十年里 CFPD 逐渐发展为现代工程应用中的一项实用工具。计算成本大幅度降低和理论发展的新路径正变成现实,而这离不开计算方法的发展。

计算机模拟正在成为实际工程研究、产品设计研发和学术研究中的主要手段。计算结果经济有效地模拟真实流体流动,可以对工程实验和理论分析进行有利补充。例如,计算模型获得的可视化矢量图和等值线图对于描述流动实验中观察到的物理现象具有非常重要的价值。CFPD 可用于精确模拟流体 – 粒子流动行为,对于具有侵入性和难以执行的药物颗粒输送及吸入毒理学等实验尤其如此。CFPD 作为一种新兴的工具能够解决一系列理论分析方法无法处理的复杂流动问题。

CFPD 的一个主要优势是能够模拟实验无法重现的流体 – 粒子流动现象。这在医学和制药领域尤其重要,因为在这些领域很难搭建涉及人体的侵入性实验装置。例如,在日常呼吸过程中,吸入的空气中通常含有灰尘、烟雾和其他污染物等外来颗粒物(图 1.2);通过鼻子和嘴的药物投递涉及悬浮在气流中的药物颗粒。利用 CFPD 方法模拟这些日常呼吸和药物投递的流动行为确实比进行人体活体实验更加安全和容易。

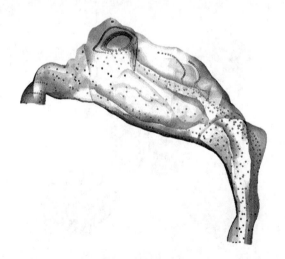

图 1.2 吸气过程球形颗粒在左鼻腔中的运动

尽管如此,我们并不认为 CFPD 可以取代实验测试,而是认为它可以作为一种可行方法来补充实验方法。例如,CFPD 研究仍处于初步发展状态,并且新开发的复杂多相流(包括药粉聚集或分散、化学反应和颗粒破碎)模型仍然依赖于实验数据验证。随着近来人们对此领域关注度增加,CFPD 的模拟能力会进一步增强,并能借其掌握更多的多相流物理规律。CFD 程序包中的 CFPD 模型和多种可视化手段(矢量图、云图或者非定常流动动画)对把数值解应用到呼吸流动研究中具有十分重要的作用。本书的一部分任务就是向读者介绍当前的研究趋势,并保证读者能够正确地设置 CFPD 模型。特别是新用户常常会遇到错误的数值流动特性,这些错误的特性可能被错误地解释为正确的物理现象,数值结果必须经过仔细彻底的检查,才能被接受。因此,新用户需要学习如何正确分析和判断计算结果。

1.3　CFPD 和 CFD 在呼吸系统中的应用

1.3.1　CFPD 作为研究工具

CFPD 的用途之一是揭示位于某一物体外部或内部流体中的粒子相互作用的物理规律。流经某一物理区域时,流体和颗粒的输运经受多种物理过程包括耗散、扩散、对流、边界层和湍流等的作用。CFPD 具有巨大的发展潜力,尽管这一领域进步已经很大,但仍然有很多方面待发展。类似于风洞和激光照相粒子分析,CFPD 可以作为一种研究工具进行数值实验,以便更好地理解流体颗粒动力学的物理机理。通过数值实验,可以开发高等模型来提高计算机模拟的能力。CFPD 可应用于结果能够解决复杂问题的研究领域,如雾化和喷雾领域,它也适用于吸入式药物投递器械领域。数值模拟用于解释复杂雾化过程,即液相破碎成液滴,转而进一步破碎、碰撞或者凝结。

图 1.3 显示了某一时刻喷嘴附近喷雾的非定常雾化现象,这种雾化现象称为首次破碎。流动图像显示液体以类似波浪的形式离开喷嘴并在下游雾化成小液滴。首次破碎以后,小液滴发生进一步的雾化,称为二次破碎。这类似于真实的实验室实验,表明 CFPD 详细可视化图像可以有助于更好地理解流动结构和流体颗粒流动的物理过程。更重要的是,数值模拟结果不仅提供了与实验结果定性的比较,还提供了解释基本实验现象的手段。

除了对基础物理现象的理论研究外,数值实验也可以用于研究一些难以进行实验研究的问题。这可能涉及颗粒跟踪和沉积,以及与化学成分有关的颗粒尺寸分布,诸如以下问题:吸入氦氧混合气体(Sandeau et al.,2010)、多孔介质如鼻毛、非牛顿流体如血液流动和器官运动问题如肺脏的膨胀及收缩。这些都彰显了 CFPD 作为非侵入性技术研究人体呼吸系统内流动的能力。

1.3.2　CFPD 和 CFD 作为培训工具

传统 CFD 用户仅限于本科毕业生或者研究生等学术研究人员,这些人员需要自己写计算机代码进行代码开发或者程序应用。如今,CFD 已成为工程实践的基石,许多没有研究生学历的工程师也希望能够使用 CFD 工具。

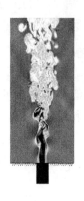 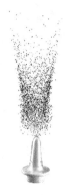 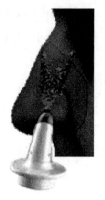

(a)喷嘴附近喷雾破裂的　　(b)跟踪单个颗粒作为初始雾化　　(c)CFPD在鼻腔喷雾
多相流模型　　　　　(二次破碎)的离散相模型　　　给药中的应用

图1.3　喷雾雾化

因而 CFD 被纳入了许多理工科本科课程体系。值得庆幸的是,市场上 CFD 软件数量逐步增长,这也反映出 CFD 技术的快速成长和人们对 CFD 越来越感兴趣。

作者相信那些动手实践学习 CFPD 的新用户将会快速地理解流体粒子动力学这门学科,特别是使用与实验结合得非常好的有可视化工具学习的用户。此外,应用 CFPD 模拟开辟了新的教学方法(如虚拟手术、3D 动画),并且提出了一些新问题,如人体解剖学研究、吸入和呼吸生理学。据报告,应用计算机模拟能够提高学习效率、加深对物理知识的理解(Kirkpatrick et al.,1998;Wankat,2002),而且它还能够提供一种应用在物理和计算联合实验室(Regan et al.,1996)的有效创新的动手操作方法。

此外,计算机模拟借助虚拟手术或虚拟解剖学为医学生提供新型的培训方法。外科手术需要动手操作,给学习带来很大困难。外科手术虚拟化后,医生们可以通过解剖结构来分析手术方案及其对流体流型的影响。因此,外科医生可以制定更明智的手术方案和更有效的术后康复计划。虚拟解剖学和手术(虽然不是一种培训工具)还有一个优势,就是通过虚拟演示解剖结构并解释为什么需要或不需要手术,从而增进医生与患者及其家人之间的沟通与交流。

1.3.3　呼吸系统健康的风险评估

吸入颗粒物常常会引起人们的健康问题。城市化引起的空气污染加剧、工业废物的副产品,以及家庭和工作场所中糟糕的室内空气质量是导致呼吸道疾病增加的原因,如可导致过敏、鼻窦炎、支气管炎、肺气肿、哮喘、肺泡炎、肺癌和鼻癌等疾病。最近,多起间皮瘤和石棉沉着病的病例出现在采矿和建筑业,相关企业被受疾病影响的工人起诉。与石棉相关疾病的症状发展缓慢,可能在初次接触石棉后 20 年才会出现症状,这更加凸显了呼吸健康风险评估的重要性。

利用 CFPD 评估吸入颗粒物引起的呼吸健康风险方面的研究主要是预测颗粒物沉积。局部沉积位置(颗粒在哪里沉积)在健康影响评估(Schlesinger et al.,1978)和肺癌发展预测(Balashazy et al.,2003)中具有更加重要的作用。许多可吸入颗粒物的直径 d_p 位于超小尺寸范围内($d_p < 0.1\ \mu m$)。这种尺寸的粒子要比相同材料的直径大些的颗粒物毒性更强(Oberdórster et al.,2005)。因此,很多研究关注超细颗粒物在肺气道中的沉积(Hofmann et al.,2003;Longest et al.,2007;Zhang et al.,2005a)。肺气道的 CFPD 研究可以追溯到 Weibel(1963)和 Horsfield 等于 1971 年建立的具有代表性的单一气道尺寸的肺气道模型。这些气道模型为许多早期使用计算和实验方法研究颗粒物在肺气道中的沉积情况奠定了基础。对鼻腔和胸外气道的 CFPD 研究要晚于对肺气道的 CFPD 研究,包括 Elad 等于 1993 年早期使用简化模型进行研究,然后 Keyhani(1995)使用了一个更加贴近实际情况的模型。之后 Wang 等(2009)和 Zamankhan 等(2006)研究了超细颗粒物沉积包括纳米颗粒物在鼻腔中的沉积。值得注意的是,近期鼻腔研究的发展在很大程度上依赖生物医学仪器和图像处理技术的进步,高分辨率的 CT 和 MRI 图像将计算机重建鼻腔几何模型变成现实。

此外,呼吸健康风险评估在传染病暴发期间尤其重要,例如禽流感、非典型性肺炎等急性流行性传染病和甲型 H1N1 流行性感冒。随着越来越多的人乘飞机旅行,病原体可以传播更远、更快,数量增加更多。在 2009 年 3 月和 4 月甲型 H1N1 流行性感冒疫情期间,从墨西哥出发的国际航班乘客无意中将一种新型流感病毒(即甲型 H1N1 流行性感冒病毒)散播到世界各个城市(Khan et al.,2009)。CFPD 方法被用来追踪由客舱空气循环通风和机组人员走动引起的咳嗽飞沫在客舱内的扩散(图 1.4),进而预测哪些乘客可能暴露在咳嗽飞沫环境中。作为风险评估和管理的一部分,追踪旅途中飞机客舱内的病原体传播规律(Zhang et al.,2009)使管理者能够识别具有感染风险的乘客并将他们隔离。

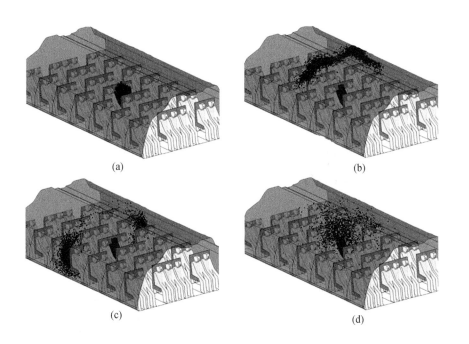

(a)　　　　　　　　　　　　　　(b)

(c)　　　　　　　　　　　　　　(d)

图 1.4　飞机舱内咳嗽飞沫飞速扩散示意图 (由普渡大学 Qingyan Chen 教授友情提供)

1.3.4　肺部给药

传统上肺部给药用于治疗呼吸系统疾病,如哮喘和囊性纤维化。由于多种因素如呼吸系统疾病的增多,增强投送蛋白质和肽的能力、增大肺的吸收表面积,从而实现最佳生物给药效率,这一领域的研究热度不断增加。遗憾的是,肺的生理结构是为气体交换而设计的,不是为吸入式药物吸收设计的。

有效的肺部给药需要克服肺的防御机制,如物理或黏膜清除外来物或者巨噬细胞和酶对外来物的分解。吸入式给药一般利用雾化药物装置经口腔给药。治疗哮喘的给药设备有干粉吸入器、定量雾化吸入器或喷雾器。药物颗粒从给药装置释放后,须经过口腔、咽部、上呼吸道,最后到达深肺区域。

肺部给药的主要障碍是药物功效。药物颗粒在吸入器过分集聚,在口腔和喉咙中沉积,以及黏液、纤毛或吞噬清除机构快速清除颗粒(Edwards et al.,1998)等都会导致药物没有足够的时间进行充分释放,最终降低给药功效。寻找更有效的给药方法一直是肺部给药研究的一个动机。从 CFPD 的角度来看,进入口腔中的药物是由主相(空气)输送次相物质(如药物颗粒、液滴或气体混合物)。吸入式给药的数值模拟涉及许多学科领域,包括药物的雾化、颗粒运动过程中的流体颗粒动力学,以及最终吸收过程中药物在肺泡上皮细胞的物理化学扩散过程。肺部给药的 CFPD 研究包括三个范畴:①药物在气道内沉积;②药物形态;③给药装置。首先,药物在气道中沉积的研究(图 1.5)聚焦局部肺气道区域,从简单的肺气道分叉模型(Balashazy et al.,1993)到复杂的 16 级支气管气道树模型(Choi et al.,2007;Xi et al.,2008;Zhang et al.,2008a)。气管上游的气流和颗粒通常是与气管支气管树分开研究的,如口喉区域中流体粒子流的研究(Jayarajua et al.,2008;Mitsakou et al.,2007)。

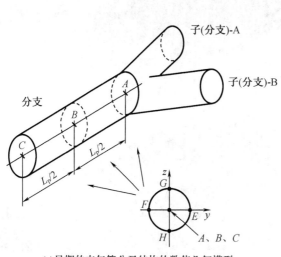

(a)早期的支气管分叉结构的数值几何模型
(Balashazy et al.,1993)

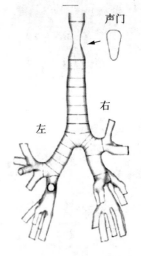

(b)近期的支气管树数值模型
(Xi et al.,2008)

图 1.5　早期的支气管分叉结构的数值几何模型和近期的支气管树数值模型

其次,药物颗粒形态对其气动特性也有着极其重要的影响。Edwards 等(1998)讨论了增大颗粒尺寸但降低颗粒质量密度以获得大尺寸的多孔颗粒的可能性,该多孔颗粒比传统的小尺寸无孔颗粒更不易聚集(译者注:原书中的"convectional"应该是 conventional)。纳米和超细颗粒如纳米纤维,由于其具有增强药物吸收、通过组织和靶细胞的能力,被认为有潜力将药物投送到特定部位(Gelperina et al.,2005)。然而,对于肺部给药,需要克服制备后纳米颗粒的稳定性和强扩散导致药物在口腔和咽喉早期沉积等问题。肺部药物的靶向能力受粒径、表面电荷、表面改质和疏水性的影响,这些特性需要在粒子学中加以考虑。多孔纳米聚集颗粒(图 1.6)将空气动力学跟随性好的微米多孔颗粒和可生物降解的纳米颗粒相结合,能够将纳米颗粒有效输送至肺部(Sung et al.,2009)。在第 5 章,读者可以看到粒子大小和密度(程度较轻)在粒子轨迹中起着重要作用。

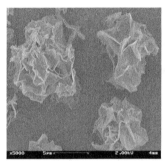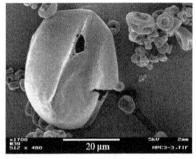

(a)多孔大颗粒

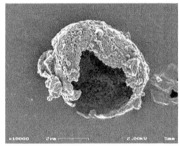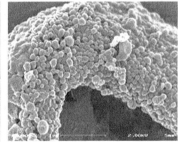

(b)多孔纳米聚集颗粒

图 1.6　肺部药物颗粒的扫描电子显微镜图像(Sung et al.,2009)

最后,作为 CFPD 在肺部给药中应用的补充例子,我们介绍了一些关于吸入器设计的最新研究。Coates 等(2004)研究了更改干粉吸入器的格栅设计对吸入器性能的影响。多种数值模拟方法可用于评估器械的性能,并协助表述药物剂量浓度、药物剂量变化和药物粒子散开。图 1.7 来自 Coates 等(2004)的工作,展示了两种不同的吸入器格栅结构产生的气体速度云图和粒子运动轨迹。放置吸入器格栅使气流变直,并降低了器械中漩涡的强度。粒子跟踪手段可以确定两种不同网格情况下粒子冲击的频率和位置。

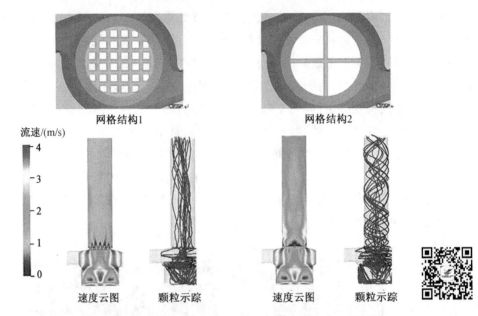

图1.7　CFD 在设计干粉吸入器性能中的作用(Coates et al. ,2004)

1.3.5　鼻腔给药

鼻腔给药的研究一直落后于肺部给药的研究。然而,当今通过鼻腔给药(如肽和蛋白质等药物),同样引起了人们的研究兴趣并得以较快发展。鼻腔给药的优势源于大的鼻腔表面积有助于药物的有效吸收。由于鼻腔内壁大量血管中的静脉血直接进入循环系统,药物吸收以后能够马上起作用。鼻腔给药还有更多优点,如避免了药物在肝脏中首次代谢造成的丢失,副作用更少,甚至药物能沿着嗅觉神经直接投送到大脑(Oberdörster et al. ,2004)。

类似于肺气道,鼻子的生理功能是呼吸和嗅味。鼻子独特的几何结构具有防止外来颗粒进入鼻腔通道的功能。研究表明,鼻腔喷雾剂中的微粒沉积主要发生在鼻腔的前三分之一处,直至鼻阀区(Cheng et al. ,2001;Newman et al. ,1998)。CFPD 研究与实验结合使用,能更好地理解粒子动力学规律和药物颗粒在鼻腔中的沉积规律。举个例子,鼻腔喷雾设计中,在鼻腔内以不同方向释放 50 μm 和 10 μm 颗粒,观察其轨迹和沉积位置(图1.8)。图中显示,沿水平方向射入的 50 μm 颗粒在鼻咽区域的背侧区域沉积。虽然 10 μm 颗粒更容易沉积在鼻腔的中鼻甲区域,但它们在鼻咽以后的输运导致效果不好的肺部沉积。

从特定位置释放的每个粒子的最终位置的确定是通过跟踪每个通过鼻腔的粒子轨迹来实现的。利用 CFPD 进行记录和可视化沉积形态(deposition pattern),有助于指导喷雾器械的实际工程设计,或为患者使用喷雾器械提供更好的指导(即以不同角度插入、更深的插入器械等),如 Kimbell 等(2007)研究了鼻喷雾中 20 μm 和 50 μm 颗粒的沉积分数。

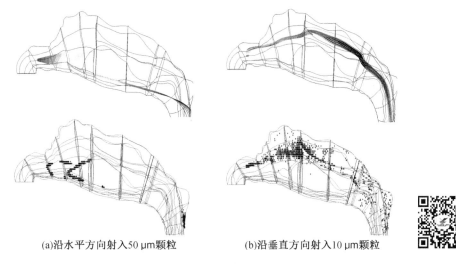

(a)沿水平方向射入50 μm颗粒　　　(b)沿垂直方向射入10 μm颗粒

图 1.8　彩色线和点代表粒子轨迹和沉积位置（Inthavong et al.，2006b）

1.3.6　睡眠呼吸暂停综合征的治疗

睡眠呼吸暂停综合征是一种睡眠障碍，其特征是在整个睡眠过程中呼吸重复暂停，每次至少 10 s。这种呼吸暂停由上呼吸道的咽部阻塞引起。呼吸停止后，大脑会短暂地唤醒患者，重新打开呼吸道进行呼吸。情况严重时，每夜呼吸暂停次数可高达 600 次；情况不那么严重时，气道只是部分阻塞，气体流动被部分限制，这种情况称为睡眠呼吸暂停低通气综合征（Huupponen et al.，2009）。无论哪种情况，都会对人们的身体健康、生活质量和工作效率产生重大影响。患者夜间睡眠症状包括大声打鼾、窒息或气喘吁吁和失眠，长此以往会导致白天昏昏欲睡、体重增加、抑郁、易怒、高血压、心脏病和中风等（Kiely et al.，2000）。

阻塞型睡眠呼吸暂停综合征（OSA）的主要治疗方法是持续气道正压通气（CPAP）（图 1.9），可用于轻度、重度 OSA 患者的治疗。由于 CPAP 装置产生的正压力克服了上气道的塌陷压力，气道阻塞能够得到缓解。

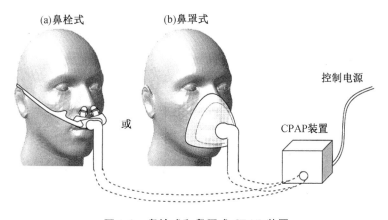

(a)鼻栓式　　　(b)鼻罩式

控制电源

CPAP装置

图 1.9　鼻栓式和鼻罩式 CPAP 装置

体积流量稳定的气流通过鼻罩进入气道。肺膨胀时气道内和外界空气之间的压差会迫使气流进入呼吸系统。当鼻罩放在脸上时，CPAP 产生的压差将缓解咽部阻塞，减轻和/或防止呼吸暂停症状。据报道，CPAP 的依从性在 46% 到 90% 之间（Krieger，1992；Reeves Hoche et al.，1994）（译者注：依从性指病人按医生规定进行治疗、与医嘱一致的行为；反之则称为非依从性，来源百度百科）。由于一些轻微的副作用（如鼻炎，鼻梁疼痛、不适，腹部肿胀和幽闭恐惧症），大约 50% 的患者放弃治疗。常见的患者投诉包括 CPAP 压力过高导致使用者无法舒适入眠（Polo et al.，1994）和呼气难度增加。

计算研究能提供咽部区域流动特性的详细信息。例如，鼻腔内的数据化计量可以识别出患者感觉不舒适区域，这有助于日后优化设计 CPAP 器械。这些数据化测度可以对 CPAP 器械进行评估，以确定对气流的影响是否有利于防止 OSA。这可以改善治疗计划、增强诊断和治疗的成效以及患者使用 CPAP 设备的意愿。此外，咽部 CFD 研究也有助于切开气管和咽部等不可逆外科手术的术前计划的制订。例如，图 1.10 展示了由 OSA 引起的气体流动特征（Jeong et al.，2007），这为人们提供了关于 OSA 的病理生理学研究方法，由此发现 OSA 患者咽部气道中存在由腭咽区域限制形成的湍射流（腭咽位于鼻咽和口咽之间，如图 1.10 所示）。湍射流在腭咽附近能引起较高的剪切力和压力，最小气道内压力和最大气动力位于腭咽部位，可以推断 OSA 患者的咽部气道最易塌陷区域为腭咽。

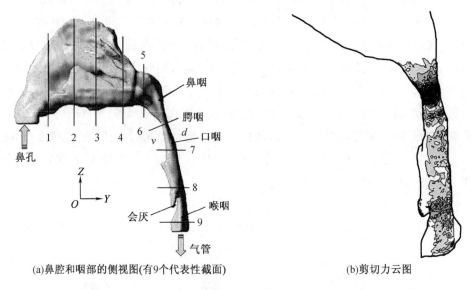

(a)鼻腔和咽部的侧视图(有9个代表性截面)　　(b)剪切力云图

图 1.10　鼻腔和咽部的侧视图及剪切力云图(Jeong et al.，2007)

1.3.7　肺泡和嗅觉区域的研究

呼吸和嗅味(鼻子的主要功能)时的换气过程通常很难通过实验来研究。呼吸过程发生在肺末端的肺泡气道区域，气体交换发生在肺泡内。然而，对于潜在的健康风险或作为吸入性药物治疗，吸入颗粒物在肺泡区输运很重要。嗅觉区位于鼻腔内主要通道的上部区域，能使吸入的超细颗粒物转移到大脑。在本节中，我们将先介绍一些文献中关于肺泡气道的 CPFD 结果,然后介绍一些文献中有关嗅觉吸收的 CFPD 结果。

尽管肺泡一般被描述成附着在肺气道末端的小球或半球,但它们实际上可以被模拟成密集堆积的空心多面体(Fung,1988;Mead et al.,1970)。如图 1.11 所示,Kumar 等(2009)使用柔性壁蜂窝状多边形几何模型研究了有节奏呼吸下的肺泡内的气体流动。结果表明,直到第三级肺泡,流动结构都由空腔内发展的回旋流动主导。van Ertbruggen 等(2008)模拟了三维肺泡弯管内的流动,发现肺泡腔的存在对中央管道内主流影响很小。Sznitman(2008)也开发了一个整个肺小叶的三维亚区模型,这个亚区模型由肺泡填充而成,他用该模型研究了呼吸对流流动。除了径向流,结果也显示了回流流动模式,如图 1.12 所示。

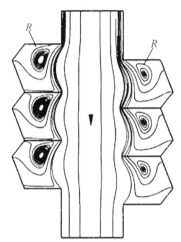
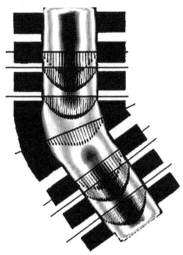

(a)Re=1.0时,蜂窝状肺泡管几何模型内的
三维流动结构(Kumar et al., 2009)

(b)Re=0.07时,弯曲肺泡管对称面上的
速度场(van Ertbruggen et al., 2008)

图1.11　Re = 1. 0 时,蜂窝状肺泡管几何模型内的三维流动结构以及
Re = 0. 07 时,弯曲肺泡管对称面上的速度场

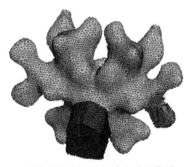
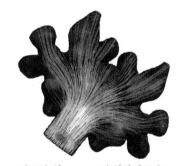

(a)三维肺泡囊代表的肺小叶示意图

(b)在吸气峰(t=0.1 s)时,肺泡囊几何
模型中的流动流线及速度大小

图1.12　三维肺泡囊代表的肺小叶示意图和在吸气峰(t = 0.1 s)时,肺泡囊几
何模型中的流动流线及速度大小(Sznitman,2008)

虽然鼻子的主要功能是通过嗅觉来感知气味,但嗅觉吸收的研究表明,吸入的超细颗粒物可以沉积在嗅觉黏膜上进而转移到大脑的各个区域(Elder et al.,2006;Oberdórster et al.,2004)。这种粒子的神经元转移对中枢神经系统的影响尚不确定,但它确实提供了一个思路,即药物超细颗粒物可以通过气流沉积在嗅觉黏膜上,并通过嗅神经元被直接输送到中枢神经系统。Zhao 等(2004)研究了重要的鼻腔区域(如嗅觉狭缝和鼻瓣区)的解剖结构变化对气味传递的影响程度(图 1.13)。结果表明,嗅觉狭缝(筛板下的上鼻道)和鼻瓣区/鼻阀区的解剖结构变化的确强烈地影响着气流运动形态和气味传递,进而影响嗅区功能。

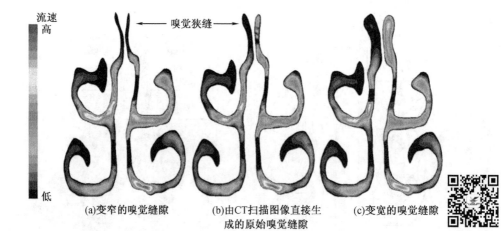

图 1.13　距鼻孔尖端 **6.2 cm** 冠状面上的速度云图(**Zhao et al.**,2004)

注:每次总气道容积的改变小于5%。

1.3.8　辅助鼻腔手术

鼻腔手术是一种以美容或治疗为目的的常见手术,它可能被用来改善呼吸质量,矫正先天或后天畸形,修复鼻部损伤,或者为了整容而改变鼻子的尺寸、形状。

在任何情况下,使用计算模型都有利于补充标准鼻测量数据,因为鼻测量无法获得局部气流形态、气体调节和气味吸收能力的详细变化。使用计算模型作为"虚拟手术"工具的优点在于能够向患者及其家属描述手术过程和预期手术结果。"虚拟手术"可视化使医生在制定手术方案时更加充满信心;也可以对基于"虚拟手术"的鼻子术后的生理功能进行评估,这有助于制定有效的术后治疗方案。

本节介绍两个鼻部手术前后对比研究案例。Garcia 等(2007b)研究了萎缩性鼻炎患者鼻子在手术前后的气流调节能力。正常鼻和萎缩鼻手术前后鼻内壁的流动流量如图 1.14所示。高流动流量更多地分布在萎缩的鼻子内,高浓度出现在鼻腔上部和中鼻甲的近端部分(鼻腔内的骨质结构见第 2 章的解剖学内容)。这些研究结果也让人们更加深入地了解了萎缩鼻的病理学机理。

Ozlugedik 等(2008)通过虚拟手术研究比较了泡状鼻甲和鼻中隔偏曲的鼻腔术前和术后的空气动力学特征。在模型中进行了虚拟的鼻中隔成形术和部分侧鼻甲切除术,生成了如图 1.15 所示的术后模型。发现虚拟手术后,最大气流速度大体地下降,总鼻阻力显著地降低。这两个例子表明虚拟手术具有事先计规的工具性价值,从而了解手术对气流形态、压降和阻力的变化以及热和质量流量对鼻子气流调节能力的影响。

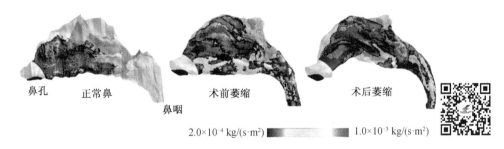

$2.0×10^{-4}$ kg/(s·m^2)　　　$1.0×10^{-3}$ kg/(s·m^2)

图 1.14　萎缩性鼻炎手术前后对比(Garcia et al. ,2007b)

注:鼻黏膜区域每单位面积的流动流量超过正常鼻 $2×10^{-4}$ kg/(s·m^2)。图中仅显示左鼻腔和鼻咽区。

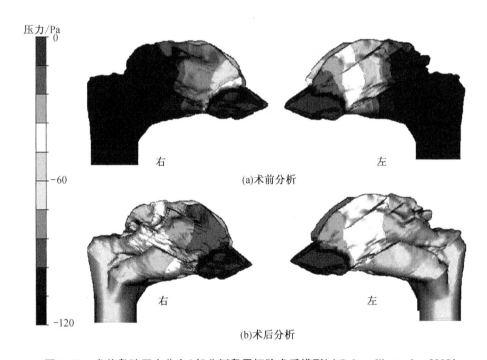

图 1.15　术前鼻腔压力分布(部分侧鼻甲切除术后模型)(Ozlugedik et al. , 2008)

1.4　本 章 小 结

应用数值方法研究人体呼吸系统和粒子吸入人体后的流动状态在很大程度上是由计算机计算能力的指数级增长、技术的进步和跨学科研究驱动的。这些方面的发展促使 CFPD 成为现代工程应用领域的一项实用工具。对于医疗和制药行业来说,CFPD 的一个主要优势是它能够模拟难以通过实验再现的流体颗粒流动。例如,在临床测试中,人体呼吸的气体和颗粒物具有很强的侵入性,可能对人体健康有害,而 CFPD 确实可以提供一种更简单的替代方法。大量的实例说明 CFPD 可以作为一种教学和研究工具用于生物医学领域,如人体呼吸、药物颗粒输送和辅助外科手术。

CFPD 在生物医学中的应用确实涉及多学科交叉,它将与 CFD 有关的基础学科如计算科学、数学、流体力学与颗粒学、人体解剖生理学等学科结合起来。这就引出了一个问题:我们是否真的需要来自五个不同学科的专业人士共同发展 CFPD 在生物医学领域的数值仿真呢? 答案显然是否定的。最理想的状态是,此领域需要单一学者从每个学科中获得与CFPD 相应的部分知识。因此,本书旨在为读者提供必要的背景资料,使其了解 CFD 代码的内在原理、使用操作及其在人体呼吸系统中的应用。下一章的主要目的是总结重要的人体呼吸特征以及最终如何将其纳入计算模型当中,将介绍人体呼吸系统的解剖结构和生理特征,这是发展 CFPD 仿真的基础。

1.5　习　　题

1. CFPD 与 CFD 有何不同?

2. CFPD 起源于哪四个学科?

3. CFPD 有哪些优点?

4. CFPD 有哪些局限性和缺点?

5. 如何将 CFPD 用作医学培训工具?

6. 如何使用 CFPD 评估吸入颗粒物的毒理特性?

7. 在获取流体－粒子流动结果方面,CFPD 与实验相比有什么优势?

8. CFPD 在生物医学领域有哪些应用?

第 2 章 人体呼吸系统

2.1 引 言

在深入研究重建呼吸道模型的计算方法之前,我们首先从功能的角度讨论呼吸系统;此外,还将介绍解剖结构的位置、几何外形和命名约定等知识,以便为重建几何模型的决策提供依据。本章为读者讲解呼吸系统的解剖学和生理学基础知识,如果读者在这一领域有既定的背景知识,可以跳过本章。

呼吸系统的主要功能是气体交换。外部环境中的氧气(人体细胞所需)被转移到我们的血液中,而二氧化碳(细胞产生的一种废物)被排出到外部空气中。我们体内的数十亿个组织细胞离吸入的空气太远,不能直接交换气体,而是由血液将氧气运输给细胞。在吸入过程中,空气首先进入鼻子或嘴,然后通过喉和气管,分别进入左右两个支气管。每个支气管分成两个较小的分支,形成更多的小支气管。这些气流管道在肺内形成多个通路,并在末端连接到肺泡的小气囊。气体交换发生在肺泡处,在那里氧气扩散到肺部毛细血管中,与二氧化碳交换。呼气过程在气体交换后开始。含有二氧化碳的空气通过支气管气道返回,并通过鼻子或嘴呼出到外部环境中。呼吸系统的次要功能包括对吸入的空气进行过滤、加温和加湿。呼吸系统还有其他功能,如喉部的声带发声、肺部维持体内 pH 值平衡(或体内平衡)、鼻子中的嗅觉区用于嗅味。

呼吸系统可以根据功能或解剖结构分成不同的区域(图 2.1)。在功能上有导气区(鼻子到细支气管),它由呼吸器官组成,形成一条将吸入的空气导入深肺区的气体通路;呼吸区(肺泡管到肺泡)由肺泡和进入肺泡的微小通道组成,气体交换便发生在这里。从解剖学上讲,呼吸系统可以分为上呼吸道和下呼吸道。上呼吸道包括位于胸腔(胸部)之外的器官,即鼻、咽、喉,而下呼吸道包括几乎全部位于胸腔内部的器官,即气管、支气管、细支气管、肺泡管和肺泡等。从下一节开始,我们将讨论各个呼吸器官。

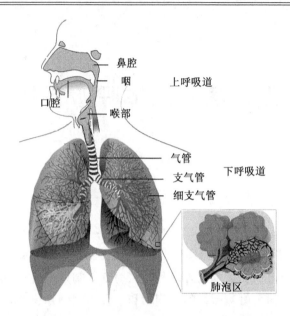

图 2.1　按上呼吸道和下呼吸道区域显示的呼吸系统示意图

2.2　鼻子和鼻腔

2.2.1　鼻子和鼻腔的解剖结构

不同的人种之间,鼻子的解剖结构和形态是不同的。因此,下面的解剖学描述是一个概括性的描述,存在种族间的差异。从几何结构上讲,鼻部可以分为外部和内部,外部称为鼻子,内部称为鼻腔(鼻腔译为 nasal cavity,或译为 nasal fossae,cavum nasi)。鼻子是呼吸系统中唯一可见的部分,从脸部突出,位于前额和上嘴唇之间,由骨头和软骨组成。骨头位于鼻子的上半部分,包含一对并排在一起的鼻骨,在中间分开,后面与颧骨(上颌骨)的内侧板融合(图 2.2)。

软骨位于鼻子的下半部分,由位于鼻子前部和尾部的柔性软骨组成(图 2.3)。软骨通过坚韧的纤维膜相互连接,并通过纤维膜与骨骼相连。在鼻子的底部有两个开口,即鼻孔(鼻孔译为 nostril,或译为 anterior nares,单数形式为 naris),中间由鼻隔软骨(柱状骨)分隔。鼻孔是空气和颗粒物进入鼻腔的门户,其形状非常近似椭圆形或近似圆形,在不同种族之间有所不同。

空气通过略微张开的鼻孔进入鼻腔,然后进入一个叫作前庭的封闭区域。它被较大的鼻翼软骨包围,向鼻尖延伸为一个小凹陷。两个鼻孔和两个前庭被隔膜分开成两个鼻腔。鼻中隔前面主要由软骨(有时称透明软骨)组成,而鼻中隔后面由犁骨和筛骨垂直板组成。鼻中隔偏曲很常见,严重时可能会导致鼻功能障碍,需要手术治疗。鼻腔顶部由筛骨筛板和蝶骨筛板将其与前颅腔分开。筛板上有许多小孔,负责嗅觉的嗅神经分支从此处延伸到大脑。鼻腔外壁的两侧与上颌骨相连,鼻腔底部与口腔顶部之间由腭骨隔开。

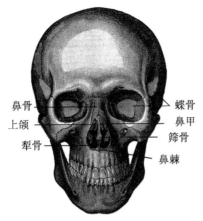

图 2.2　人类颅骨的骨骼结构(显示鼻腔和支撑面骨)

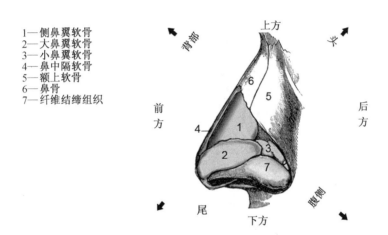

图 2.3　鼻子侧视图(显示软骨和骨骼结构)

空气从前庭经过一个横截面狭窄的区域(前鼻阀),然后进入鼻腔主气道。在每个鼻腔中,主鼻道内有三个通道(上、中、下鼻道),由三个相应的卷曲骨板从隔膜壁面向内突出到主通道的内侧,它们的形状像海螺壳,称为上、中、下鼻甲,如图2.4所示。在主鼻道的后端是椭圆形的后鼻孔,直径为 1.5 ~ 3.0 cm。后鼻孔是空气从主鼻道进入鼻咽的入口。一旦空气通过后鼻孔,它就离开了鼻腔,进入上呼吸道的下一个主要结构——咽部。

鼻旁窦是四对与鼻腔连通的空腔。它们分别位于额骨、蝶骨、筛骨和上颌骨,因而由其所处的位置命名。额窦位于眼眶(眼窝)的正上方,直到 7 岁左右才发育。上颌窦是最大的鼻窦,位于鼻子两侧,向外侧延伸进入上颌骨。上额窦在人出生时就存在,并随着身体的发育而增长。蝶窦位于蝶骨内,在紧邻鼻子后面的人脸内部。直到青春期,蝶窦才开始发育。筛窦不是单一的大腔,而是位于鼻梁周围的小气孔的集合。它也是在人出生时就存在的,并随着身体发育而生长。额窦、筛窦、上颌窦如图2.5所示。

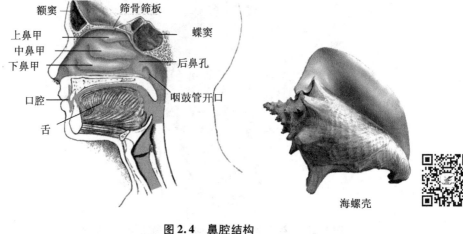

图 2.4　鼻腔结构

注:由于与海螺壳相似,鼻甲 turbinate 也称作 concha。

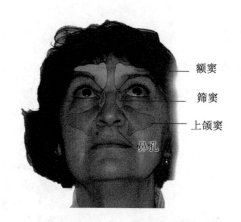

图 2.5　显示鼻旁窦位置的人脸正面图(额窦、筛窦和上颌窦)

2.2.2　鼻子和鼻腔生理学

外部的鼻子和内部的鼻腔是空气进入肺部的通道,温暖和湿润着吸入的空气,可过滤和清除吸入的空气中的所有外来颗粒物,产生发音共鸣,并容纳感受气味的嗅觉器官。在前庭区域的鼻腔入口处,鼻壁由复层扁平上皮(与外皮相同)和鼻毛组成。扁平上皮含有皮脂腺,用来过滤吸入的颗粒物。在主鼻道中,鼻壁内附有呼吸道黏膜,它是由假复层纤毛柱状上皮组成的,表面含有散布在黏膜固有层上的杯状细胞。浆液腺产生一种含有抗菌酶的水状液体,并将其输送到表面,而黏液腺和杯状细胞则分泌一种黏滑的、半黏稠的液体,称为黏液。人体每天大约产生 125 mL 的呼吸道黏液(痰),在主鼻道中形成连续的被称为"黏液毯"的薄层。黏液捕获任何吸入的颗粒物,如灰尘和细菌,而抗菌酶则破坏颗粒物。纤毛上皮细胞表面长有纤毛,如同细小的毛发。纤毛有节奏地来回运动(黏液纤毛作用),将分泌的黏液层从鼻腔移送到咽喉,再被吞咽到消化系统中。纤毛运动速度为 1 ~ 2 cm/h。鼻甲中的呼吸黏膜有一层厚厚的血管和隆起腺体组织层,这个组织层具有极强的收缩、扩张能力,可导致鼻黏膜充血和消减充血,以适应气候条件和气候变化,这会影响由于气道变窄或扩张而产生的流动阻力。在上鼻甲和对着中隔的鼻腔顶部(嗅区)附近,黏膜发生改变,呈淡黄色,上皮细胞呈柱状,无纤毛。此处的黏膜称为嗅黏膜,它分布有用于探测气味的嗅觉感受细胞。这些细胞形成神经元,然后通过筛板到达大脑内的嗅觉中心。

吸入的空气通过位于鼻腔黏膜下的薄壁静脉网络进行加热和湿度调节。鼻黏膜表面分布着丰富的血管,使热量向较冷的吸入空气传导。突出到主通道的鼻甲增加了黏膜表面积,提高了对吸入空气的加热和调节功能。黏液壁也分布有感觉神经末梢,当接触到吸入颗粒时会触发人打喷嚏。鼻子还有能感知疼痛、温度和压力的能力。鼻窦减轻了头骨的质量,同时也具有发音共鸣作用。每个鼻旁窦都与主鼻道一样分布着同样的呼吸黏膜,因此具有相同的气流加热和调节能力。颗粒物也能被鼻窦分泌的黏液所捕获,这些黏液通过纤毛表面持续地流入鼻腔。此外,擤鼻子有助于清洁鼻窦。

嗅觉是鼻子的另外一个功能。嗅觉活动是通过嗅神经分支传递的,这些分支通过筛骨筛板越过鼻腔顶部。在呼吸过程中,鼻腔几何形状会受到鼻周期的影响。据报道,鼻周期这一生理现象发生在 80% 以上的正常人中(Keay et al. ,1987)。由于医学扫描是对某一时刻的鼻腔生理状态即时快照,因此当患者接受 CT 或 MRI 扫描时,需要考虑鼻周期这一重要因素。鼻周期对流经鼻通道的气流性质也有很大的影响。鼻周期定义为鼻腔静脉窦充血和退血的周期性波动,持续时间为 30 min ~ 6 h。流经鼻腔的气流通常是不对称的,其中一个鼻腔通道(左或右)占主导地位,这种不对称被称为鼻周期。这是因为一个鼻腔中的黏膜海绵状组织充血(肿胀),而同时另一个鼻腔中的黏膜海绵状组织退血(收缩),使通过每个鼻腔的气流受到的气道横截面的阻力发生变化。与鼻周期相关的鼻腔阻力变化并不总是有规律的。术语鼻腔周期可能用词不当,因为几乎没有证据表明鼻腔阻力的变化具有周期性(Eccles, 1996)。鼻周期的功能作用尚不完全清楚,但有一些假定如下:它是鼻腔感染时的呼吸防御机制(Eccles, 1996);增加了吸入空气与黏膜的接触。这是因为通过退血,气道的气流量增加,进而增加了气流的湍流水平(Lang et al. ,2003)。

2.2.3 鼻腔变异和疾病

人体各部位的变异和疾病有很多种。本节向读者介绍一些可能对呼吸中的空气和粒子产生影响的鼻腔变异。这一主题贯穿了随后关于呼吸道其他部分(咽部、喉部、气管、支气管和肺气道)的变异和疾病的章节。已有大量研究表明,为了适应当地气候,来自不同地区人群的鼻子形态存在变异(Franciscus et al. , 1991a)。例如,长年生活在寒冷或干燥的环境中的人群,鼻子多有一个大的外突,小而收缩的鼻孔,鼻子整体看上去又高又窄(细鼻子)。他们的鼻腔横截面积较小,以便于进行空气加热和水分交换(Carey et al. , 1981)。而长年生活在炎热或潮湿的环境中的人群,鼻子多有一个小的外突,大而张开的鼻孔,与细鼻子相比,鼻子整体看上去又短又宽(扁鼻子)。这种鼻子横截面积大,呼气时的传递热量少(Seren et al. , 2009)。鼻指数即鼻宽度与鼻高度之比(鼻指数 = 鼻宽度/鼻高度×100),是一个被用来确定鼻形的参数。鼻指数低(<70)表示鼻子窄,被认为是细鼻子;鼻指数高(>85)被认为是扁鼻子;鼻指数为 70 ~ 85,则鼻形比较匀称。鼻子的其他形态差异包括性别差别、年龄差别(如儿童、青年人和老年人),如图2.6所示。

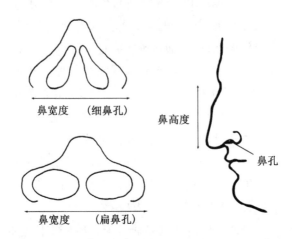

图2.6 用于鼻指数定义的鼻宽度和鼻高度(图中还显示了细鼻子和扁鼻子的典型鼻孔形状)

鼻塞是指人感受到鼻腔中气流受阻的术语。这种感觉是主观的,可以发生在正常鼻周期或鼻窦病症中。一些常见的鼻腔病症有:

- 鼻中隔偏曲——隔膜严重偏离中线;
- 鼻息肉——鼻窦黏膜隔膜组织异常生长;
- 鼻甲/黏膜肥大——由于炎症或发育异常,鼻甲/黏膜体积增大。

另一方面,萎缩性鼻炎是一种由于血液供应减少导致鼻黏膜、鼻甲骨和附着在鼻子上的神经末梢等鼻结构破坏,进而导致鼻气道变大的疾病。一种类似的由人工干预引发的病症叫空鼻综合征,它是由于手术中过度地切除鼻甲而导致鼻通道加宽的疾病(图2.7)。

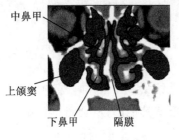
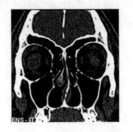
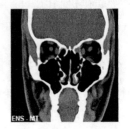

(a)鼻腔无任何异常　　　　(b)下鼻甲切除术后的鼻腔　　　　(c)中鼻甲切除术后的鼻腔

图2.7 CT扫描的冠状切片图片

注:明显有较大的空隙是空鼻综合征的判据。

2.3　咽

2.3.1　咽部解剖结构

咽(throat)是一个长约 12.5 cm 的管状结构,连接后鼻腔、口腔和喉、食道。它从颅底开始延伸到第六颈椎的位置。如图 2.8 所示,咽部在结构上可分为三个解剖部分,分别是鼻咽(鼻腔后部)、口咽(嘴后部)和喉咽(咽后部)。鼻咽位于内鼻孔和软腭之间,在口腔上方。鼻咽的底部是软腭和小舌。鼻咽壁上有与中耳相连的听神经管(咽鼓管)。咽扁桃体位于鼻咽后壁,与内鼻孔后侧相对。口咽位于口腔后面,在软腭下方,高于舌骨位置。在这个位置,口腔通向口咽部,食物和空气都经过此处。腭扁桃体位于咽喉的外侧壁面。喉咽(下咽)从舌骨延伸到食道,它低于会厌,高于气管在喉部和食道的交界处。舌扁桃体位于舌后根部,靠近口腔开口。

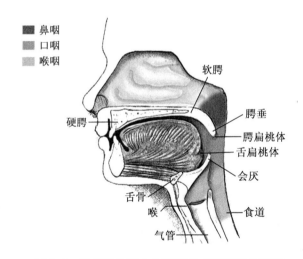

鼻咽
口咽
喉咽

软腭
硬腭
腭垂
腭扁桃体
舌扁桃体
会厌
舌骨
喉
食道
气管

图 2.8　咽部及其细分为鼻咽部、口咽部和喉咽部

2.3.2　咽部生理学

食物和空气都通过咽部,咽部为消化系统和呼吸系统提供了通路。通过对会厌的调控,食物或空气被引导到正确的通道——食道或者气管。会厌是一块弹性软骨组织瓣,当吞咽食物时,它会盖住气管以防止食物进入喉部(见第 2.4 节)。在吞咽时,软腭及腭垂向上关闭鼻咽部,这样空气和食物都不能通过鼻咽部,因此呼吸会暂时停止。烟鼓管管口打开和关闭能保证中耳内的空气压力与大气中的空气压力平衡,从而传导声音。鼻咽表面被假复层柱状上皮覆盖。这些细胞与鼻腔表面覆盖的上皮细胞相似。同样,这些上皮细胞中的杯状细胞分泌黏液以过滤、温暖和湿润吸入的空气。在口咽和喉咽部,表面覆有非角质化复层扁平上皮,这是因为此处表面需要与经过的食物接触。

2.3.3　咽部变异和疾病

可能影响气道几何形状和气流性质的一些咽部疾病包括：

● 咽炎——咽部炎症，分急性或慢性，可能由许多不同的原因引起，如细菌或病毒。这可能导致口咽肿胀和发红、扁桃体增大，限制呼吸道和食道的宽度。

● 扁桃体炎——扁桃体发炎，通常由病毒或细菌感染引起。扁桃体发炎后体积会变大，限制了从口腔到口咽的气道开口面积，导致呼吸和吞咽问题。

● 咽癌——由扁平上皮细胞引起的咽部癌症，可限制气道面积，改变咽部空气的自然流动。

2.4　喉

2.4.1　喉的解剖结构

喉部通常被叫作喉头，它内部长有负责发声的声带。喉部充当括约肌使空气从口咽部输送到气管，同时也会产生声音。它位于颈部的前部，连接下咽和气管。气管从会厌尖端垂直延伸到环状软骨的下缘（图 2.9）。会厌位于喉上部，在吞咽过程中，会厌关闭气管，将食物引导到食道而不是气管。喉骨架由 9 个软骨组成，包括 3 个单个软骨（甲状软骨、环状软骨和会厌（软骨））和 3 个成对软骨（杓状软骨、角状软骨和楔状软骨），这些软骨由膜和韧带连接。舌骨与喉部相连，但不被视为喉部的一部分。

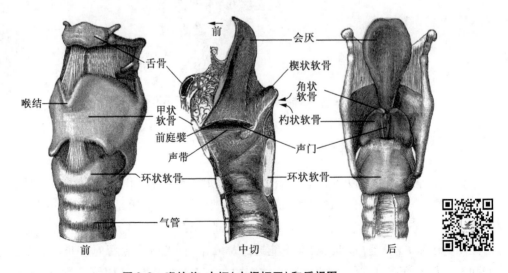

图 2.9　喉的前、中切（中间切开）和后视图

各个喉软骨介绍如下：

● 会厌（软骨）——是喉顶部的叶状弹性软骨片，它位于舌后部和甲状软骨前缘之间。

其自由端可像襟翼一样上下弯曲,打开或者关闭喉部入口。

● 甲状软骨(喉结)——由两个软骨板融合而成,是喉部最大的软骨。它的形状像三角形的盾牌,由于在青春期男性性激素刺激其生长,因此男性的通常比女性的大。

● 环状软骨——即所谓的印戒形软骨,印戒末端形成喉后壁的一部分。它附着在气管顶部,是 9 个软骨中位置最低的。

成对喉软骨构成喉的侧壁和后壁,它们是:

● 杓状软骨——位于喉后部的两个向上突起。杓状软骨附着于环杓状肌肉上,由环状软骨锚定并附着于声带。它们是最重要的软骨,因为其可影响声带的位置和张力。

● 角状软骨——位于每个杓状软骨顶部的小锥形透明软骨。吞咽食物时,会厌向下弯曲并碰到角状软骨以关闭通向气管的通路。

● 楔状软骨——位于每个杓状软骨顶点和会厌基部的小而细长的杆状弹性软骨,在角状软骨的上方和前面。

喉腔从会厌处的三角形入口延伸到环状软骨下方的圆形出口,在此处与气管相连。两对黏膜褶皱在喉部向内延伸并且水平穿过喉头。上面一对褶皱叫前庭襞(室皱襞或假皱襞),它们在发声中仅起很小的作用,但能保护下面更娇弱的褶皱。下面的一对褶皱是真正的声带,形成一个称为声门的狭缝状开口。声门是喉部最窄的部分。前庭和声带将喉部分成:①前庭,位于前庭襞上方(上面的空腔);②中心腔室,位于前庭和声带之间的小中间腔;③声门下腔,从声带延伸到环状软骨的下缘(图 2.10)。声带呈扁平三角形,由于缺乏血液供应(无血管)而为白色,向后附着于杓状软骨,向前附着于甲状软骨。喉上部的内表面由复层扁平上皮组成,该扁平上皮是与食物接触的区域。在声带下方,上皮是假复层纤毛柱状上皮。在此处,黏膜纤毛将黏液向上移动到咽部,使得黏液不断地从肺部移除。

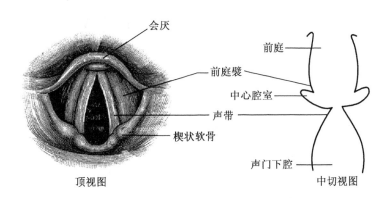

图 2.10　声门处的喉开口(显示了声门的声带及前庭)

2.4.2　喉的生理学

喉的纤毛黏液层有助于呼吸系统进一步清除外来颗粒并加热加湿吸入空气(与鼻腔相同的生理特征)。在吞咽时,连接到喉部顶部的舌后部向上推动,迫使会厌关闭声门,防止食物或异物进入喉部。如果异物进入喉部并接触声带,喉部受到刺激,会引起咳嗽等本能反应,试图排出异物以防止窒息。喉的另一个重要功能是发声,且声音的音调、音量受身体操控。喉部发声是驱动肺部释放的空气通过声门并引起声带振动实现的。通过弯曲和反射喉部肌肉,杓状软骨被迫在其基部(即在环状软骨处)转动来关闭或张开声带用于说话或呼吸。声带肌肉和环甲肌控制声带的长度及张力。声带的这种可变张力允许产生宽范围的音高和音调。一般情况下,声带越紧、振动越快,音调越高。随着男孩进入青春期,喉部长大,声带越来越厚,导致声带振动变慢,声音变得深沉。通过来自隔膜的更大的呼气力可以实现更强的声带振动,从而产生更大的声音。就像吉他琴弦一样,声带会产生振动的嗡嗡声,最终产生的声音取决于咽、嘴和鼻子周围的共鸣腔,以及舌头和嘴唇的几何形状。

2.4.3 喉的变异和疾病

喉部的一个明显变化是喉部突起(喉结),通常男性比女性大。该突起由在青春期发育的甲状软骨形成,明显地从颈前部突出。由于男性声带体积大于女性声带,故男性的声音通常也比女性低。新生婴儿相对于成年人,喉位于更上方,位置更靠前。随着身体生长,喉部向下移动。可能影响喉部气道几何形状和气流性质的一些喉部疾病包括:

- 喉炎(急性或慢性)——空气中的病毒、灰尘等污染物或过度喊叫引起的炎症和喉部肿胀。
- 喉头老化——一种涉及喉部声带组织,与年龄相关的萎缩性病症,可导致声音微弱,音域和发音耐力受限。
- 喉软化症——婴儿期的常见病症,上喉部柔软未成熟的软骨在吸入过程中向内塌陷,导致气道阻塞。

2.5 气管支气管树及肺气道

2.5.1 气管支气管树及肺气道解剖

气管支气管树由气管、支气管和细支气管组成,构成了肺气道的上部结构。它之所以称为树状结构,是因为气管分为左右主支气管,然后再分叉或分支成更小的气道。它是一种不对称的二分叉结构,即将一个部分完全分裂成两个不重叠的部分,一个父支气管的两个子支气管在直径、长度和分裂的数量上各不相同。支气管级数通常用数字来表示,表示从气管开始的第几次分叉,文献中将气管称为第 0 或第 1 级。

气管(windpipe)是一根长 11 ~ 14 cm 的中空管路,将喉部环状软骨连接到肺的主支气管上。普通成年男性气管的冠状面横断直径为 1.3 ~ 2.5 cm,矢状面横断直径为 1.3 ~ 2.7 cm,女性气管的稍小(冠状面横断直径为 1.0 ~ 2.1 cm,矢状面横断直径为 1.0 ~ 2.3 cm)(Breatnach et al., 1984)。在冠状及矢状面之间的气管横截面为马蹄形,其前方由 C 形软骨环组成,后方由一束扁平的肌肉和结缔组织组成,闭合 C 形软骨环。16 到 20 级气管环支撑着气管,防止气管坍塌,但也为颈部活动提供了一定的灵活性。再向下,沿着支气管,软骨支撑强度逐渐变小,支撑部位逐渐变得不完整。气管黏膜由假复层纤毛柱状上皮组成,而黏膜下层包含软骨、平滑肌和浆液、黏液腺体。

气管在隆突处分为左右主支气管。右主支气管较左主支气管更宽、更短、更加竖直(Moore et al.,2006)(平均长度分别约为 2.2 cm 和 5 cm)。这导致外来吸入颗粒物具有更多的机会沉积在右主支气管内。在所有肺模型中,右肺比左肺更早出现分叉。左主支气管比右主支气管与纵轴的角度更大。它位于食道和胸主动脉的前面,主动脉弓的下面。每个主支气管分别通向肺的另一侧(图 2.11)。右主支气管又分为三个肺叶(次级)支气管(右上肺叶支气管、右中肺叶支气管和右下肺叶支气管),而左主支气管又分为两个肺叶支气管(左上肺叶支气管和左下肺叶支气管)。每个肺叶支气管分别通向对应的肺叶气道。

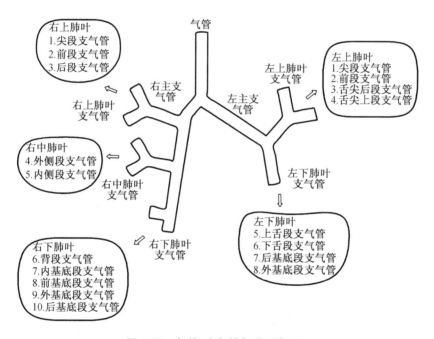

图 2.11　气管、支气管气道示意图

注:图中显示了前三级气管支气管气道的分叉,以及气道分叉进入肺段的位置,即下文所称的支气管肺段。右肺有 3 个叶和大约 10 个肺段。左肺有 2 个叶和大约 8 个肺段。

肺叶支气管进一步分为段支气管(三级支气管),支撑每个肺叶的支气管肺段。图 2.12 和图 2.13 分别为左右肺前三代气管支气管树。支气管肺段可定义为任何支气管的分布区域(Jackson et al.,1943)。从技术角度讲,左右肺都有 10 个支气管肺段,但是在左肺,某些节段融合在一起,故只体现 8 个支气管肺段。支气管不断地分裂成越来越小的支气管,从主支气管分裂到 23~24 级。随着支气管变小,它们的结构也发生变化:

• 支撑气道分支的软骨环变成不规则的软骨片,最终在达到细支气管时消失(直径约为 1 mm)。当支气管最终失去所有支撑(通常在第 12 至 15 代之间)时,气道被称为细支气管(Vanpeperstraete,1974)。

● 上皮细胞在终末细支气管处从假复层柱状变为柱状,然后变为立方体。细支气管中没有纤毛或产生黏液的细胞,外来颗粒被位于肺泡中的巨噬细胞清除,而不是由黏膜纤毛作用清除。

● 随着通道变小,管壁中平滑肌的数量增加。

从气管开始,气道分叉为左右主支气管,再分叉为肺叶支气管,再分叉为段支气管,继续分叉直至末端细支气管(无肺泡的最小气道,称为传导气道)(图 2.14)。在传导气道区域,由于没有肺泡,无法进行气体交换,造成了约 150 mL 的解剖死区。

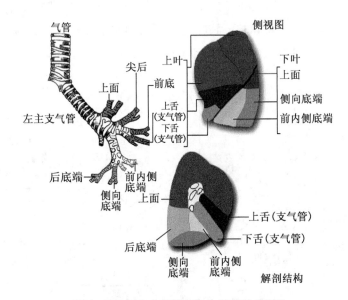

图 2.12　左主支气管段和左肺段的附属物

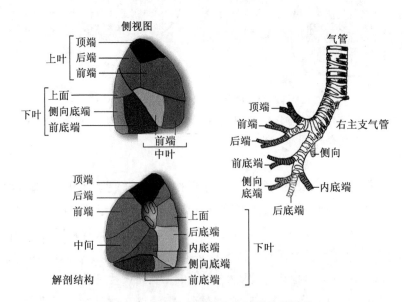

图 2.13　右主支气管段和右肺段的附属物

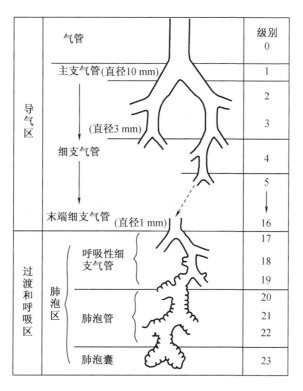

图 2.14　成人肺气道层级示意图(按照 Weibel(1963)的图再次绘制)

注:一般情况下,气管和肺泡之间共有 21~25 级。

分裂成呼吸性细支气管的末端细支气管也称为过渡细支气管,因为在这些气道壁上时常会存在肺泡。呼吸性细支气管进一步分为完全附有肺泡的肺泡管。这个区域是肺泡区(字面意思是拉丁语中的葡萄、浆果),聚集在一起的肺泡像长满疙瘩的浆果,如覆盆子。呼吸性细支气管包括单个末端细支气管和所有远端部分,一般在 16 级气管以后(Haefeli-Bleuer et al.,1988)。因此,肺泡由呼吸道组成并形成肺功能组织或肺实质。气管在约 8 代以后仅延伸几毫米,前 3 代由呼吸性细支气管组成(Sznitman,2008)。总的来说,呼吸区占肺的大部分。肺在休息时(West,2008)的体积为 2.5~3 L,而传导气道为 150 mL(解剖死区)。肺泡管是由弹性和胶原纤维的丰富基质支撑的短管,它的远端通向由中空的肺泡组成的肺泡囊(图 2.15)。相邻肺泡之间的壁上有小孔,称为 Kohn 孔,可使肺泡之间的空气流通来进行额外的透气。这里是呼吸系统中所有气体通道的终端。由于气体交换发生在肺泡中,因而该区域被丰富的毛细血管网包围。据估计,每个成年人的肺大约有 3 亿个肺泡,气体交换总表面积为 70~80 m²。

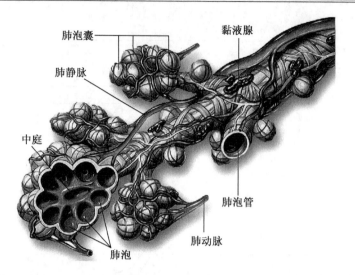

图 2.15　肺泡区显示肺泡管（肺泡剖面图）（原图由医学插画师 **Patrick J. Lynch** 提供）

2.5.2　气管支气管树及肺气道的生理特征

气管支气管树引导空气进出肺泡。在空气吸入过程中，气管的远端和分叉向下移动，这对促进吸气很重要（Harris，1959）。支气管上皮细胞的变化反映了气道的生理功能变化。例如，低级数的气管壁面的纤毛柱状上皮既可加热和调节空气湿度，也可通过黏液纤毛作用过滤外来颗粒物，以向上移动黏液分泌物到食道。在末端的气道分支处，上皮细胞变成立方体状，允许气体交换。支撑气管周围和低级气管分支的软骨也逐渐减少，以保持较小气道的通畅。在气体交换过程中，氧气被带进身体，并与细胞新陈代谢产生的二氧化碳交换。这发生在肺泡毛细血管网中——由呼吸性细支气管、肺泡管、肺泡和肺毛细血管床组成的密集网状结构。发生气体交换的肺泡表面有 $1 \sim 2\ \mu m$ 厚的内层，在这里氧气和二氧化碳被动地扩散到血浆和红细胞中。肺泡气体和肺部毛细血管中的血液扩散时间小于 $1\ s$。

2.5.3　气管支气管树及肺气道的变异和疾病

气管横截面的冠状面与矢状面直径之比通常为 $0.6 : 1.0$，由于冠状面变窄造成的冠状面与矢状面直径之比小于 0.6 的气管称为剑鞘气管，可见于慢性阻塞性肺疾病患者（Brant et al.，2007）。进入胸腔后气管轻微向右倾斜是正常的 X 射线图像。在某些情况下，主动脉弓的横向部分会使气管远端的左侧外壁压进凹陷。青年人的气管更具有弹性和延展性，而年龄大的人气管会变硬，有时甚至达到僵硬的状态，因此不太容易扩张（Franciscus et al.，1991b）。据报道，有许多肺气道疾病（肺部疾病），从普通感冒到细菌性肺炎或癌症都能危及生命，包括：

- 慢性阻塞性肺疾病（COPD）——最常见的肺部疾病之一（如支气管炎、肺气肿和哮喘），可导致气道炎症，进而导致气道狭窄和阻塞，严重影响正常呼吸功能。
- 间质性肺病（限制性肺病）——是肺实质和结缔组织纤维化的一种疾病。由于肺不完全扩张和肺硬度增加,会导致呼吸能力下降。

• 呼吸道感染——指任何可能影响呼吸系统的感染,可以是由病毒或细菌引起的,通常分为上呼吸道感染(鼻腔、鼻窦、咽、喉)或下呼吸道感染。最常见的下呼吸道感染是肺炎。

• 肺癌——是肺组织中细胞生长不受控制而引起的疾病。这些细胞的聚集会形成恶性或良性的肿瘤。肺癌细胞可扩散到肺部的其他组织甚至身体其他器官,严重地危害人们的健康。从呼吸角度来看,呼吸系统的各个功能都会下降。

2.6　呼吸生理学

2.6.1　肺容量和肺功能

人们可以使用若干不同的肺容量参数来描述肺功能。当在 CFPD 中设置流速和其他条件时,肺容量的数值很重要。通常用肺活量计测量肺容量,然后通过这些测量数据推断肺功能。图 2.16 显示了典型的肺活量计测量示踪图,其中有五个容量参数和三个功能参数用于定义肺容量,具体如下:

• 潮气量(TV)是在正常平静呼吸期间吸入和呼出的气体容量。人在理想体重下为 7 ~ 9 mL/kg,为肺总容量(TLC)的 8% ~ 10%。

• 补吸气量(IRV)是一次正常吸气以后,还能吸入的最大吸入气体容量。

• 补呼气量(ERV)是一次正常呼气以后,还能呼出的最大呼出气体容量。

• 余气量(RV)是最大呼气后留在肺部的气体容量。

• 功能残气量(FRC)是正常呼气后,肺内剩余空气量。

• 深吸气量(IC)是最大吸气量。

• 肺活量(VC)是最大吸气和呼气量。

• 肺总容量(TLC)是肺部的最大容量。

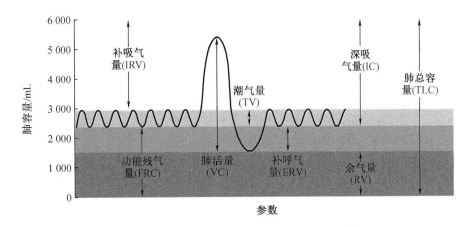

图 2.16　肺活量计测量的静态肺容量和功能图

2.6.2 呼吸力学

呼吸中的吸是由膈的收缩引起的。正常呼吸下,膈收缩和下降约 1 cm;强制呼吸下,膈收缩和下降可以高达 10 cm。膈位于胸腔的下部,它将胸腔与下面的腹腔分开,将胸腔密封起来。膈收缩使胸腔的肌肉将每根肋骨的前端向上和向外拉,从而扩大胸腔的体积,使得胸腔内的压力(胸膜腔内压)和肺内的压力(肺内压)相对于外部大气气压下降。压差诱导吸入的空气从压力较高处流至压力较低处,来平衡内外压力。在呼气时,肺和胸腔壁恢复到平衡的位置及形状,胸腔容积减少,压力增加,空气从肺中释放。在平静的呼吸中,只需要肺部和胸腔壁的弹回来恢复胸腔的平衡(一个被动的过程)。然而,在强制呼气时,胸腔和腹部的额外肌肉(肋间肌)也被用来进一步增加压力。

压力－容量曲线可用于描述呼吸过程中肺的变形。压力－容量曲线的斜率,能够反映肺和胸腔壁的力学行为,例如肺弹性以及它的扩张和拉伸性能。这个斜率称为肺顺应性(CL),单位为 mL/cmH_2O(译者注:1 cmH_2O = 0.098 kPa),它反映由于肺压力(ΔP)变化导致的肺容量变化(ΔV)($CL = \Delta V/\Delta P$)。文献中的压力－容量曲线(Harris,2005)如图 2.17 所示。高顺应性是指肺容易扩张并且压力－容量曲线变化陡峭。低顺应性意味着肺"僵硬",不易沿着平坦的压力－容量曲线膨胀。当观察顺应性斜率时,必须考虑肺容量,因为在低肺容量时肺容易扩张,但在高肺容量时,大的压力变化仅产生小的肺容量变化。这是因为在高肺容量下,所有肺泡和气道都已经被最大限度地拉伸。为了研究肺容量的变化,常采用特定的顺应性(通常是顺应性除以 FRC)。

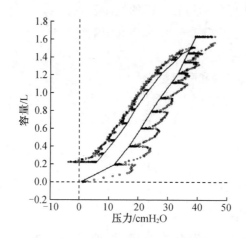

图 2.17　采用超大吸管方法获得的压力－容量曲线(Harris, 2005)

注:空心圆是在运动过程中连续绘制的数据点。实线表示连接形成平滑压力－容量曲线的准静态点。膨胀和收缩点没有联系,因为在这个例子中它们是分开进行的。

2.6.3 气流动力学和阻力

气流由压力差驱动从呼吸系统的一端流到另一端。在呼吸过程中,喉部的声门打开,允许气流从上呼吸道进入肺气道。气道中的流动可以定义为层流或湍流。层流具有平滑的流线,而湍流在流动中具有漩涡和波动。在直管流中,流动状态可以由雷诺数定义

$$Re = \frac{\rho D U}{\mu} \tag{2.1}$$

其中,ρ 是密度;D 是水力直径;U 是平均速度;μ 是动态黏度。对于具有恒定密度和黏度的给定流体,流速的增加有助于流动变成湍流。在较小的支气管甚至细支气管中,小直径实质上会抑制惯性效应并促成流动呈层流状态。流体的流动形态将在 5.3 节中进一步详细讨论。

呼吸道中的气流阻力用来描述阻碍气流从吸入点流入肺泡的现象,是由摩擦力引起的。它的单位为 $cmH_2O \cdot s/L$,定义为驱动压力与流量之比。

$$R = \frac{\Delta P}{\dot{V}} \tag{2.2}$$

其中,$\dot{V}$ 是流量(单位为 L)。对于层流,流量可以通过 Poiseuille 定律估算:

$$\dot{V} = \frac{\Delta P \pi r^4}{8 \mu L} \tag{2.3}$$

其中,r 是半径;L 是气道长度。显而易见的是,阻力与半径的四次方成反比。与其他变量相比,气道几何形状的变化将对气动阻力具有更大的影响。因此,气道阻力随着肺容量的增加而降低,这是因为气道随着肺部膨胀而扩张,而较宽的气道具有较低的阻力。对于湍流,阻力相对较大,因为与层流相比,湍流要产生相同流量需要更大的驱动压力。由于压力 – 流量关系不再是线性的,因此针对呼吸道内的湍流没有简单的阻力关系公式。

导致呼吸功能问题的高阻力可能是哮喘等慢性阻塞性肺病的诱因。虽然控制气道几何形状不实际,但针对某些应用可以控制其他变量,例如吸入气体混合物。已经在临床和理论研究中证实(Jaber, 2001;Sandeau et al. ,2010),氦气 – 氧气混合物有利于改善呼吸,因为与空气相比,氦气 – 氧气混合物具有更小的密度和更高的黏度,这导致呼吸难度降低,有助于慢性阻塞性肺病患者的呼吸。

2.6.4 气体交换

呼吸过程中的气体交换发生在肺泡表面。肺泡表面将肺泡与毛细血管分开。每个肺泡尺寸都小于一粒盐,肺中大约有 3 亿个肺泡。针对气体交换,每个肺泡具有很薄的湿润表面和一个总计非常大的表面积。肺泡的表面覆盖着由细小血管组成的毛细血管网络,氧气从肺泡进入周围的毛细血管。这些毛细血管中流淌着从心脏流来的缺氧、富含二氧化碳的血液。气体交换发生在溶解氧气的肺泡水衬里,氧气扩散到血液中,同时二氧化碳从血液中离开进入肺泡,并在呼气期间离开人体。离开肺部后,更新的血液富含氧气,并在流经人体各组织之后返回到心脏(图 2.18)。

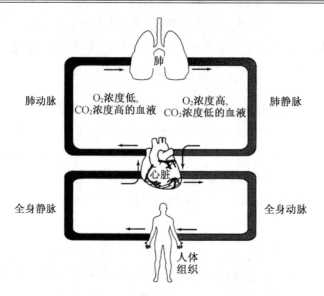

图 2.18　通过心脏和肺部流经全身的血流示意图

注:在肺部发生气体交换后,血液从低氧状态变为高度富氧状态。

氧气和二氧化碳的交换通过扩散实现,扩散是气体分子从较高分压的区域净移动到较低分压的另一区域。例如,肺泡腔内吸入空气的氧分压大于血液中的氧分压,这能使氧分子从肺泡扩散到红细胞中。扩散过程可由费克扩散定律描述,该定律指出气体在边界上的扩散与其表面积(A)、特定气体的扩散常数(D)和分压差等直接相关。边界两侧的气体压差($P_1 - P_2$)与边界厚度(T)呈反比关系,即

$$\text{Diff} \propto \frac{AD(P_1 - P_2)}{T} \tag{2.4}$$

因为该过程处于分子水平,所以气体在分压梯度的方向上随机移动,且依赖于温度。扩散一直持续到压力平衡(不再有压力梯度)。当气体进入肺泡时,由于肺泡囊的横截面积增加,气流速度减慢。气流速度下降有助于气体扩散穿过 1 μm 厚的肺泡 - 毛细血管界面(图 2.19)。

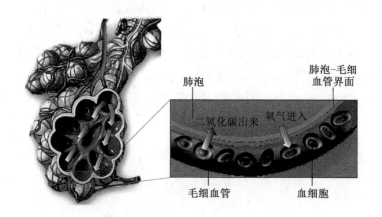

图 2.19　氧气和二氧化碳气体交换发生在深部肺气道的肺泡 - 毛细血管界面

2.7　本 章 小 结

　　呼吸系统的主要功能是为人体提供氧气并排出二氧化碳。在吸气过程中,外部空气被吸入体内,从鼻子或嘴巴向下运送到肺部。从功能的角度,呼吸系统可分为导气区和呼吸区。导气区是从鼻子或嘴到细支气管的气道。这个区域对 CFPD 研究很重要,因为其解剖学和生理学特征都服务于输送空气和外来颗粒。呼吸区包括直至肺泡的呼吸性细支气管。通过扩散过程实现的气体交换在此区域发生。

　　本章的主要目的是通过讲述呼吸系统的解剖学和生理学知识来总结人体呼吸系统的重要特征。它绝不是完整解剖学和生理学学习的替代品。然而,希望读者借此对呼吸系统的解剖学、生理学和呼吸机制有足够的认识,以便能够为呼吸道的任何部分建模。此外,我们应考虑呼吸器官的生理特征、变异和疾病,因为它们影响许多计算模型的设置。截至目前,本书已经介绍了一些呼吸系统理论。下一章将介绍 CFPD 方法的第一步,即重建气道几何模型,将讲述从 CT 或 MRI 扫描中提取数据的技术和如何创建三维几何模型。

2.8　习　　　题

　　1. 上、下呼吸系统的组成器官有哪些?

　　2. 导气区由呼吸系统的哪些部分组成?

　　3. 鼻腔的左、右腔室由什么种类骨头分开? 它是由什么材料组成的?

　　4. 陈述一般情形下,吸入空气的路径有哪些?

　　5. 在使用 CFPD 模拟吸气过程时,需要考虑鼻子的哪些生理功能?

　　6. 什么因素会影响鼻腔的几何形状?

　　7. 咽部由哪些解剖结构构成? 三个解剖结构中,哪一个连接到鼻腔,哪一个连接到口腔?

　　8. 咽部有什么生理功能? 你认为咽部将如何在 CFPD 中建模?

　　9. 绘制喉部的中间平面示意图。你认为进入声门下腔的气体流量是快还是慢,为什么?

　　10. 陈述气管的几何形状(气管周围是什么形状)。如果用光滑的管子替代气管,相比真实情况而言,你认为是更多还是更少的颗粒物会沉积在气管中呢?

　　11. 陈述构成肺部的亚区或肺叶的结构名称。

　　12. 支撑上部支气管如主支气管的支撑结构是什么? 这种支撑结构在肺部哪里消失?

　　13. 在大多数 CFPD 应用的几何模型中,假定呼吸道壁面光滑坚硬。陈述真实气管、支气管气道的表面特征。在检查 CFPD 模拟的流动和颗粒结果时,需要考虑哪些因素?

　　14. 从呼吸生理学角度陈述潮气量和肺总容量/肺活量之间的差异。

15. 从压差的角度陈述肺内的呼吸是如何发生的。

16. 参照雷诺数,与主支气管相比,细支气管气道内流动的惯性效应会增加还是减少?

17. 氧气和二氧化碳气体交换的输运过程是什么? 发生在哪个解剖结构?

第 3 章　人体呼吸道的几何建模

3.1　引　　言

人体呼吸道的数值几何模型的构建可以分为图像采集、分割、表面/体积重建三个阶段。图像采集包括从多种渠道获得医学图像,如 CT 和 MRI。它们基本提供相似的信息。等距离分隔的一系列二维截面组成的三维数据集,包含了通过亮度或灰度差异区分组织和结构的信息。这些图像为医疗从业者提供了三维真实的数值几何模型,可以帮助临床诊断、医疗治疗和规划。基于医学图像的形态结构可视化和重建涉及对某器官或结构感兴趣区域的分割。分割一般可以概括为将一幅图像分割成许多结构相同的部分。这样任意两个相邻的区域就会产生一个异质分割。本章给出了几种常用的基于阈值、边缘检测和区域特征的算法。这些算法的基础知识有助于读者进入到这个活跃的研究领域。虽然每一种分割技术都是单独讲解的,但在实践中,通常是将多个分割技术应用于一个给定的问题。最后,本章以实例来说明开发呼吸道模型的不同方法。

3.2　医学图像采集

3.2.1　CT

CT(旧称计算轴向断层扫描),是一种医学成像技术。它使用 X 射线创建一系列沿某一轴的平面横切面图像。它是机械工程和计算机工程结合的成果,由 Sir Godfrey Hounsfield 在 1972 年首次开发 (Richmond, 2004)。在典型的 CT 程序中,病人躺在台子上,然后台子会通过一个旋转的机架(一个环状装置)将病人以仰卧位移动,机架上装有 X 射线管和电子 X 射线检测器。多重 X 射线沿人身体在指定区域进行拍摄,并将人体图像截成薄薄的横截面(就像切一块面包)。检测器从每个横截面收集 X 射线信息,然后将它们发送给计算机,计算机将这些信息合并成一张单独的图像。

螺旋 CT 可连续旋转,无须在扫描每个断面时停止和启动(图 3.1)。螺旋 CT 可提供快速扫描,这对于扫描整个解剖区域(例如肺部)至关重要,因为扫描肺部必须在患者处于一个特定位置且屏住呼吸的情况下进行。一般扫描程序包括以下步骤:

- 如果需要造影剂以增强 CT 图像质量,可以让患者大量地饮用或向静脉内注射某种特殊的染料。
- 需要摘除患者身上的所有金属物体。
- 患者以仰卧姿势躺在扫描仪上,并通过旋转的机架移动。
- 机架在拍摄 X 射线图像时围绕患者转圈移动,每张图像所花费的时间少于 1 s。
- 取决于不同的医学检查,CT 通常需要 5 ~ 30 min。

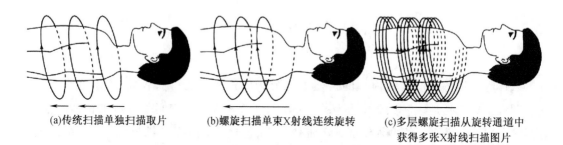

(a)传统扫描单独扫描取片   (b)螺旋扫描单束X射线连续旋转   (c)多层螺旋扫描从旋转通道中获得多张X射线扫描图片

图 3.1　三种不同类型的 CT 仪及其工作方式

CT 与常规 X 射线之间的区别在于,CT 由一组 2D 横截面切片组成,而不是代表具有 3D 人体组织和结构体积的单个 2D 图像。因此,CT 可以以各种视图(矢状的、冠状的或轴向的)读入,甚至可以以 3D 对象读入(各个解剖位置定义,如图 3.2 所示)。

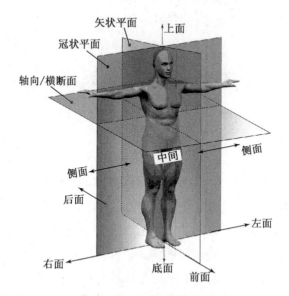

图 3.2　解剖平面和位置定义

注:轴向平面也称为横向平面。

通常,每个 CT 图像均以 512 × 512 像素的矩阵和 16 位分辨率进行采集。在扫描时,由光子组成的 X 射线束通过某一人体组织结构,被吸收或散射,就会降低 X 射线束强度。X 射线束的减少程度称为衰减。基于与该像素相对应的衰减 X 射线束的程度,为每个像素分配一个灰度值,以享氏单位(Hounsfield unit,HU)表示,定义为

$$HU = 1\ 000 \cdot \frac{\mu_P - \mu_W}{\mu_W}$$

其中,μ_P 是像素的平均 X 射线衰减系数;μ_W 是水的平均 X 射线衰减系数。骨骼结构最大限度地衰减了光束,而空气则具有最小的衰减特性。

扫描的原始图像是一系列截面图像,包含不同器官或组织的不同灰度信息。一幅典型的 CT 图像在 512×512 像素分辨率下可能拥有 4 096 个灰度级(12 位图像)。灰度表示线性 X 射线衰减系数或辐射密度测量值。这些灰度像素值可以用享氏单位来表示,其典型值如图 3.3 所示。由于每个横截面切片由一定的厚度分隔,因此 2D 切片中的像素数据在 3D 情况下成为立体像素的体积元素。

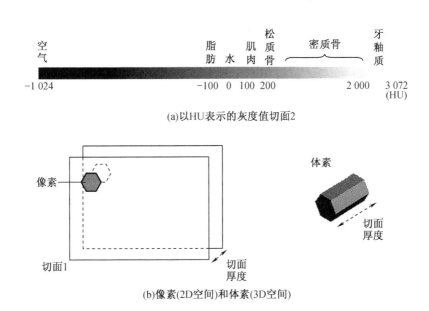

(a)以HU表示的灰度值切面2

(b)像素(2D空间)和体素(3D空间)

图 3.3　以 HU 表示的灰度值、像素(2D 空间)和体素(3D 空间)

任何 X 射线扫描的风险是将测量对象暴露于比其他诊断 X 射线检查相对更高的辐射中。暴露量取决于扫描方案。扫描方案是指用于获取扫描解剖数据的扫描设置,包括扫描次数、管电流和扫描时间(单位为 mA·s)、患者的体形、轴向扫描范围、螺旋扫描间距(相邻 CT 切片之间的重叠程度)、可达千伏峰值的 X 射线光束能量,以及扫描仪的具体设计(McNitt Gray,2002)。根据扫描方案、CT 仪和研究对象,单次 CT 的辐射剂量为 15(成人)~30 mSv(新生儿)。

3.2.2　MRI

MRI 扫描仪使用磁场和无线电波来获得类似于 CT 的身体横截面图像。二者主要区别

在于 MRI 没有任何辐射,因为它依赖于身体内的水分来工作。基本上,MRI 图像是体内水分子中氢质子的分布图。MRI 扫描仪包含一张可滑入大圆柱体的台子。大圆柱内部是一个大的超导磁体,通常由许多电线线圈组成(典型的为 1.5 T,约是地球磁场强度的 50 000 倍)。当 MRI 运行时,电流通过线圈,产生磁场,随后通常以随机方向旋转的氢质子与其所在位置的磁场回转匹配。当氢质子匹配时,会发出一小段调谐的无线电波,通过这些无线电波瞬间改变质子的量子状态(翻转质子的自旋)。当无线电脉冲停止时,质子自旋返回其初始方向。质子返回过程中会发射无线脉冲信号,并被扫描仪检测到,然后解码生成图像。受干扰的质子返回其初始方向所花费的时间称为弛豫时间。有两个重要的弛豫时间:纵向弛豫时间(T_1),是大约 63% 的质子沿着纵轴与磁场重新对准的时间;横向弛豫时间(T_2),是大约 63% 的质子处理异相的时间。不同的组织有不同的 T_1 和 T_2,这将产生高对比度图像。一般通过射频能量使成像平面饱和来提供对比度。与气道周围的饱和组织相比,流动到扫描平面中的空气所提供的新的旋转在图像中看起来更明亮。一般 MRI 程序包括以下步骤:

- 可以注射一种名为"钆"的造影剂,用来辅助获得被检查区域的更清晰图像。
- 需要拿掉贴身的所有金属物体。
- 患者应尽可能静止不动,尽管在序列之间可能允许一些轻微移动。
- 取决于所做的医学检查,MRI 可能需要 15 ~ 45 min,有些检查甚至可能需要 60 min 或更长时间。MRI 单次扫描显然长于单次屏气的时长,而且呼吸道的成像容易受到呼吸引起的肺运动周期的影响。最佳的呼吸方式是浅层呼吸、自由呼吸,而不是屏气,可以推荐给患者。同时可以结合使用高磁场下的动态对比增强 MRI 以减少肺部运动对图像的影响(Kino et al. ,2007)。

3.2.3 CT 与 MRI 的比较

MRI 和 CT 都是非侵入性技术,即通过具有相关深度或切片厚度的一系列堆叠 2D 像素的 3D 体积数据集,观察人体内组织。一方面,CT 需要使用 X 射线,因此电离辐射暴露是一个问题。另一方面,尽管强磁场会影响含有金属的植入医疗设备如起搏器、人工耳蜗或金属针,但 MRI 对普通患者几乎没有风险。因此,MRI 的优点是患者可以在短期内进行连续多次扫描,而不会遇到 CT 面临的辐射暴露问题。针对要成像的解剖结构,MRI 或 CT 各有千秋。例如,MRI 能够通过无线电波和磁场的微小变化来改变图像的对比度。不同的对比度设置能显示软组织更高的细节,并且可以突出显示不同类型的组织。MRI 还能够在不同投影平面中显示解剖结构,而 CT 通常仅限于轴向或冠状的台架平面。CT 图像有一点优于MRI,即它能做更好的骨结构检测。然而,牙金属装置是影响 CT 质量最大的问题之一。这些器具会产生相当多的条纹伪影,造成鼻腔和鼻窦解剖结构模糊不清。就鼻腔而言,MRI 能很好地区分黏膜结构,尽管鼻甲软骨位置必须根据周围黏膜进行推断,因为实际的骨结构可能不可见。对于整个呼吸道来说,空气占主导地位,而长的扫描时间使得 MRI 在肺实质充气过程中的信噪比偏低。MRI 需要受检查者呼吸或屏气来配合,以致难以实现与 CT 相当的图像质量。表 3.1 比较了两种扫描成像的差异。

表 3.1　CT 和 MRI 技术的比较

技术手段	CT	MRI
扫描方法	X 射线	电磁波和无线电波
辐射暴露(程度)	中度到高度辐射量	不受辐射
骨性结构	可以提供良好的细节,并且更便于提取	提供相对较少的细节
软组织细节	细节更少	细节更多
扫描时间/min	5~30	15~60

扫描的图像可以以多种格式存储(如 Analyze、DICOM、GE Genesis、Interfile、Siemens Magnetom、Siemens Somatom 和 NEMA 格式)。其中,最常见和最标准的是 DICOM 格式(医学数字成像和通信)。DICOM 文件包含图像数据和数据头,可存储关于患者和医学图像相关信息。它由美国电气制造商协会(NEMA)创建,旨在帮助分发和查看医学图像,如 CT、MRI 和超声波图像。有大量的免费或商业化的 DICOM 查看器和操作软件可供使用。

3.2.4　其他医学成像技术

还有许多其他医学成像技术用于不同的检查,如检查癌症、骨折和身体器官异常的人体扫描。本节中,我们仅叙述能为呼吸道重建提供有效数据的技术。如前所述,CT 为气道壁和气道内腔测量提供了极好的对比度,但是电磁辐射限制了其使用,特别是对于儿科研究。此外,由于充满空气的肺内含水量缺乏,使得 MRI 在检测阻塞性肺病方面受到限制。除上述问题以外,标准 CT 和 MRI 也受到扫描分辨率的限制。更先进的成像技术正在不断发展,其中一些技术介绍如下。

超极化氦气 MRI:研究表明此技术在检测局部通气缺陷方面取得了令人振奋的成果,并且证明了它是测量肺气道的可靠方法(Eric et al. ,2011)。该技术具有更高的分辨率,可以对小气道和肺泡中的通气缺陷成像(Wang et al. , 2008)。由于气道中的气体与管腔壁之间的对比方式与 MRI 和 CT 非常不同,因此超级化氦气 MRI 需要特定的算法。

微 CT、微 MRI:与肺泡区域相关的微小结构对使用标准 CT 和 MRI 进行形态及功能分析提出了挑战。这些成像技术的微型版本能提供更少的噪声和更高的空间分辨率,从而为气道重建提供更多细节。微系统的一些缺点包括系统成本较高、图像采集时间增加(跨越数小时),并且图像通常是捕获身体器官的快照,因此它无法研究动态循环呼吸。4D 微 CT 已被用于研究小鼠心脏的结构和功能,时间分辨率为10 ms(Badea et al. , 2005)。

3.3 图 像 分 割

3.3.1 概述

当以数字方式读取图像时,图像将由矩形网格上的 2D 函数 $f(x,y)$ 描述,x 和 y 表示空间 2D 坐标,f 是 (x,y) 点处的函数值。在通过 CT 或 MRI 获得的 3D 体积图像中,每个切片具有在此位置处的扫描分层厚度(在 z 方向上)。对于医学图像,像素值通常被称为灰度值或强度值,如图 3.4 所示。对于 CT,该值表示呼吸系统内部结构引起的 X 射线束的衰减程度,而对于 MRI,其表示质子密度。

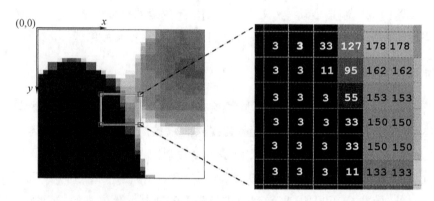

图 3.4 用行 (x) 和列 (y) 数字表示的灰度图像以及每个像素上的灰度函数 $f(x,y)$

因此,表示图像的数据能简单地以 2D 或 3D 阵列矩阵表示。这是利用矩阵计算和执行图像分割的基础。分割是从图像中提取感兴趣区域的过程。更确切地说,它是为图像中的每个像素分配标签的过程,以便可以提取、识别或分类具有相同标签的像素。从呼吸模拟的角度来看,这涉及从一系列 2D 切面单色 DICOM 图像中提取 3D 区域的过程。该过程可以通过手动选择切面上单个像素或通过分割算法自动实现。

在手动分割时,用户在一组扫描图像中选择每个切面图像中的感兴趣区域。一组扫描图像中可以有多达 1 000 个图像。因此,该过程非常耗时,并且存在不同观察者之间的差异性。用于单色图像的全自动或半自动分割算法通常基于灰度值(强度)在图像内的不连续性或相似性。例如,可以基于强度的突然变化(灰度级)来识别图像中边缘处的不连续性。强度的相似性可用于根据一组预定义标准来提取具有相似特性的区域。本节为读者介绍图像分割领域的知识,并介绍一些文献中提到的算法。

3.3.2 边缘检测

边缘检测背后的基本思想是定位图像中强度快速变化的区域。图像的边缘检测可显著减少数据量并过滤无用信息,同时保留图像中的重要结构特性——这是呼吸道分割的一

个重要步骤。针对这一问题,有许多算法可以使用,但都具有以下特点:

● 基于导数——强度的一阶导数大于图像边缘的一阶导数的指定阈值。在图像的边缘处强度的变化很大,一阶导数值高。

● 基于梯度——查找强度的二阶导数零交叉点的区域(零交叉点即函数的符号由正值变为负值或反之亦然的点,代表与零值轴交叉的点)。基于梯度的边缘检测中,在 x 和 y 方向上获取连续像素的梯度。

一阶导数是 2D 函数 $f(x,y)$ 的梯度,其向量形式为

$$\nabla f = \begin{bmatrix} G_x \\ G_y \end{bmatrix} = \begin{bmatrix} \dfrac{\partial f}{\partial x} \\ \dfrac{\partial f}{\partial y} \end{bmatrix}$$

它的大小是

$$\nabla f = \mathrm{mag}(\nabla \boldsymbol{f}) = \sqrt{G_x^2 + G_y^2} = \sqrt{\left(\frac{\partial f}{\partial x}\right)^2 + \left(\frac{\partial f}{\partial y}\right)^2}$$

其大小在等强度区域为零。发生最大变化率的角度为

$$\alpha(x,y) = \arctan\left(\frac{G_y}{G_x}\right)$$

二阶导数通常使用拉普拉斯函数计算,当应用于 2D 函数 $f(x,y)$ 时,得到

$$\nabla^2 f(x,y) = \frac{\partial^2 f(x,y)}{\partial x^2} + \frac{\partial^2 f(x,y)}{\partial y^2}$$

从图形的角度来看,需要考虑一个具有坡度的一维形状的边缘线,并用强度变化来表达(图3.5)。一阶导数在表示边界线的原始函数的中心处最大,这是基于导数的方法。如果 $\dfrac{\mathrm{d}y}{\mathrm{d}x}$ 的值超过某个阈值,则像素被识别为边缘位置。由于边缘处具有比其邻近部分更高的像素强度值,因此可以先设置阈值,再通过找到超过阈值的 $\dfrac{\mathrm{d}y}{\mathrm{d}x}$ 值来找到边缘线。在一阶导数的最大值或转折点,二阶导数取值为零。因此,基于梯度的方法通过二阶导数曲线中的零交叉点找到边缘。采用图像的每个单独像素的一阶和二阶导数,计算量很大,因此可能不切实际。可用一个内核矩阵(即小型矩阵)替代整个图像,以获得近似导数值。下面将介绍一些一阶导数(基于导数)算法及二阶导数(基于梯度)算法。

Sobel 和 Prewitt 边缘检测器是对图像执行二维空间梯度量度的一阶导数方法。它可查找输入灰度图像中每个点的近似绝对梯度大小。Sobel 边缘检测器使用一对 3×3 卷积(或滤波)掩码,一个估计 x 方向(列)的梯度 G_x,另一个估计 y 方向(行)的梯度 G_y。这是通过将内核应用于图3.6中给出的邻域中的中心像素来执行的。

根据矩阵计算,结果如下:

Sobel 边缘检测器:

$$\nabla f = \sqrt{G_x^2 + G_y^2}$$
$$= \{[(a_7 + 2a_8 + a_9) - (a_1 + 2a_2 + a_3)]^2 + [(a_3 + 2a_6 + a_9) - (a_1 + 2a_4 + a_7)]^2\}^{1/2}$$

Prewitt 边缘检测器:

$$\nabla f = \sqrt{G_x^2 + G_y^2}$$
$$= \{[(a_7 + a_8 + a_9) - (a_1 + a_2 + a_3)]^2 + [(a_3 + a_6 + a_9) - (a_1 + a_4 + a_7)]^2\}^{1/2}$$

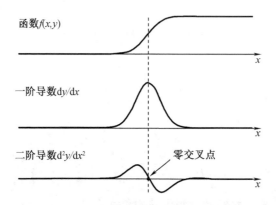

图 3.5　应用函数 $f(x,y)$ 的一阶导数和二阶导数表达由强度跳跃显示的边缘线

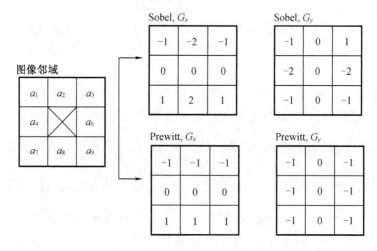

图 3.6　Sobel、Prewitt、Roberts 边缘检测器掩码和一阶导数实现方案(图像邻域的中心像素用 × 标记)

当 $\nabla f \geq T$ 时,此像素被识别为边缘,其中 T 是指定的阈值。由于所有系数都设置为 1,因此 Prewitt 检测器会产生一些更杂乱的结果,而在 Sobel 检测器中有一个值为 2 的系数,可光滑边缘。

对于基于梯度的边缘检测,二阶导数可以通过高斯的拉普拉斯检测器(LoG)(Marr et al.,1980)或 Canny 边缘检测器(Canny,1986)获得。这些算法对噪声更敏感,因为对图像信号进行两次差分还算。

首先,LoG 算法通过高斯函数采用光滑滤波器降低噪声,即

$$h(r) = -\exp\left(-\frac{r^2}{2\sigma^2}\right)$$

其中, $r^2 = x^2 + y^2$; σ 是原始图像的标准偏差。然后计算平滑图像的拉普拉斯项,即

$$\nabla^2 h(r) = -\left(\frac{r^2 - \sigma^2}{\sigma^4}\right)\exp\left(-\frac{r^2}{2\sigma^2}\right)$$

最后通过扫描每一行的数值来搜索零交叉点。

Canny 边缘检测器首先使用带有特定标准偏差的高斯滤波器进行平滑处理,以减少噪声。一旦计算出合适的掩码(图 3.7),就可以使用标准的卷积方法进行高斯平滑(滤波)。高斯掩码的宽度越大,检测器对噪声的灵敏度越低。

$$\frac{1}{159}$$

2	4	5	4	2
4	9	12	9	4
5	12	15	12	5
4	9	12	9	4
2	4	5	4	2

图 3.7　可用于 Canny 边缘检测器的平滑的 5×5 高斯滤波器示例

光滑之后,通过应用诸如 Sobel 或 Prewitt 边缘检测器的一阶导数函数来获取图像的梯度,可以找到边缘的强度。在图像场中建立梯度,并且边缘方向角被舍入到表示垂直、水平和两个对角线(例如 0°、45°、90° 和 135°)的四个角度之一。注意,落在 0° ~ 22.5° 和 157.5° ~ 180° 范围内的任何边缘方向都设置为 0°。边缘点定义为强度在梯度方向上局部最大的像素。然后,该算法沿着边缘点进行跟踪,并将非边缘点的像素值设为 0,从而给出一个很薄的轮廓,这个过程被称为非最大抑制。使用两个阈值 T_1 和 T_2 对像素进行阈值处理,其中 $T_1 < T_2$ 。值大于 T_2 的像素是强边缘像素, T_1 和 T_2 之间的任何像素都被认为是弱边缘像素。最后,该算法通过将图像中大于 T_1 的值的像素标记为边缘像素来创建轮廓线,如果相邻像素值大于 T_1 则连接到轮廓线,否则轮廓线结束。

3.3.3　阈值法

最简单的分割算法是基于像素灰度级的算法,即阈值分割。该分割方法使用全局或局部信息只选择灰度范围(阈值)内的像素,应用二值函数计算,即

$$g(x) = \begin{cases} 1 & , x_{\min}(f(x)) \leq \theta \leq x_{\max}(f(x)) \\ 0 \end{cases} \tag{3.1}$$

其中, θ 是设定的灰度值; $f(x)$ 是图像的灰度值。输出是二进制图像,其中每个像素着色为黑色或白色,取决于像素的标签是 1 还是 0。对于以像素强度值来分辨与背景或其他对象有明显区别的单一区域的图像,这是最有效的方法。由此产生的问题是如何选择最佳阈值。一些全局阈值选择算法如 Ridler、Calvard(1978)与 Otsu(1979)使用图像像素直方图获得阈值。但使用全局阈值可能带来一些问题,因为在低信噪比或者当对象和背景灰度在整

个体积中具有较大变化时,可能发生错误。在许多软件使用中,像素阈值可以交互式调整,并在屏幕上实时显示。当定义了灰度范围,我们便可以跟踪图像中灰度范围内所有像素的边界。对于具有单一区域和背景对比强的图像,灰度阈值能够很好地工作。

3.3.4 基于区域的分割

在3.3.2节中,分割过程涉及基于像素差异(不连续强度级别)找到区域之间的边界,而在3.3.3节中,区域通过基于像素强度值的阈值来识别。在本节中,介绍基于区域的分割方法,该方法可直接寻找感兴趣的区域。与前面介绍的方法不同,基于区域分割是从内部区域向外工作,而不是从外部区域向内工作,从而产生连贯区域。然而,该方法的难点在于确定区域元素资格的标准,这通常比应用边缘检测器更困难。此外,该方法通常难以发现跨越多个断开区域的对象。

区域增长是基于预定义的增长标准将像素分组为较大区域的过程。首先,定义种子像素,通过将满足预定义标准(即灰度的特定范围)的相邻像素附加到每个种子像素而使其增长成区域。预定义标准对输出结果有重大影响。例如,指定像素太相似会提供良好的均匀性和连贯区域,但也会导致过度分割,从而使该区域小于实际对象,并且可能难以发现跨越多个断开区域的对象。而较宽松的标准可以产生较大的区域来填充整个对象,但可能导致跨越这些对象边界的错误,并且可能不必要地填充多个对象。选择DICOM图像的标准通常涉及像素强度的阈值范围,或者采用每个像素周围邻域像素的平均强度。对于多个区域,应在每个所需区域内选择种子点,因为种子点通过相似的相邻像素生长,并且预期在区域边界结束。

区域分割是区域增长的一种替代方法。这种方法先将整个图像分割成互不连接的子区域,然后将相似的区域合并在一起。只要新分割区域的属性与原始区域的属性的差异超过一个阈值,就继续分割。递归地将图像分割成更小的区域要比递归地合并单个像素产生更大的连贯区域的区域增长效率高。区域分割的主要问题是难以确定在什么位置进行划分。一种分割技术是将图像细分成四个更小的四叉树结构。此过程涉及检查目标区域,以确定该区域是否满足既定的标准。如果是,则该区域保留到相应区域;如果不是,则该区域被分割成四个相等的子区域,每个子区域都按照设定条件进行重新检查(图3.8)。这个过程一直继续下去,直到不再发生进一步的分割。最差的情况下,区域变得非常小甚至只有一个像素。如果每个区域具有相似的特征并满足设定条件,那么就能合并两个相邻区域。

分水岭算法这一概念来自地形学,指的是将景观划分为若干个集水区或地表。灰度图像被视为拓扑表面,其中每个像素是位于某个高度的点,将这个高度作为灰度级的函数。白色(灰度255)为最大高度,黑色(灰度0)为最小高度。被称为集水区的深度区域存在局部最小值,并被称为分水岭线的拓扑结构中的山脊隔开。有两种方法可用来提取目标区域。一种方法是首先找到盆地,然后通过一套补充措施来封闭流域。这类似于向拓扑表面充满水。集水区将从最低点开始充水。随着水平面上升,相邻分割区域(集水区)之间的边界受到冲刷,使这些分割区域合并。另一种方法是完全将图像分成不同的集水区,然后通过边界检测找到分水岭。

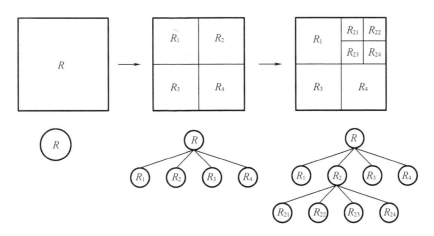

图3.8　当相邻区域不满足设定条件时图像中单一区域被逐步分割成四个区域

本节向读者介绍了一些常用算法,这些算法已经成为图像分割的基础,但肯定不仅仅只有这些算法。对于那些对计算科学和图像处理感兴趣的读者,作者推荐以下拥有更多细节的教科书和综述文章:Demirkaya,2009;González et al.,2008;Suri,2005;Umbaugh,2005。

3.3.5　应用专业医学软件

上一节介绍的分割算法是当今这一活跃研究领域的方向之一。期刊上发表的算法只有具有高级编程技能的计算机专业人员使用计算机语言(如 C 语言、C + + 和 Java)才能规划和实现。对于大多数工程师和医生来说,如果没有编程技能,实施这些算法是不现实的。幸运的是,有许多商业和免费的专业医疗软件可以用来转换 CT/MRI 图像,通过易于操作的图形用户界面(GUI),或者通过一个命令行操作来实施分割算法。附录 A 中列出了免费和商业软件的简要介绍,这些软件都能从公共资源中获得。尽管每个软件可能有自己的界面、操作流程和不同算法,但是从扫描图像中提取所需计算区域的工作流程是通用的。

3.3.6　表面和体积重构

图像分割以后,3D 的图像文件能以不同的计算机辅助设计(CAD)格式保存,这些格式需要具有某些可网格化的条件。例如,输出模型可能仅包含线框模型,而缺乏如点、线、面等几何拓扑关系和面周长或体积面的拓扑信息。一般操作流程如图3.9所示。分割后,可以将输出文件直接读取到 CFD 网格划分软件中,或者也可以将其他拓扑数据包含在模型中。包含拓扑数据的优点是相应文件与 CFD 软件更加兼容。添加拓扑数据时,可以采用非均匀合理 B 样条(NURBS)对几何模型进行数学描述,以便几何模型直接地融入 CFD 网格软件。这涉及修补或覆盖密闭表面(通过 NURBS 定义),这个表面具有相互关联的点、线和面的数据。这种处理很重要,因为某些 CAD 模型的表面并不封闭。采用直接输出还是密闭表面取决于采用什么 CFD 网格软件,因为在某些网格生成软件中,许多 CAD 处理是独立的并且可以在软件内执行。

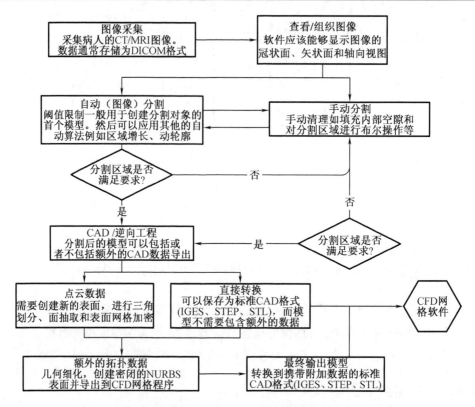

图 3.9　提取和导出目标区域到 3D 计算机模型的分割过程流程图

读者理解 3D CAD 模型的结构及其与 CFD 网格的关系非常重要。导出的几何模型格式应该可以被 CFD 网格软件读取。模型保存的格式是导出软件和读取这些模型的 CFD/CAD 软件之间的中介。因此,文件格式必须符合标准,以此来保证顺利的数据输出输入。然而,情况并非总是如此,不同软件供应商之间通常会有一些 CAD 格式的差异。这会导致数据丢失,进而导致几何细节丢失,产生所谓的"脏"CAD 几何模型。这种"脏"的几何模型存在杂散点、非相交线、交叉和裂缝。发生这种情况时,用户需要使用 CFD 网格划分程序或外部 CAD 特定软件对几何图形进行修复。这是确保分割的模型包含密闭表面的另一个原因。

输出文件可以设置为标准 3D CAD 格式,如 STL、IGES(初始图形交换规范)或 STEP。上述 CAD 格式文件数据结构如下:

• STL 或立体光刻文件通常用于快速成型制造。它仅包含三维对象的表面几何形状。表面由小的三角形面(称为小平面)组成,每个小平面由三个顶点(三角形的顶点)及其垂直方向表示。如果创建的三角形太多,则 STL 文件太大,文件可能变得难以管理。如果创建的三角形太少,则弯曲区域没有被准确地描述,圆柱形看起来像六边形(参见下面的示例)。

• IGES(初始化图形交换规范)是一种独立于平台的文件格式,可用于不同 CAD 软件之间的数据转换。它包含两个主要数据对象:几何对象(描述形状,如曲线、曲面、实体和它们之间的关系)和非几何对象(描述图形或计算数据,如颜色、质量、时间等)。该格式是标准化的,允许不同软件供应商之间的文件转换。不幸的是,CAD 供应商各有自己的 IGES 标准,这使得某些软件的 IGES 信息对其他软件供应商无用。此外,IGES 文件的大小通常可能大于其他文件格式,因为它存储两个数据实体。关于 IGES 格式的更多信息,请参阅 www. steptools.com。

● STEP,是产品交换标准模型数据的首字母缩略词,它是国际标准化组织(ISO)电子数据转换的标准。在美国,该格式也以产品数据交换的主要格式而被广泛使用。

3.4　应 用 举 例

通过图 3.9 中的通用流程,可以执行不同呼吸气道区域的重建。分割算法是提取目标区域的核心步骤。本节中不再介绍与前面章节相同的操作,而是采用另外一种方法来介绍这个流程。这对于无法访问扫描图像的读者尤其有用。鼻腔模型示例突出介绍了用于从 CT 或 MRI 分割区域的典型重建过程;其他示例为读者提供了重建方法的替代方法,而不仅仅局限于单独的分割算法。

3.4.1　不同分割算法的实现

图 3.10 展示了穿过上颌窦中间区域的轴向平面位置的鼻腔 CT 图像。该示例采用了 3.3 节中介绍的基于自动阈值检测的分割算法。

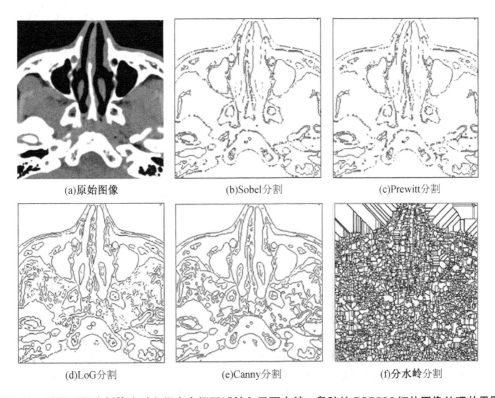

(a)原始图像　　　　　　(b)Sobel分割　　　　　　(c)Prewitt分割

(d)LoG分割　　　　　　(e)Canny分割　　　　　　(f)分水岭分割

图 3.10　采用不同分割算法对上颌窦中间区域轴向平面中某一鼻腔的 DICOM 切片图像处理效果图

Sobel 和 Prewitt 边缘检测器算法产生不连续的线,并检测到一些组织和骨骼区域,也缺失鼻腔通道的额外结构。对于区域生长算法(LoG 和 Canny),鼻腔、鼻窦和其他结构(如牙齿和骨骼)的轮廓更加清晰,但是肌肉组织区域中有太多不属于这些区域的错误区域。分水岭算法对整个图像进行分解,出现了太多的脊。必须注意的是,在这些示例中,没有控制阈值级别。控制阈值级别能改善输出结果,特别是过滤掉不需要的灰度级别。

3.4.2　鼻腔、咽和喉

本节介绍一个创建鼻腔、咽和喉几何模型的例子。先获得包括从鼻腔顶部到喉部的一组 CT 图像。该图像采用 DICOM 格式保存,因此需要使用 DICOM 软件进行查看。图 3.11 显示了从图像文件夹中抽取的两个切片,是使用螺旋64层多排 CT 仪对一名 37 岁的不吸烟亚洲男子扫描获得的。这些 DICOM 图像数据放在同一文件中,并在每一帧图像中逐一显示。图像边角数据显示扫描的具体信息,如图像分辨率 512 × 512 像素,视场(FOV)320 mm,功率峰值 120 kV 和 200 mA,机架倾斜 8.00 mm。

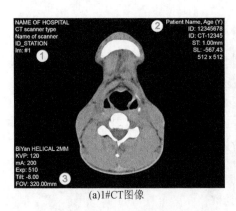
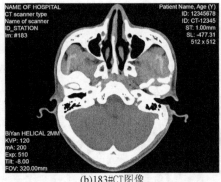

(a)1#CT图像　　　　　　　　　　　　　(b)183#CT图像

图 3.11　采用免费 DICOM 软件 MicroDicom 查看 2D CT 图像

注:图像中显示了扫描方案的具体细节,并在图中标记为1,2,3。这些数据的含义分别是:1 表示医院、扫描仪的详细信息和扫描图像编号;2 表示患者详细信息、图像分辨率像素(512×512);3 表示 CT 的类型(本例为螺旋 CT)和扫描方案。

机架倾斜角是 CT 切片与垂直方向的角度。采用机架倾斜可能基于多种原因,包括减少对身体敏感区域(如晶状体或甲状腺)的辐射剂量,避免填充伪影,或获得对目标区域的更好视角。当采用机架倾斜时,需要分割算法内的插值或校正功能来调整图像(图 3.12)。

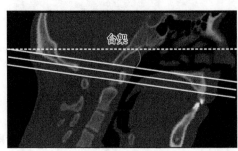
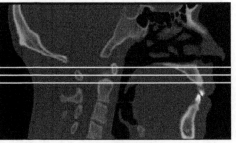

(a)无台架倾斜调整　　　　　　　　　　　(b)有台架倾斜调整

图 3.12　使用台架倾斜扫描的图像

通过免费软件 ITK – SNAP 进行扫描图像分割。将图像加载到软件后,按图 3.9 中的步骤进行几何重构。CT 图像由以灰度值表示的组织密度着色。在这个例子中,通过选择合适的强度范围来识别充满空气的气道。这确保了可以识别空气区域周围的边界。图 3.13 显示鼻腔分割的屏幕截图,使用了主动轮廓分割算法。要启动主动轮廓分割,需要手动在分割区域选择"种子",执行连续的迭代,在几何体内增长或者"蛇"形通过几何体,自动填充气道。

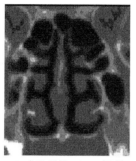
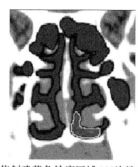

(a)未处理的DICOM图像　　　　(b)强度阈值创建蓝色轮廓区域,100次迭代后, "蛇"形
　　　　　　　　　　　　　　　穿过分割区域的主动轮廓分割区域(粉色)

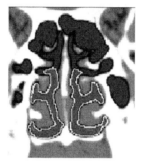
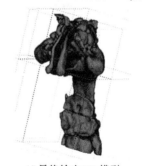

(c)400次迭代后的主动轮廓分割区域　　　(d)最终输出STL模型

图 3.13　使用开源应用程序 ITK – SNAP 对人鼻腔进行 3D 主动轮廓(蛇形)分割(Yushkevich,2006)

在具有 4GB 内存,3 GHz 处理器和 256 MB 显存的台式计算机上,分割过程花费时间不到 10 min。由于面部周围的外部空气通过鼻孔与鼻腔相通,在自动区域生长分割过程中,软件也会选择外部的空气。如果模拟是研究外部鼻子轮廓和外部气流对吸气/呼气流动分布的影响,则可以包括该区域。如果鼻腔是唯一目标区域,则外部空气将被从几何外形中删除。最近的研究已经开始结合外鼻和外部气流来进行研究(Lee,2010;Taylor,2010)。最终的导出模型采用 STL 格式,可被大多数 CAD 软件和 CFD 网格程序所读取。

3.4.3　口腔

在现有的 CT 图像中,口腔打开的情况较少。一般情况下,进行其他部位的 CT 检查时,病人口腔闭合,因此口腔区域不显示在 CT 图像中。另外,在吸气、呼气和高运动量活动如跑步或吸烟时,口腔的形状都可能不同。另一种方法是采用压印,例如可以用牙医用来制作牙模型的压印。然后扫描模型并将数据导入 CAD 软件进行清理并通过封闭模型创建体积,对该模型进行逆向工程技术处理。作为替代方法,以下示例将利用文献中的现有数据,0.3 cm 间隔的口腔 2D 横截面图像如图 3.14 所示。

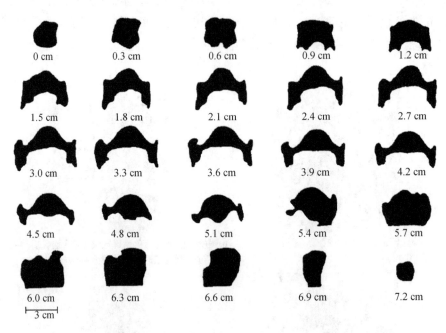

图 3.14 口腔的冠状切片(Cheng et al. ,1997)

注:间隔 0.3 cm,从嘴唇延伸到口咽。在每个横截面下标出距口腔入口(设为原点)的距离。

图 3.14 来自 Cheng 等(1997)的工作。此文献也提供了每个冠状横截面的周长和横截面积。在 CAD 软件或任何专门的 3D 图形设计软件中,每个横截面的轮廓线以 0.3 cm 间隔分布。然后将每个切片的轮廓连接在一起形成表面壳,或应用 3D 绘制方法创建表面壳。该技术的准确性在很大程度上取决于用于将轮廓线连接在一起的插值函数。此外,较小的横截面间距将极大地提高模型精度。图 3.15 显示了此重建技术的实施过程。

3.4.4 气管支气管气道树

人体肺气道是复杂的不对称分叉结构。然而,实验和数值研究中的大多数气道模型都采用高度简化的模型,从而降低计算/实验成本和气道结构的复杂性。本节阐述了两种重建气管支气管气道树的方法。第一个例子介绍利用分割方法进行重建,而第二个例子是以已发表的几何数据为基础,在 CAD 软件中进行气道绘制和建模。

1. 分割方法

扫描数据参数:1 mm 视准,40 cm 视场(FOV),120 kV 电压峰值和 200 mA 电流。从基线开始,单次完全最大吸气并屏气,扫描肺尾至下肺韧带的 2 cm 轴向长度的人体部位,产生 254 个 1 mm 厚的连续图像切片,体素大小为 0.625 mm ×0.625 mm ×1 mm。识别扫描图像中的气道树(分割)可以由图像分析专家(如放射科医师)手动进行。每个 2D 切片在 3D 中堆叠在一起之前被独立分割。由于气道树的复杂性和数据集中的大量图像切片,手动分割是一个耗时且烦琐的过程。相反,使用内置于图像处理软件中的半自动算法是最佳选择。分割算法将像素从 2D 图像分割出来并形成相连区域。这些区域与 3D 场景中的对象表面具有物理上的对应关系。在该分割中,分割气道树分支之后,范围更小的目标区域(ROI)用于降低计算复杂度并最小化分割遗漏(自动选择了不打算保留的区域)。ROI 为圆柱体,并且它的几何尺寸、方向和位置与分割的气道分支的尺寸、方向和位置相适应。这种方法可以通过图 3.16 加以说明。

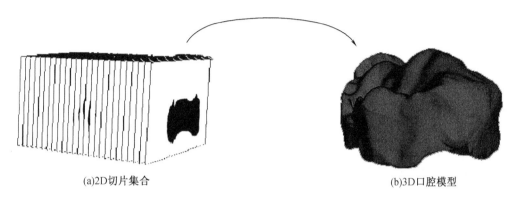

(a)2D 切片集合　　　　　　　　　　　　　　(b)3D 口腔模型

图 3.15　图 3.14 中间隔 0.3 cm 的 2D 图像在 3D 建模程序中的显示(利用数学插值算法,将样条和曲线集成到模型中来创建曲面)

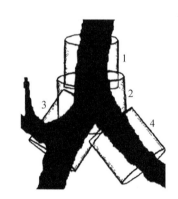

图 3.16　采用模糊连接分割方法生成的沿着气道树分叉的自适应圆柱体目标区域(带编号的灰色圆柱体)

注:由于分割过程接近气道且分析更少的背景体素,分割速度更快、时间更短。此外,这种方法可以检测任何分割遗漏并进行早期处理。

分割后,可以对模型进行平滑处理,以减少由于扫描图像中存在噪声而产生的人为区域。另外,如果模型表面太粗糙,在表面拟合和网格划分过程中将产生问题。如果模型表面太平滑,将遗漏一些重要的拓扑特征。特定分割软件的输出 STL 模型缺乏 CFD 网格划分所需的几何拓扑关系。该模型需要进行基于 CAD 的建模处理,这是一个逆向工程过程。STL 模型由三角形面组成,这些三角形面由 NURBS 面定义。最终在气道树上生成 1 084 个 NURBS 面,表面模型保存为 IGES 文件(图 3.17)。

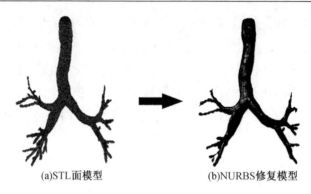

(a)STL面模型　　　　　　　　　　(b)NURBS修复模型

图3.17　从三角 STL 文件生成 NURBS 表面模型的气管支气管气道树

2. 基于 CAD 的方法

气道重建的另一种方法是采用文献中的现有数据。一个广泛使用的模型是 Weibel 对称模型（Weibel,1963），Weibel 在 1997 年更新了模型数据。这个模型采用的是对人肺的塑料铸件的主要导气气道分支的测量数据。霍斯菲尔德等（1971）和 Yeh 等（1980）也提供了类似的数据，但在模型中包含了一些不对称性。国际辐射防护委员会（ICRP）已经开发了几种模型，每个新模型都是在前一种模型的基础上进行了改进迭代。第一个模型发布在 ICRP–2（ICRP，1960），在 ICRP–66（ICRP，1994）中发布了第二个模型。表3.2 和表3.3 分别列出了 Weibel 和 ICRP 模型的前6级气管支气管气道树的公开数据。在气管支气管气道树的重建中，能够根据现有数据绘制模型。例如，采用 Weibel 模型的几何数据创建的 CAD 模型如图3.18 所示。

表3.2　约为肺总容量75％的对称气管支气管气道树的前6级的代表性数据（基于 Weibel（1997）数据，肺总容量为 4 800 cm^3）

级数	气道数量	气道直径 /cm	气道长度 /cm	从隆突*到气道末端的距离/cm	每级气道的总横截面积/cm^2	每级气道的总气道体积/cm^3
0（气管）	1	1.80	12.00	—	2.54	30.5
1	2	1.22	4.76	4.76	2.33	11.1
2	4	0.83	1.90	6.66	2.13	4.11
3	8	0.56	0.76	7.42	2.00	1.50
4	16	0.45	1.27	8.69	2.48	3.23
5	32	0.35	1.07	9.76	3.11	3.29
6	64	0.28	0.90	10.66	3.96	3.55

注：*隆突是气管下端的脊，处于两个主支气管的分叉处。

表 3.3　对称气管支气管气道树的前 6 级的代表性数据(基于 Horsfield (1994)数据,肺总容量为 3 300 cm^3)

级数	气道数量	气道直径 /cm	气道长度 /cm	分叉角 /(°)	倾角(0°垂直子轴,90°水平子轴)/(°)
0(气管)	1	1.65	9.10	—	0
1	2	1.20	3.80	36	20
2	4	0.85	1.50	35	31
3	8	0.61	0.83	28	43
4	16	0.44	0.90	35	39
5	32	0.36	0.81	39	39
6	64	0.29	0.66	34	40

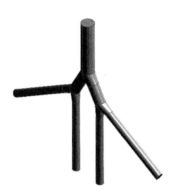

图 3.18　利用 CAD 软件重建的 Weibel 模型

3.4.5　肺泡区

肺泡区是呼吸道的终端区域,也是呼吸道尺寸最小的区域,这使得图像处理变得困难。由于成像技术的空间分辨率的限制,研究中使用的所有肺泡区模型都是简化模型(Tsuda,2008),直到最近才有所改善。本节将讨论三种模型,包括采用最简单的方法到采用最复杂的方法构建的模型。

简单肺泡管模型:指放置在圆柱形导管上的单个球形肺泡模型,可用于演示肺泡流动。早期研究采用圆柱形导管上加半球形肺泡模型(Henry,2002;Tsuda,1995),甚至在水平面上使用半球形肺泡模型(Haber,2000)。例如,气道管被建模成为长度 $L_d = 0.5$ mm,直径 $D_d = 0.25$ mm 的圆柱形表面。以直径 $D_s = 0.25$ mm 的球形帽建模的肺泡,以 $H_d = 0.1$ mm 的深度连接到导管的中间位置(图 3.19)。

肺泡管树:与气管支气管气道树一样,理想化肺泡管模型可以通过公开数据创建。在 Fung(1988)对肺泡区域的描述中,假定肺泡最初具有相同的空间,均匀地换气并遵守弹性定律。这些假设基于肺部微观结构的照片,这些照片显示肺泡壁主要是六边形和矩形的,偶尔有五边形的。肺泡被描绘成 14 个侧面的多面体簇,通过匹配面彼此连接,形成没有任何间隙的组件(空间填满)。组件中心是一个 14 面的多面体,它的某些面被去除,作为周围肺泡的入口。基于该模型,Sznitman(2008)构建了一个肺泡导管树,肺泡的特征尺寸为 0.14 mm。整个几何模型由 190 个多面体组成,总体积约为 0.2 mm^3,大约为整个肺泡平均体积的0.2%(Haefeli-Bleuer et al.,1988),如图 3.20 所示。

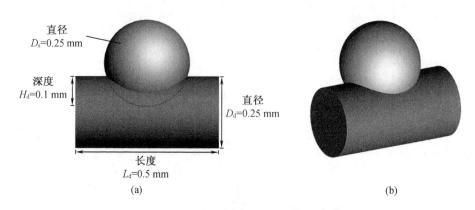

直径
D_s=0.25 mm

深度
H_d=0.1 mm

直径
D_d=0.25 mm

长度
L_d=0.5 mm

(a)　　　　　　　　　　　　　　　　　(b)

图 3.19　具有单个肺泡的简单肺泡管模型

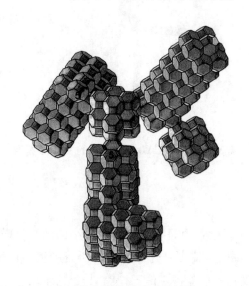

图 3.20　由 14 个多面体组装成的肺泡导管树(Sznitman,2008)

　　X 射线断层扫描显微镜:肺泡区的扫描图像需要通过高分辨率扫描仪获得,例如基于同步辐射的 X 射线断层扫描显微镜(SRXTM)。这是因为与肺泡(微米级,即 10^{-6})相比,肺实质的表面积非常大(米级,即 10^0)。在 Tsuda 等(2008)的研究中,SRXTM 可以提取体积达 10^9 μm^3 的肺组织,图像体素分辨率为 1.4 μm^3。他们的模型采用以阈值为基础对图像进行分割,然后通过"对象连接分析"进行区域增长。经过一些平滑处理,最终模型如图3.21 所示。

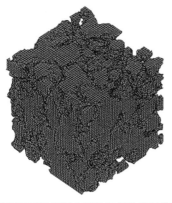 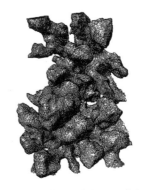

(a)由目标区域的组织分离的3D气体空间模型重建　　　　(b)从目标区域中心分离的小型肺泡空心
　　　　　　　　　　　　　　　　　　　　　　　　　　部分放大图

图3.21 由目标区域的组织分离的 **3D** 气体空间模型重建及从目标区域中心分离的小型肺泡空心部分放大图(**Tsuda et al. ,2008**)

3.5 本 章 小 结

重建呼吸气道几何模型总是始于获得与实际应用相关的数据。对于真实的气道模型,需要使用最新的医学成像技术,特别是对于存在微结构的区域,如肺泡区域。然而,使用SRXTM 扫描仪及其数据并不像使用 CT 和 MRI 那样广泛。尽管扫描图像是由已知距离隔开的 2D 连续切片,将 CT/MRI 数据从 2D 重建到 3D 需要在分割过程中提取关注区域。研究人员和生物医学科学家开发了许多算法,这些算法已经在某些开源/免费软件或商业软件中实现,可以通过图形用户界面或命令行文本调用这些算法。分割后,提取出来的区域通常需要进一步"清理",剔除任何不需要的"噪声"区域或人为产生的区域。有时模型可能需要在 CAD 软件中进一步处理。在创建 CFD 网格模型之前的一个重要步骤是确保分割模型表面封闭。尽管几何重建过程依赖于分割技术,但是也存在一些替代方案,而且针对呼吸道的不同区域存在不同的替代方案。

本章旨在让读者尽快了解 CT 图像重建几何结构技术。这种技术跨越生物医学成像、制造/逆向工程和 CAD/作图领域等不同学科。本章叙述的内容是一些理论及其应用的概述,当然不是对这个学科已有内容的详尽讲述。但是,希望读者通过本章认识到 CFPD 研究的跨学科性质。下一章将介绍用于流体和粒子分析的 3D 模型的网格划分。这是所有CFPD问题的第一步。

3.6 习　　题

1. 为什么 CT 的扫描图像被称为"切片"？

2. 体内含水量对 MRI 扫描的意义是什么？

3. 对于以下解剖结构,您将使用哪种扫描方式(MRI 或 CT)？

- 软组织

- 骨骼结构

- 黏膜壁

4. 对于呼吸道,使用 MRI 和 CT 扫描时需要考虑哪些主要问题？

5. Hounsfield 尺度范围是什么？

6. 像素和体素之间有什么区别？

7. 手动分割涉及什么？

8. 使用全自动分割有什么问题？

9. 阈值灰度范围是多少？ 如果灰度范围是 2 000 ~ 3 072 HU,您希望细分割的阈值是多少？

10. 出现边缘的图像中像素的主要属性是什么？

11. 为什么使用 LoG 和 Canny 边缘检测方案的图像需要平滑？

12. "零交叉"一词的含义是什么？

13. 如果 Roberts 边缘检测算法使用以下标记：

Prewitt,G_x

-1	0
0	1

Prewitt,G_y

0	-1
1	0

那么像素强度的近似一阶导数是什么？

14. 本章简要介绍了基于区域的分割算法,它与边缘检测算法有何不同？

15. 什么是"脏"CAD 几何模型？

16. 使用不同软件读取 CAD 模型会出现哪些问题？

第4章 CFPD 模拟的计算网格生成

4.1 引　　言

生成高质量网格对于获得可靠的计算结果至关重要。一套高质量的网格能够提高数值仿真的稳定性，并且增加获得可靠数值解的可能性。网格可以看作由覆盖整个几何域的许多更小的网格或网格单元组成。一般来说，代表流动物理的基础数学方程组适用于每个网格单元。这些方程用来描述计算区域内每个网格单元内的物理量变化，随之求解出相应流场变量(如速度、压力和温度)的离散值。

在计算流体力学领域，网格生成(mesh generation)也被称为 grid generation。网格生成本身已经发展为一门独立的学科，目前仍然是一个非常活跃的 CFD 研发领域。关于各种网格的生成方法，有许多非常专业的书籍可供读者学习，如 Thompson 等(1985 年)、Arcilla 等(1991 年)和 Lisekin 等(1999 年)的著作，在此不再赘述。我们还注意到，市场上许多现有的商业代码都有自己强大的内置网格生成器。附录 A 提供了一些独立的网格生成程序包。尽管许多网格生成包都设计了非常友好的界面，且易于使用，但是对这些软件包的熟练运用仍然依赖于读者的操作能力。

网格划分既是一门科学，也是一门艺术。在这个过程中必须要考虑到离散点(节点)在整个计算领域的分布，以及每个点之间的连接类型。这些都将决定数值仿真计算的成败。本章将阐述开发高质量网格的参考指导和最佳实践方案。此外，本章还将介绍网格重建的内在原理。

计算网格拓扑是一个层级系统。高级拓扑是建立在假设较低级拓扑存在基础上的(图4.1)。例如，在创建一个体单元时，便自动默认创建了体单元层次下的其他拓扑结构(也就是说，一个体单元包含有面、线和点结构)。对于一个 2D 网格，其所有的节点(离散点)位于一个给定的平面上。生成的 2D 网格单元是四边形或三角形。对于一个 3D 网格来说，节点不受单一平面的约束，其产生的 3D 网格单元是六面体、四面体、方锥体(锥体、楔形或三角形棱柱)或多面体。由于所有的 3D 网格单元的边界都是 2D 平面，显而易见，在 3D 网格的边界处需要使用 2D 网格单元来构造。通常，许多网格生成算法首先是对封闭结构的表面划分网格，然后使用 3D 网格单元填充结构的内部。在这种情况下，尤其注意应当生成高质量的面网格。

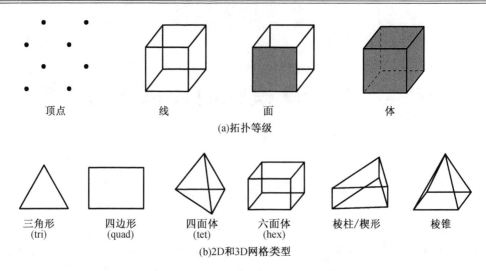

顶点　　　　　　线　　　　　　　面　　　　　　　体

(a)拓扑等级

三角形　　　四边形　　　四面体　　　六面体　　　棱柱/楔形　　　棱锥
(tri)　　　　(quad)　　　(tet)　　　　(hex)

(b)2D和3D网格类型

图4.1　最低级(左端)到最高级(右端)的网格拓扑结构

4.2　结构化网格

4.2.1　结构化网格属性

结构化网格定义为网格单元要么是2D空间中由四个节点组成的规则形状单元,要么就是3D空间中由八个节点构成的六面体形状单元。其特征是有规则地连接。在笛卡儿直角坐标系中,网格以90°直角正交方式连接。结构化网格的使用为CFPD计算带来了一定的便利,由于在结构化网格中构建一些新的模型相对容易,因此允许人们采用更加新奇的想法和理念,以更有效的方式求解流体 – 颗粒流动的复杂特征。在投入使用之前,任何新型模型的提出或数值算法的功能增强都能通过简单的网格进行更为严格和彻底的评估,而规避众多复杂的网格生成问题。图4.2显示了2D和3D的简单垂直矩形域上均匀和非均匀结构网格。对于均匀网格,每个单元的间距在所有方向上是单一数值(即 $\Delta x_i = \Delta y_j = \Delta z_k$),如2D矩形单元(或3D规则块)上的有规则的四个网格点。对于非均匀网格点,Δx、Δy 或 Δz 的间距可以取任何值。图4.2所示的特定网格排列通常被称为"拉伸"网格,网格点被认为向壁面边界偏移。

4.2.2　贴体网格

对于如90°弯管的非正交几何结构,采用正交网格对计算域进行划分,会产生一些过度简化网格,特别是在曲线边界处存在像阶梯一样的网格(图4.3)。这将进一步增加近似描述边界的困难,并导致在计算壁面应力、热通量、边界层效应时引入误差。处理带有台阶形状的边界通常需要一个精细的笛卡儿网格来求解弯曲的边界,但是由于对非目标的内部区域进行了不必要的加密,需要额外的计算存储空间和计算资源。上述例子表明,基于笛卡儿坐标系的网格生成方法应用在不规则几何结构中有一定的局限性。因此,能够更自然地处理弯曲和复杂几何形状的网格划分方法更有优势。

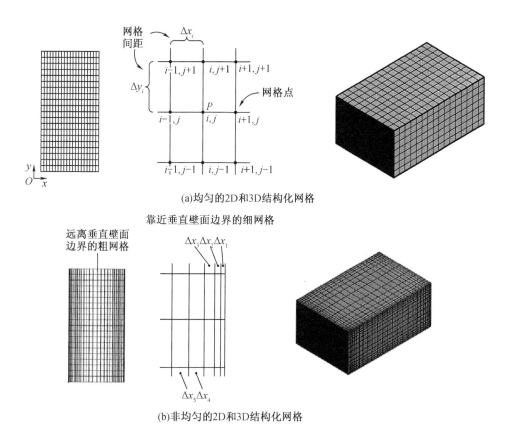

(a)均匀的2D和3D结构化网格

(b)非均匀的2D和3D结构化网格

图 4.2　矩形几何体的均匀和非均匀 2D、3D 结构化网格

注:请注意均匀网格中均匀分布的网格点与非均匀网格中近壁面处密度偏移的网格间的对比。

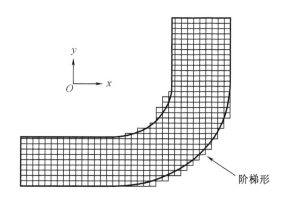

图 4.3　使用阶梯形网格结构划分 90°弯管示例

　　一种被称为贴体网格的结构化网格应运而生。本质上来讲,该方法的基本思想是通过变换坐标函数将物理空间中的扭曲区域映射到曲线坐标空间中的矩形区域。在 90°弯管中应用贴体网格即是将弯管壁面与计算域中 η 等值线适当地匹配(图 4.4)。沿着几何图形,

从位置 A 到 B 或从 C 到 D,与计算域中的某一 ξ 值相对应。曲线 AB 和 CD 对应的 η 线上的点,都具有不同的 ξ_i 值和相同的 η 值。在沿 η 线上的特定点 (i,j),有 $\xi = \xi_i$,$\eta = \eta_j$。物理域中存在与计算域相对应的点 $x = x(\xi_i,\eta_j)$,$y = y(\xi_i,\eta_j)$。

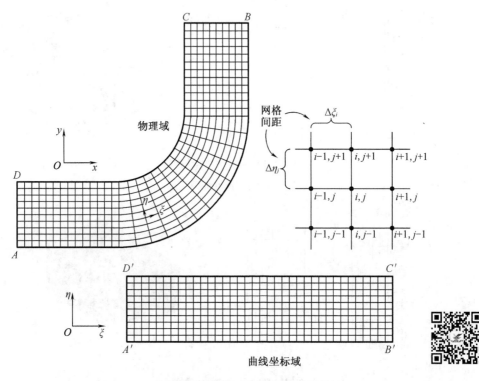

图 4.4 90°弯管的贴体网格示例和相应的计算域

在图 4.4 中,必须定义坐标变换来保证计算域中的矩形网格与物理域中的曲线网格之间一一对应。在统一的间距 $\Delta\xi$ 和 $\Delta\eta$ 的计算域中,实施多相流问题控制方程的代数形式。然后通过网格点的一对一对应关系,将计算结果从计算域直接映射回物理域。由于需要在计算域中求解这些方程,因此方程中的变量必由曲线坐标而不是由笛卡儿坐标来表示。这也意味它们必须是从 (x,y) 坐标系变换到 (ξ,η) 坐标系的新的独立变量。

4.2.3 多块网格

块结构网格或多块网格是一种特殊化的结构化网格。它对于处理难以应用单块划分网格的复杂形状尤其有效。多块网格允许计算域被分割为多个拓扑块。图4.5 中的网格由许多相互连接的结构化网格块拼接而成。相邻块间的界面网格可以是有规则的(具有匹配的网格面)或者是无规则的(具有非匹配的网格面)。生成多块网格,特别是具有非匹配的网格,会比创建一个适合整个区域的单块网格要简单得多。多块网格为每个分割块都能选择最佳的网格拓扑提供了很大的灵活性。无论什么原因,在计算域中采用多个块划分网格,都要在这些块之间通过接口算法来进行通信。

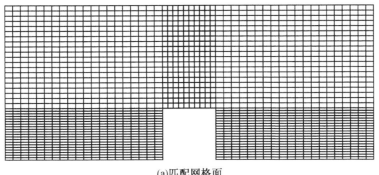

(a)匹配网格面

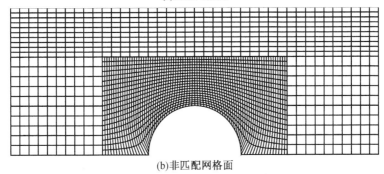

(b)非匹配网格面

图 4.5　界面匹配网格和界面非匹配网格的多块结构网格

在多块网格中的每个块中,用户可以选择任意一种合适的 O、C、H 形网格拓扑,甚至是四面体或六面体单元的非结构化网格来划分每个块。O 形网格的线环绕使得线上的最后一个点与第一个点相交,从而形成一个圆形的"O"形网格。类似地,C 形网格由已弯曲成类似字母"C"的半圆形线条组成。任何非 O 形或非 C 形网格的结构化网格几乎都是 H 形网格(图 4.6)

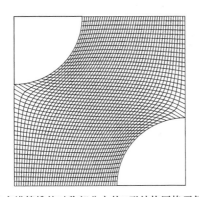
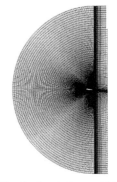

(a)交错管排的对称部分上的H形结构网格示例　　(b)模拟机翼阻力的C形网结构格示例

图 4.6　交错管排的对称部分上的 H 形结构网格示例和模拟机翼阻力的 C 形网结构格示例

以一个可能有多个块的圆形区域为例,使用贴体结构化网格将导致网格在圆形几何周边上发生高度的曲解和变形(如图 4.7 中圆圈所示),这是因为区域内部的网格生成必须满足圆形域边界的几何约束。这种特殊类型的网格通常会导致数值不稳定和计算结果的恶化。因此,有必要使用 O 形网格进行网格重建。在这种操作中,O 形网格用来填充圆形区域的外侧部分,方形块用来填充区域的中心部分。

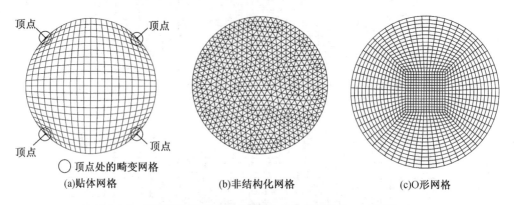

图 4.7 圆形截面管的贴体网格、非结构化网格和 O 形网格

最后,网格可能相互重叠覆盖不规则流动域。这也进一步衍生出了复杂几何体网格生成的另一种方法——嵌套网格技术。这种类型的网格不同于单一的、扁平的、块状结构的网格,而是由不同的相邻的块连接的多块网格。嵌套网格允许直角网格、圆柱网格、球面网格和非正交网格与父笛卡儿网格在求解域相结合。图 4.8 为槽道中配有入口和出口的圆柱体结构化重叠网格。

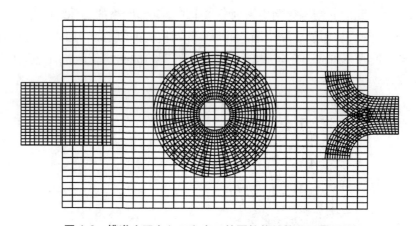

图 4.8 槽道中配有入口和出口的圆柱体结构化重叠网格

满足基本的分辨率要求的同时,结构化网格块可以自由地放置在域中以适应任何几何边界,这种网格划分方法非常有吸引力。流动变量信息通过插值过程在不同的网格之间进行传递。使用这种网格的优点是可以轻松地处理复杂的域,特别是可以用来跟踪静止环境中移动的物体。这方面的例子可以参考 Tu 等(1992)、Hubbard 等(1994)的研究。这类网格的缺点是物理量在块边界处通常不能保障遵循守恒律,并且如果数值解在界面附近变化很强,插值过程可能会引入很大误差甚至造成收敛困难。

4.3　非结构化网格

4.3.1　非结构化网格属性

在呼吸系统中涉及的几何结构更有可能是复杂的几何结构。笛卡儿坐标系下的结构化网格不能完全适用于这些几何结构。作为贴体网格的一种替代方案,非结构化网格可以用来填充曲边形几何结构。非结构化网格最常由以不规则的方式排列的三角形或四面体构成,如图 4.9 所示。非结构化网格中不存在像贴体网格中那种对应于曲线 ξ 和 η 方向的坐标线,因此网格是完全非结构化的,这种网格更加适合如鼻腔和肺部气道等复杂几何结构。这意味着需要额外的计算建立连接相邻网格点的算法。在计算编程中,需要新的数据结构(基于边缘、基于面或基于网格等)来存储连接算法。由于一个网格的节点可以连接到任意数量的其他网格的节点上,使得连接算法变得非常复杂。本节将对这些连接代数方法(Delauney、Quadtree/Octree、Advancing front)进行简要的描述。

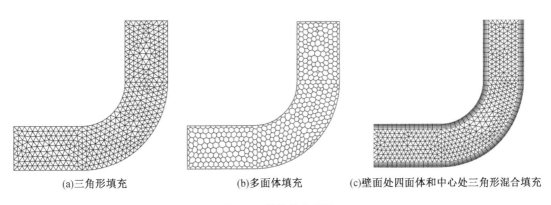

(a)三角形填充　　　　　(b)多面体填充　　　　(c)壁面处四面体和中心处三角形混合填充

图 4.9　非结构化网格

非结构化网格 CFD 技术已经逐渐成熟,随着商业 CFD 供应商采用该方法,其应用也越来越广泛。此外,目前 CFD 领域已经有大量的网格生成软件和开源代码,完整清单见附录 A。通常一个好的网格划分程序能够利用三角形和四面体分别自动填充 CAD 几何结构的 2D 面和 3D 体积。这个过程是先生成边缘网格,然后用连接边缘的单元填充封闭的面(向前推进方法),最后对于 3D 几何体需要填充其内部空间,并重新连接所有的单元(Delauney 方法)。近年来,在几何体内部生成多面体网格的技术已经取得了长足发展。应用多面体网格的一个明显好处是它可以将非结构化网格的灵活性应用于复杂的几何结构,且不必像大型四面体网格一样占用大量硬件资源。虽然这种网格的应用目前仍处于起步阶段,然而到目前为止,在数值计算的精度和效率方面,多面体网格比四面体网格具有更多优势。

非结构网格可能涉及与四面体网格结合的六面体、棱锥体和楔行网格,而结构网格只依赖于六面体网格或者块结构网格。不同类型的网格组合在一起称为混合网格,一般涉及网格单元与边界面匹配,以及在其他复杂流动区域内划分各种不同类型的网格单元。六面体网格非常适用于固壁边界附近(流场梯度很高),并且其划分方式可以由用户高度控制,但是生成这种网格单元却非常耗时。棱柱单元(通常是三角形被拉伸成楔形)对于解决近壁面梯度非常有用,但是由于潜在三角形结构,它们在侧向上很难聚集。几乎在所有的情况下,都是使用四面体单元来填充几何结构内其余空间的。锥形网格单元常被用作从六面体单元到四面体单元的过渡部分。许多代码试图通过允许用户定义表面网格,然后从表面网格开始创建3D单元来自动生成菱形网格。这种方法虽然对光滑的形状非常实用,但是拉伸过程容易在高曲率和尖锐不连续区域附近发生故障。

混合网格方法旨在综合结构化和非结构化网格的优点。混合网格在局部区域使用某种结构化网格,而在大部分区域使用非结构化网格,通常能产生准确性和收敛性更高的数值解。然而,混合网格方法的一个缺点就是使用困难,要求使用者在布局各种结构化网格位置和属性以获得最佳结果等方面有较高的专业知识。混合网格方法通常不如非结构化网格方法稳定性强,并且其流动求解器会比结构化块代码使用更多资源,但是其资源使用量仍与非结构化网格代码差不多。与非结构化网格一样,在混合网格上对流场结果进行后处理具有同样的缺点。生成混合网格所需的时间通常以小时或天计算。

4.3.2　Delaunay 三角剖分

三角形和四面体网格是迄今为止最常见的非结构化网格形式,因为它们具有最大的灵活性来匹配高度弯曲边界处的网格,并能够在最重要的流动区域插入所需网格单元。三角形和四面体网格划分的一种常用方法是 Delaunay 三角剖分法(准则)。该方法最重要的性质是空外接圆(四面体圆周)性质(Jonathan, 2002)——圆周内不能有任何节点。在 2D 空间中,一个三角形的圆周可以被定义为通过该三角形的三个顶点的唯一圆,同时该圆中不存在其他三角形的节点。如图 4.10 所示,网格内每个 Delaunay 三角形网格单元的圆周与其他节点无关。

我们需要计算 Delaunay 三角剖分的特定算法来生成符合 Delaunay 三角剖分准则的空间网格节点。这些算法需要能够快速检测到网格点是否在三角形的圆周内,以及拥有高效数据结构来存储角和边。一个典型方法是先对边界(网格拓扑中的线、面)进行网格划分,然后不断地添加节点,最后在局部重新三角化(或重新定义)受影响的三角形。通过考虑与一个四面体相联系的球体,2D 空间里适用的 Delaunay 三角剖分准则自然地扩展到了 3D 空间中。对于这种方法的深入学习,作者强烈建议读者参考 Mavriplis(1997)的续述文章和 de Berg 等(2008)的书,以便更深入地理解 Delaunay 三角剖分和网格划分的基本概念。

4.3.3　四叉树/八叉树剖分

使用四叉树(2D 几何形状)或八叉树(3D 几何体)方法生成网格是基于"分而治之"法则。在四叉树中,2D 几何形状被递归地细分为四个更小的区域或象限。这些区域可能是正方形、长方形或任意形状。然后对每个区域进行细分,直到它满足某些标准,如各向同性、网格尺寸单元小于或网格单元数量大于某个数值。图 4.11 所示为使用四叉树方法划分

90°弯管网格的例子。四叉树结构的顶点被用作网格点,树的四象限被划分成三角形或四面体单元。然而,应该注意的是,相交于边界表面的四叉树单元必须以某种方式进行重新放置或覆盖,以便与边界进行协调。

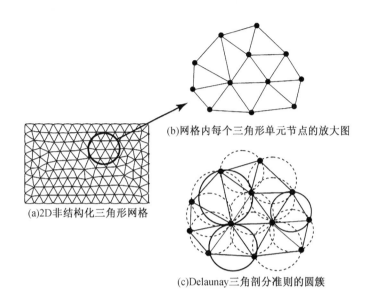

(b)网格内每个三角形单元节点的放大图

(a)2D非结构化三角形网格

(c)Delaunay三角剖分准则的圆簇

图 4.10　基于 Delaunay 三角剖分法的三角形网格
注:不同色彩的圆圈突出三角形顶点间的关系,以及圆圈内不存在三角形顶点之外的任何外部节点。

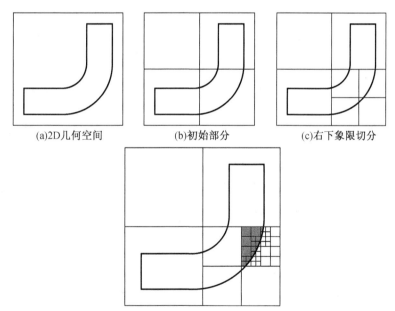

(a)2D几何空间　　　　(b)初始部分　　　　(c)右下象限切分

(d)在右下象限的一个区域内再进行三个递归切分,直到满足均匀空间的某一标准

图 4.11　一个基于右下角区域的四叉树网格划分
注:这里采用了判断90°弯管内的任一区域是否划分完全的准则,即所有不包含弯管内部区域的网格区域都将被忽略。

八叉树方法基于与四叉树方法相同的分治原理,但适用于3D几何体。几何结构通常用三个互相垂直的平面来切分。对于每个后续切分,都使用一个标准来确定是否需要进一步切分(图4.12)。总的来说,四叉树/八叉树方法相对简单、成本低,并且在网格区域的内部网格质量较好。该方法的一个缺点是在边界附近容易产生不规则的网格单元。关于四叉树/八叉树方法的详细介绍,强烈建议读者参考 Yerry 等(1984)和 Shephard 等(1991)的文章。

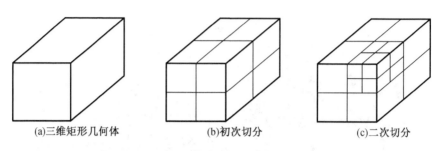

(a)三维矩形几何体　　　　　(b)初次切分　　　　　(c)二次切分

图4.12　简单立方体的八叉树划分示例

4.3.4　波前法连接

波前法是在一个已生成单元的前端(即边界或边缘)每次向前添加一个单元而创建非结构化网格。在一个2D图形中,初始前端是由用户通过初始边界线设置定义的。初始前端通过不断添加新的三角形单元而不断地扩展。因此,网格前端在不断地产生新的三角形单元的地方保持活跃性,然后一个活跃的前端创造出更多的线段。通过这种方式,前端形成一个堆栈结构,并且该堆栈的边缘可以不断地被添加或删除直到堆栈结构为空。此时所有前端已经合并,网格单元完全覆盖几何区域。对于3D网格的生成,首先在区域的表面边界上生成2D三角形网格来构造表面网格,这个表面网格即为初始前端(图4.13)。随后在生成的初始前端前放置新的点以形成四面体单元,不断地向几何体内部推进。3D情况下,必要的相交检查是检查三角形的推进面,而不是2D情况下的边。对于向前推进法的详细介绍,强烈建议读者参考 Lo(1985)、Marcum 等(1995)的工作。

4.3.5　结构化网格与非结构化网格的对比

非结构化网格的主要优点是能够适用于无法采用结构化网格的复杂几何体。随着网格生成算法的进步,结合用户友好的软件图形界面,使用者通常可以使用软件自动创建或者花费很少的时间来构建一个非结构化网格。相比之下,结构化网格的生成首先需要布局一个单独的网格块,然后对其进行分割、合并,或者应用 O 形网格和 C 形网格,即使在商业网格包中也是如此。这个过程执行起来更加困难并且需要一定的网格块经验。

非结构化网格也存在一些缺点。例如,不能简单地对网格单元中节点进行双索引(i,j)(2D)和三索引(i,j,k)(3D)处理,需要额外的数据计算连接任意数量的相邻节点。这都涉及额外的计算存储并且进一步加大了求解流场变量的难度。与结构化网格相比,这些缺点会增加计算时间、降低计算效率。此外,由于三角形和四面体网格在局部加密过程中不会发生形变(拉伸或弯曲)以至于生成的单元格尺寸非常小,导致非结构化网格在处理壁面边界层问题时效率低下。四面体网格也容易出现影响网格偏斜度大的高网格边长度比。此外,四面体网格也很难与流体流动方向匹配。这两个问题会阻碍计算过程的收敛并导致求解过程中的人为误差,即数值耗散。这种常见误差也称为假耗散,因为它是数值误差的产物,并不能代表实际的物理现象。应用某些技术可能最小化假耗散发生的可能性,如选择高阶离散格式(将在第 7 章中讨论)和增加网格分辨率。

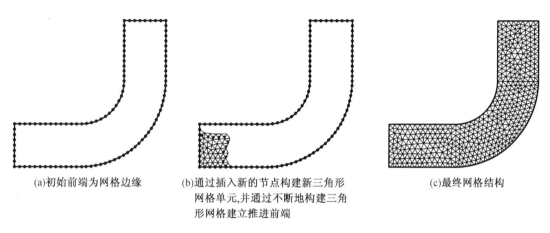

(a)初始前端为网格边缘　　　　(b)通过插入新的节点构建新三角形　　　　　　(c)最终网格结构
网格单元,并通过不断地构建三角
形网格建立推进前端

图 4.13　基于波前法的 90°弯管网格划分

4.4　生　成　网　格

4.4.1　网格设计策略与网格质量

生成一套高质量网格绝非易事。事实上,它更像是一种艺术。网格生成是一种技艺,用户在网格设计上的经验往往决定了最终的网格质量。首先,用户应该创建一套初始粗网格,用于评估和测试某一特定 CFD 问题的设置(即对应于网格数量极大的最终网格,采用网格数量较少的网格)。这种策略允许计算模型评估特定程序代码的存储空间和运行时间。更重要的是,一个合适的粗网格允许在短时间内进行多次快速"测试计算",以评估数值计算的收敛性或发散性、不同的物理模型(如不同的阻力系数)。当数值模型设置正确且合理时,数值结果收敛。这时可以在流域内进行进一步的网格细化,从而获得更加精确的 CFD解。如果计算结果发散,用户需要寻找数值计算过程中出现的问题。可能的误差来源包括物理模型和人为误差。在测试阶段,不建议采用细网格直接计算,因为这往往需要数小时或数天,最后却仅发现计算结果发散或物理模型使用不正确。

网格质量依赖于网格形状,包括纵横比、偏斜度和大包角。如图 4.14 所示,一个四边形网格单元的边距为 Δx 和 Δy,两网格线间的夹角为 θ,纵横比定义为 $AR = \Delta y / \Delta x$。在比较重要的流体计算区域应该避免较大网格纵横比的出现(如喷射、流动分离、再附着和回流区),这取决于计算中所采用的求解器。具有较大纵横比的网格往往会降低计算结果精度并可能导致差的迭代收敛性(发散)。

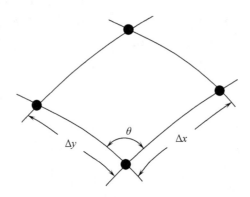

图4.14　网格尺寸为 Δx、Δy,网格线夹角为 θ 的四边形网格

　　如果可能的话,在计算内部区域,网格边的纵横比 AR 最好在 $0.2 < AR < 5$ 内。在壁面边界附近,纵横比 AR 范围可适当放宽。如果流体沿着 y 方向流动,则要求第一个网格能解析 y 方向的速度梯度。这就意味着为了避免不好的 AR 值出现,网格间距 Δx 也应该足够小,从而产生合适的 AR 值。合理的 AR 值的,有助于减轻计算结果收敛的难度、提高数值解的精度,特别是在需要合理地求解壁面边界层的情况下。

　　网格的畸变和歪斜程度(图4.15)可以由两条网格线间的夹角 θ 来衡量。对于较小的畸变,网格线间的夹角 θ 通常约为 $90°$(正交)。如果夹角 $\theta < 45°$ 或者 $\theta > 135°$,那么网格便存在一定的扭转变形,常常产生糟糕的数值结果或者导致数值不稳定。

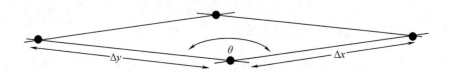

图4.15　$\theta > 135°$ 的高扭曲度四边形网格单元

　　高度畸变网格单元的一个典型例子是由贴体结构网格填充的非正交几何体,如图4.7中所示的内部圆柱体。复杂几何体的网格非常有可能存在刚刚符合偏斜度角限制的网格,因此会导致收敛性下降。避免几何壁面附近的非正交网格单元也是必要的。网格线与计算域边界(尤其是壁面、入口或出口边界)之间的夹角应尽可能接近 $90°$。读者应该格外注意这项要求,因为相较于远离计算域边界的流场内部的网格,这项要求更高。

　　如果采用非结构化网格,需要特别注意,确保如图4.16所示的面之间的扭转角 β 不大于 $75°$。共平面上的网格偏差较大会导致严重的收敛问题。在许多网格生成程序包中,可以通过网格平滑算法来改善各网格单元间的扭转角。在任何时候如果可能的话,应避免在壁面边界层中使用四面体网格单元。由于形状规则,棱柱形或六面体网格在边界处备受青睐。

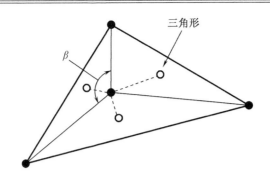

图 4.16　垂直于底部三角形面的两个三角形的夹角为 β 角

由于在非结构化网格中,没有对网格单元类型的限制,因此具有不同类型的网格组合的混合网格应运而生,例如 2D 的三角形和四边形网格,3D 的四面体、六面体、棱柱和锥形网格。这使得在边界面附近和复杂流域采用适宜的、不同类型的网格具有最大的灵活性。以 90°弯管为例,如图 4.9 所示,可以通过在近壁面处采用四边形或六面体单元求解黏性边界层问题,对于其余流域则采用三角形或四面体网格单元,进一步提高网格质量。通常这种网格划分方式可以得到更加精确的和收敛性更好的数值解。

最后,需要认真考虑如何设计网格特征来确定块接口位置,如 H 形、O 形或 C 形网格。这将极大地改善分块结构网格的总体质量。在流动梯度大或流动剪切高的关键区域,应避免在块体界面存在任意类型的网格耦合、网格单元面不匹配或网格单元面类型在交界面扩展变化的情况,有条件的话,应在这些关键区域采用更精细和更规则的网格。这同样也适用于几何结构变化显著的区域或经误差评估后建议使用的区域。无论任何情况,都建议 CFD 用户在针对高流动梯度的关键区域设置网格时,检查所做网格假设的正确性。如有必要,应该考虑重新排列网格节点。

4.4.2　网格的局部细化和数值解适应

捕捉关键流动区域需要有足够高的网格分辨率。这些区域可能包括流体流经障碍物周围引起的流动分离、再附着、回流、近壁边界、交界面剪切区域、收缩区域和扩张区域等。这些区域通常为流动特征(如速度、压力、温度)变化急剧的区域。在这些区域需要一套细密的网格来进行求解。此外,一套求解性能好的网格对保证数值求解过程的稳定性和收敛性有巨大的影响。

一种 CFD 应用中常用的局部加密技术可加密障碍物边界和壁面附近的网格。对于固体壁边界的黏性流,在物理边界层内布置大量的小尺寸网格单元是很重要的。例如,图4.17 中 90°弯管的入口部分突显了在壁面附近进行网格加密。在实际的物理流动中,边界层从壁面处开始发展,随着流体不断进入左边界并沿着域的底壁进一步流动,边界层厚度不断地增加。边界层的当地厚度为 δ,随 x 的增加而增加,$\delta = \delta(x)$。很明显,一个粗糙的均匀网格在本质上不能有效地展现物理边界层的发展。相比之下,近壁面处节点聚集的拉伸网格至少捕捉到了边界层的某些发展趋势。因此,计算结果的精度受边界层网格分布的影响也就不足为奇了。

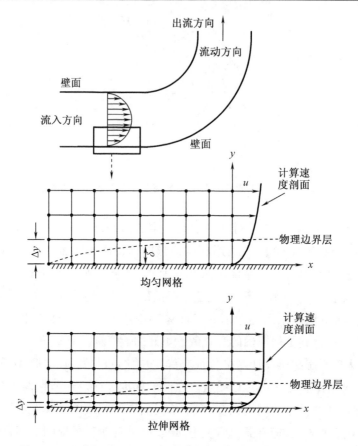

图 4.17　为求解物理边界层,底层壁面区域局部网格细化示意图

当应用上述拉伸网格时,必须避免网格尺寸的突然变化。在流动变化较大的区域,网格尺寸应该是连续的。网格尺寸的不连续性应尽量消除,特别是在处理多块网格中的任意类型的网格耦合、网格单元面不匹配或网格单元类型的过多变化时。由于截断误差在关键流动区域的累积,网格尺寸的不连续性导致数值计算过程的不稳定。确保网格在区域边界和区域内部缓慢平稳地变化将有助于扼制数值解的发散倾向。值得注意的是,大多数商业代码中的内置网格生成器和独立的网格生成程序包都有规定适当的网格拉伸或扩展比率(相邻网格单元格尺寸的变化率)的标准。

局部网格加密允许分配额外的节点,以求解重要流动区域,或从流动变化很弱的区域减少、移除部分网格节点。然而,需要注意的是,网格加密需要在求解流场之前实施,这样就产生一个问题:所采用的拉伸网格是否足以捕获主要的流体流动行为,或者由采用的拉伸网格计算所得的重要流体流动行为与实际的流动行为是否相去甚远,这一点无法事先知道。克服这种不确定性的一种方法是通过自适应解来加密网格。该方法不仅可以根据几何形状,还可以根据某区域的数值解对网格进行细化或者粗化,从而更好地求解流场特征。这通常涉及放置聚集节点在大梯度的流场区域。因此,这种方法是利用流动特性的数值解来定位物理流域内的网格节点的。在求解过程中,物理域中的网格点进行迁移以适应大的流动梯度变化。因此,实际网格节点在流场求解过程中一直处于动态,当求解接近某个准稳态条件时,实际网格节点就会变为静止状态。自适应网格与流场解紧密关联,并随着流场的发展而变化,这与之前介绍的网格生成与流场求解处于完全分离状态的拉伸网格是不同的。为此,非结构网格特别适用于自动生成各种尺寸的三角或四面体网格来求解关键流动区域。图 4.18 显示了使用三角形网格计算两个圆柱体的绕流流动的自适应网格演变过程。针对这一流动问题,求解流动尾迹区域,以捕获流体经过两圆柱体后漩涡的形成和脱落过程。

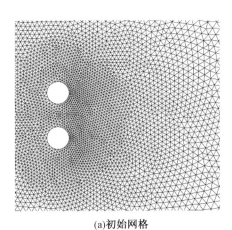 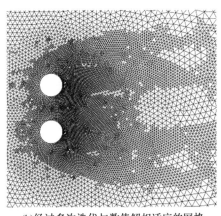

(a)初始网格　　　　　　　　　　(b)经过多次迭代与数值解相适应的网格

图 4.18　绕两个圆柱体流动中,采用三角形网格的自适应网格例子

4.4.3　网格无关性

进行网格无关性研究可以用来分析网格的适用性并估测数值误差。此外,网格无关性还被用来确定产生独立于网格数量大小的数值解的最小网格分辨率。网格无关性分析通常监视某一重要的流体流动参数(如速度或压力),以及观察这些参数在不断地网格细化下的变化趋势。理想情况下,至少应该采用三种重要的、不同的网格分辨率进行研究,并在前一套网格的基础上进行细化或者粗化。这意味着网格单元尺寸变小,计算域中的网格单元数量增加。我们建议从粗网格开始,并通过不断细化来构建后续网格,这样能够在使用细网格时更快地获得数值解。应该采用一个缩放或细化因子,一般情况下,这个因子在 1.3~2.0 之间。当全局网格细化不可行时,可以在关键流动区域进行网格局部细化。每次细化后,进行计算模拟,并记录结果和设置(如边界条件、达到收敛所需的迭代次数)。当监视的流场变量不随网格数量的增大而变化时,则认为此时的网格是独立的、最优的,因此流场的网格无关性是在计算资源与求解精度之间的折中选择。

4.4.4　网格生成软件

网格生成本身就可以算作一个独立研究领域。在这个领域中,新的算法正在不断地被开发以便更好地生成网格。这包括开发网格节点间高质量连接的算法、改进的数据结构,以及更高效的存储和数据处理方法。典型的商用软件都具有生成结构化和非结构化网格的一般功能。借助于图形用户界面,用户可自动生成网格,因此需要用户熟悉软件的各种工具和功能。开源软件通常在功能上更加专业化,更倾向于生成单一类型的网格,例如三角形、四面体、四边形或六面体网格。一般情况下,可以公开获得这些软件的源代码,并对其进一步编译和运行。

4.5 应 用 举 例

4.5.1 鼻腔的网格生成

经分割提取鼻腔气道模型后,将计算文件保存为 IGES、STL 或 STEP 的形式以便接下来与一系列三维几何建模和网格划分程序相兼容。典型的网格生成过程始于构建一个简单连续的非结构四面体类型的网格。然而,为了便于对局部流动变量和颗粒沉积性质进行后处理,通常在网格划分之前,在 CAD 模型表面和体积生成过程中将计算模型分割成更小的子区域。将计算模型分割成更小子区域的这一过程也可以在某些 CFD 软件包中执行,但是这并不容易。因此,建议在拥有 NURBS 功能的 CAD 软件包中对其进行划分。图 4.19 展示了鼻腔被划分为十个部分。

随后创建几何表面并对其进行修复后生成计算网格。创建网格数为 82 000 的初始网格被用来求解 10 L/min 流速下的空气流动。通过网格自适应技术对原始模型的大体积网格、高速度/压力梯度区网格和近壁面网格进行加密改进。这个过程重复两次,每套新生成的网格比上一套网格都拥有更多的网格数量。图 4.20 分别展示了包含 82 000 网格单元和250 万网格单元的网格。

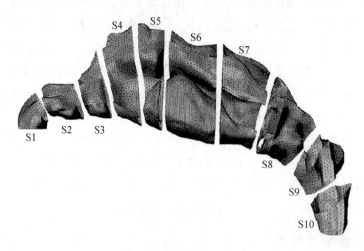

图 4.19 鼻腔结构划分

注:鼻腔结构划分为 10 个部分,通过字母 S 和数字进行标注。S1 ~ S3 代表鼻腔前面部分;S4 ~ S7 代表鼻腔中间部分;S8 ~ S10 代表鼻腔后面部分。在 S10 后,添加一个人工扩展段来辅助数值模拟。

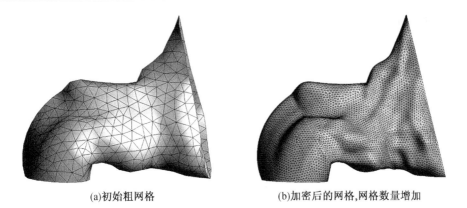

(a)初始粗网格　　　　　　　　　(b)加密后的网格,网格数量增加

图 4.20　S1 和 S2(前鼻腔入口区域)表面网格划分

棱柱形网格常用于求解壁面流动中的薄边界层。靠近壁面的第一层网格单元的厚度非常薄,在第一层网格单元之上的后续网格单元逐渐变厚,直到各层网格覆盖边界层。如前文所述,网格应该缓慢平滑地远离计算域边界。图 4.21 展示了区域内为四面体单元、表面或区域边界为棱柱层的混合网格例子。

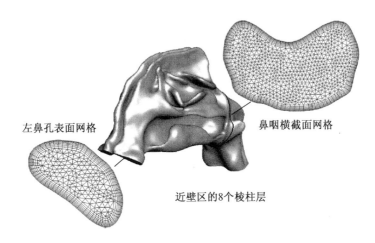

左鼻孔表面网格　　　　　　　　　　　　鼻咽横截面网格

近壁区的8个棱柱层

图 4.21　近壁面处具有 8 个棱柱层网格的鼻腔结构

4.5.2　气管与主支气管的网格划分

通过图像分割提取的气管和主支气管,如图 4.22 所示。此处人们提出了一种不同方法来重建气道,通过导出边界气道表面位置数据作为离散坐标点(点云)。这是一种非常常见的逆向工程方法。众多的点构成了可以使用 B 样条或 NURBS 算法构建气道表面的数据基础。这些算法是通过有效连接众多的点来生成包裹着物体的实际表面。CAD 重建几何模型以后,将计算域细分为更小的区域以便进行局部分析。由于主支气管足够大,因此对应的气道网格划分不需过小的网格既可实现。然而,随着支气管气道的分叉,下一级气道直径变小。例如,气管的直径约为 18 mm,而第三级气道分支直径为 5 ~ 7 mm(Inthavong et al. ,2010)。气道进一步向下,直径变得更小,常导致图像分辨率降低。在这种情况下,不连

贯的小气道通常都被切掉,并在其出口处进行人为延长,以便更加易于进行网格划分。网格生成程序在几何体表面和内部自动地初始化创建非结构化网格。我们采用了与前述鼻腔网格相似的方法来加密网格。

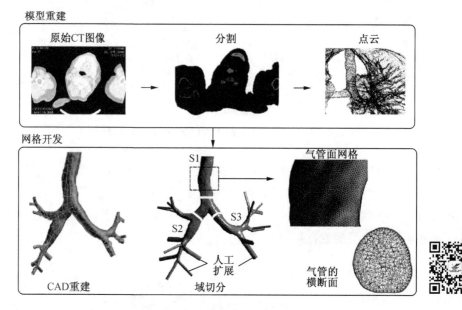

图4.22 气管和初级支气管的网格划分

4.5.3 人体上呼吸道的网格生成划分

任何几何模型的网格划分都遵循相似的方法。网格的创建通常依赖于用户经验。此外,不同类型的网格单元和网格构型的选择将产生不同的 CFD 网格。在本节中,我们将介绍呼吸系统中部分导气气道的网格结构,并对每种网格结构的设计进行简要描述。网格设计有时需要一些创造性:针对不同的流动问题,采用不同类型的网格单元以及不同的组合方式。

房间内的人体模型:在本节中,一个人体模型被放置在密闭的房间内,用来模拟房间内的空气通过鼻孔进入呼吸系统。针对这一问题生成的网格,如图4.23所示。这个问题的几何尺度变化很大:鼻子内部的网格尺寸为毫米量级,而呼吸道外和房间内的网格尺寸为米量级。在这种情况下,采用生长因子或膨胀层在小呼吸道内建立一个细的网格结构,然后网格尺寸从鼻孔向房间空间逐渐增大。图4.23(b)展示了人体模型的一个横切面,图中气道内的颜色较重区域代表网格单元的聚集。注意,流体连续地通过两个鼻孔,该流场以房间壁面和气管表面为边界。该人体模型只是简单的壳体,内部中空部分作为呼吸道的外壳结构。此外,模型的身体部分被简化为单个块结构,以允许更简单的网格划分。由于我们不关心模型外部流场,因此没有必要详细地描述模型中腿和脚的信息。相反,如果需要研究人体躯干对鼻孔附近上升气流的影响,那么就需要考虑构建人体躯干和腿部更加准确的模型。

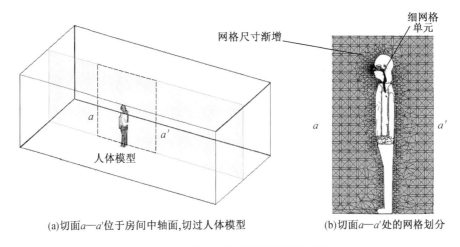

(a)切面 a—a' 位于房间中轴面,切过人体模型　　(b)切面 a—a' 处的网格划分

图 4.23　室内人体模型及截面网格划分

房间内的人体头部模型:人体头部模型如图 4.24 所示。该几何形状可以看作人体头部模型内部套入导气气道的壳体。在设计这样一个几何体的网格模型时,用户需要给定壁面边界,来决定需要进行网格划分的封闭空间。

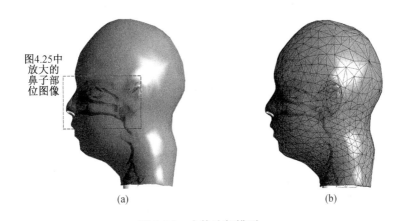

图 4.24　人体头部模型

注:四面体网格应用在头部表面,点状线的方框在图 4.25 中的鼻子区域进行放大展示。

鼻腔、鼻咽:图 4.25 展示了鼻腔几何结构相对于人体头部、脸的位置。靠近壁面的细网格尺寸从表面向外网格尺寸逐渐增加。注意鼻孔是打开的,容许内部网格和外部网格连接。

喉、气管:图 4.26 中的喉和气管与鼻腔具有相似的网格特征,因为它们只是简单地与上游几何结构连接,该区域在口咽处是封闭的。这是一个典型的基于 CT 图像重建的真实人体口咽 - 喉 - 气管气道模型。扫描时患者通常闭着嘴,并且舌根靠近口腔通道。

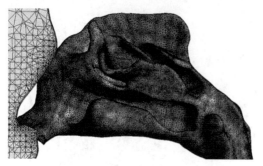

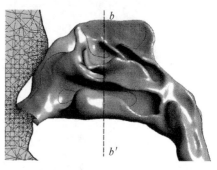

(a)图4.24所示鼻腔几何结构的放大图
(包含面部轮廓、外部周围网格)

(b)鼻腔网格(由于网格单元数量更多,
图像颜色更深)

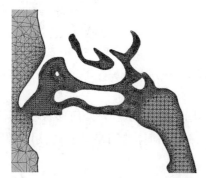

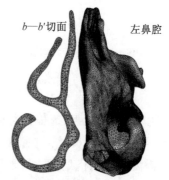

(c)图4.23中a—a'横截面的网格(可见脸部轮廓)

(d)鼻腔的前视图,b—b'冠状切面视图

图4.25　鼻腔面部附近网格

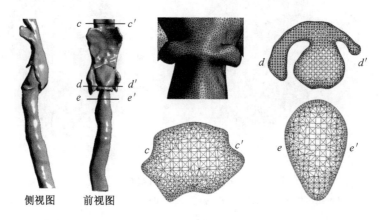

侧视图　　前视图

图4.26　气管的侧视图和前视图(三个横截面用以说明几何外形和内部网格)

4.6　本 章 小 结

本章首先讨论了生成高质量网格对于获得可靠的数值解的重要性。接下来讨论了网格单元的继承关系：点、线、面和体积，以及相应地从低级到高级的拓扑结构。根据网格单元类型（或网格单元组合方式）可以将网格分为结构化网格和非结构化网格。结构化网格具有占用计算内存小、求解收敛性好等优点；然而它很难应用于呼吸器官等复杂的几何体。非结构化网格具有适应复杂几何体的能力，但由于其需要连接任意数量的相邻节点，因此需要更多的计算内存。

生成一套高质量的网格需要大量的创造力和专业技术知识。因此，本章针对结构化网格和非结构化网格提出了不同的技术及策略，为读者提供了一些可以针对不同流动问题生成高质量网格的思路。例如，为初始流场生成粗网格并进行网格无关性测试以确保使用最佳网格的重要策略。

网格由许多节点组成，在这些节点上可采用基本数学方程表示流体流动。这些方程被称为流体流动控制方程或 Navier - Stokes 方程。在下一章中，我们将介绍流体力学控制方程、如何推导这些方程，以及用其来描述与流体有关的守恒原理。

4.7　习　　题

1. 一套精心设计的网格有哪些好处？

2. 结构化网格有哪些优点？

3. 对于复杂的几何体，为什么编写生成结构化网格的 CFD 程序有困难？

4. 非结构化网格有哪些优点？

5. 对于非结构网格，编写 CFD 求解程序存在哪些困难？

6. 如果你必须对下图所示几何结构的外壁面采用结构化网格，需要设置哪些条件和约束？对于非结构化网格呢？讨论采用结构化和非结构化网格的优点及缺点。

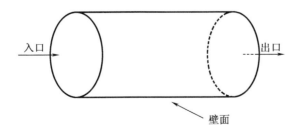

7. 对于下图所示的几何结构，讨论使用多块结构网格比使用单一的结构化或非结构化网格所具有的优势。

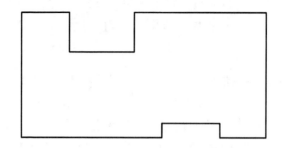

8. 为什么刚开始一个 CFD 计算时,最好先使用粗网格试算?

9. 在获得最终数值解前,拉伸网格是网格局部细化的一项技术。与此技术相关的问题是什么?

10. 阐述自适应求解如何使用自适应网格来细化其网格。

11. 在设置正确的边界条件时,存在哪些问题或困难?

12. 对于近壁面和边界处的网格划分,为什么四面体网格单元不是一个很好的选择?

13. 一个绕人体周围流动的计算域及其边界条件如下图所示,哪些地方应该进行网格加密?

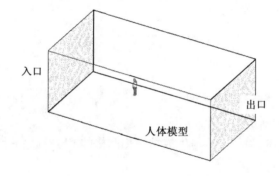

入口

出口

人体模型

第5章 流体力学基础

5.1 引　　言

CFD 的最终目标是对流体流动行为进行数值描述,这是通过求解数学描述物理守恒定律的控制方程来实现的:

- 质量守恒;
- 动量守恒(牛顿第二定律,流体动量的变化率等于作用在流体上的力的总和);
- 能量守恒(热力学第一定律,能量的变化率等于添加到流体的总热量变化率以及对流体做功功率之和)。

控制方程不仅包括质量、动量和能量的输运,而且还包括扩散、对流、边界层和湍流等流动现象的相互作用。本章将阐述单相流体控制方程的推导过程,以及对流体流动基本过程的认识和控制方程中不同项的物理意义。此外,CFD 用户必须了解流体运动的物理行为,因为 CFD 就是要对它们进行分析和预测。

5.2　流体力学和控制方程

5.2.1　质量守恒

质量守恒是描述物质既不能被创造也不能被毁灭的基本原理。这意味着流体沿某一方向通过空间中某一区域时质量守恒。在定常流动中,流体流入控制体的速率等于流体流出该控制体的速率(流入 = 流出)。改言之,即

$$0 = \sum \dot{m}_{\text{in}} - \sum \dot{m}_{\text{out}} \tag{5.1}$$

质量流率 $\dot{m} = \rho U A$ 为流体密度、平均速度和垂直于流体流动方向横截面积三者之积,然后流体进入控制体某处的速率为 $\rho u A$,其中 $A = \Delta y \cdot 1$ 为厚度为 1 单位长度的面积,即 $\Delta z = 1$(图 5.1)。

因此,有

$$\dot{m}_{\text{in}} = \rho u A_x = \rho u (\Delta y \cdot 1) \tag{5.2}$$

流体离开 $x + \Delta x$ 处表面时的质量流率可以表示为

$$\dot{m}_{\text{out}} = \left[\rho u + \frac{\partial(\rho u)}{\partial x} \Delta x \right] \Delta y \cdot 1 \tag{5.3}$$

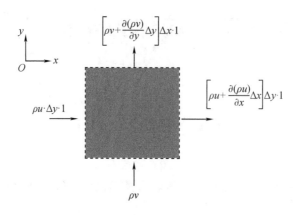

图 5.1 流入和流出二维控制体的流体质量

同样,在 y 方向上有

$$\dot{m}_{\text{in}} = \rho v (\Delta x \cdot 1)$$

$$\dot{m}_{\text{out}} = \left[\rho v + \frac{\partial(\rho v)}{\partial y} \Delta y \right] \Delta x \cdot 1$$

对于二维控制体,将质量流入与质量流出项带入式(5.1)中得到

$$0 = \left[\rho u + \frac{\partial(\rho u)}{\partial x} \Delta x \right] \Delta y \cdot 1 - \rho u \Delta y \cdot 1 + \left[\rho v + \frac{\partial(\rho v)}{\partial y} \Delta y \right] \Delta x \cdot 1 - \rho v \Delta x \cdot 1$$

对于不可压缩流体,例如人体吸入的空气,流体密度可视为常数。因此,将上述等式两侧同时除以 ρ 和 $\Delta x \cdot \Delta y \cdot 1$,简化方程如下:

$$0 = \frac{\partial u}{\partial x} + \frac{\partial v}{\partial y} \tag{5.4}$$

式(5.4)即为质量守恒方程表达式,也称为二维定常不可压缩流体流动的连续性方程(密度为常数时)。如果考虑 z 方向上的流量变化,并重复上述推导过程,即可得到质量守恒的三维方程,即

$$0 = \frac{\partial u}{\partial x} + \frac{\partial v}{\partial y} + \frac{\partial w}{\partial z} \tag{5.5}$$

尽管上述方程(5.4)和方程(5.5)是在定常流动状态下推导出来的,但是它们适用于定常和非定常的不可压缩流体。

物理解释:在影像学诊断工具(即 MRI、CT)应用于重建呼吸道几何模型以前,早期关于气管的研究都基于一种管道直径均一的管道模型。此外,在大多数流体力学教科书中,质量守恒原理通常以流体在管径均一的直管道中流动进行讲解。鉴于此,此处同时使用直管气管几何模型和基于 CT 的真实气管模型来阐述气体流动规律,如图 5.2 所示。流入这两个几何模型的流体质量可以表示为 $\dot{m}_1$,为流体密度、入口速度和横断面积三者之积,即 $\rho u_1 A_1$。该质量与离开管道的流体质量(表示为 $\dot{m}_2 = \rho u_2 A_2$)相等。假设均一管道,出入口截面积相等,即 $A_1 = A_2$,基于质量守恒定律,出口速度 u_2 必然与入口速度 u_1 相等。然而,如果我们考虑真实的气管几何模型,则出入口截面积不相同,$A_1 = 1.5~\mathrm{cm}^2$,$A_2 = 3.0~\mathrm{cm}^2$。这意味着 $A_1 = \dfrac{1}{2} A_2$,根据质量守恒定律有 $u_1 = 2u_2$。定常吸气过程中,流体从咽喉向下流动时流速降低。相反,当定常呼气时,气流从大截面 A_2 流向小截面 A_1。随着流体不断接近咽喉,横截面的面积逐渐减小,相应地流速不断增加。

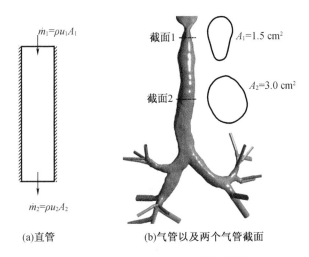

(a)直管　　　　　(b)气管以及两个气管截面

图 5.2　直管、气管以及两个气管截面

注:截面 1 紧挨喉部后面,截面积为 $1.5~\mathrm{cm}^2$;截面 2 位于气管的主要区域,截面积为 $3.0~\mathrm{cm}^2$。

5.2.2　动量守恒

动量守恒是基于牛顿第二运动定律的基本准则,即作用于一个控制体的力的总和等于它的质量 m 和加速度 a 的乘积。更准确地说,是动量的时间变化率,即

$$\sum F = ma$$

$\sum F$ 为力的总和,即施加在控制体上的体积力或表面力。也可以将质量 m 写作密度 ρ 和体积 $\Delta x \Delta y \Delta z$ 的乘积,将加速度写作 $\dfrac{\mathrm{D}U}{\mathrm{D}t}$,则上面的方程可表示为

$$\sum F_{\mathrm{body}} + \sum F_{\mathrm{surface}} = (\rho \Delta x \Delta y \Delta z)\frac{\mathrm{D}U}{\mathrm{D}t} \tag{5.6}$$

体积力作用于整个控制体体积。典型的体积力包括重力、离心力、科里奥利力(简称科氏力)和电磁力,它们都在距控制体一定距离外起作用。这些力通常作为附加源项引入动量方程,从而增加表面力的贡献。如果采用 F_B 表示 x 方向上作用于流体微团的单位质量体积力,则作用于整个流体微团的体积力为

$$体积力 = F_B \rho (\Delta x \Delta y \Delta z)$$

表面力是作用于流体微团表面并引起其形变的力(图 5.3)。

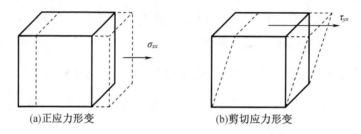

(a)正应力形变　　　　　(b)剪切应力形变

图5.3　由法向表面应力和切向表面应力作用引起的流体微团形变

这些表面力包括正应力 σ_{xx}、周围流体施加的压力 p 和作用于流体单元表面的黏性应力法向分量 τ_{xx}、沿流体微团表面作用的切向应力 τ_{yx} 和 τ_{zx}。仅针对速度 u(即一维流动)的表面力如图5.4所示。

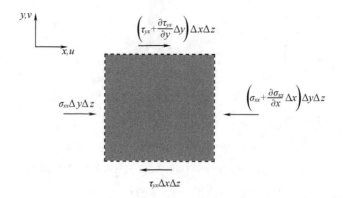

图5.4　对于速度分量 u 作用在二维控制体单元上的表面作用力

将控制体积上的这些表面力在 x 方向上相加,得到

$$F_{\text{surface}, x} = \left[\sigma_{xx}\Delta y\Delta z - \left(\sigma_{xx} + \frac{\partial \sigma_{xx}}{\partial x}\Delta x \right)\Delta y\Delta z \right] + \left[\left(\tau_{yx} + \frac{\partial \tau_{yx}}{\partial y}\Delta y \right)\Delta x\Delta z - \tau_{yx}\Delta x\Delta z \right]$$

$$= -\frac{\partial \sigma_{xx}}{\partial x}\Delta x\Delta y\Delta z + \frac{\partial \tau_{yx}}{\partial y}\Delta x\Delta y\Delta z \tag{5.7}$$

如果假设流体为牛顿流体、各向同性——因为所有气体和大多数液体都是各向同性的——法向应力 σ_{xx} 可以用压力 p 和垂直黏性应力 τ_{xx} 表示为

$$\sigma_{xx} = -p + \tau_{xx}$$

对于牛顿流体,基于牛顿黏性定律的应力 – 应变关系如下:

$$\tau_{xx} = 2\mu\,\frac{\partial u}{\partial x}, \tau_{yx} = \mu\left(\frac{\partial u}{\partial y} \right) \tag{5.8}$$

μ 是关联控制体的应力与线性形变率的分子动力学黏度。对于 x 方向的速度分量,结合式(5.6)、式(5.7)和式(5.8)消去体积项 $\Delta x\Delta y\Delta z$ 能得到

$$\rho\,\frac{\mathrm{D}u}{\mathrm{D}t} = -\frac{\partial p}{\partial x} + \mu\left(\frac{\partial^2 u}{\partial x^2} + \frac{\partial^2 u}{\partial y^2} \right) + \rho\sum F_{\text{B}} \tag{5.9}$$

加速度项为 u(流体质点的速度变化率)的全导数,可以在二维空间内表示为

$$\frac{\mathrm{D}u}{\mathrm{D}t} = \frac{\partial u}{\partial t} + u\frac{\partial u}{\partial x} + v\frac{\partial u}{\partial y} \tag{5.10}$$

把式(5.10)代入式(5.9)，并在方程两端同时除以密度 ρ，x 方向的动量方程变换如下：

$$\frac{\partial u}{\partial t} + u\frac{\partial u}{\partial x} + v\frac{\partial u}{\partial y} = -\frac{1}{\rho}\frac{\partial p}{\partial x} + \nu\left(\frac{\partial^2 u}{\partial x^2} + \frac{\partial^2 u}{\partial y^2}\right) + \sum F_\mathrm{B} \tag{5.11}$$

相应 y 方向上的方程为

$$\frac{\partial v}{\partial t} + u\frac{\partial v}{\partial x} + v\frac{\partial v}{\partial y} = -\frac{1}{\rho}\frac{\partial p}{\partial y} + \nu\left(\frac{\partial^2 v}{\partial x^2} + \frac{\partial^2 v}{\partial y^2}\right) + \sum F_\mathrm{B} \tag{5.12}$$

注意 ν 为运动黏度，与动力黏度间的换算关系为 $\nu = \dfrac{\mu}{\rho}$。

物理解释：质量和加速度乘积的负值可以解释为所谓的惯性力。动量守恒方程能够改写成代表作用在运动物体上的四种力(惯性力、压力、黏性力和体积力)平衡的形式。下面我们分析 y 方向上的动量方程及其在气管区域的垂直方向的呼吸流动。如式(5.13)标记的，方程中不同项反映了不同类型的力：惯性力通过局部加速度和对流项表现，压力通过压力梯度表现，黏性力通过扩散项表现。

$$\underbrace{\frac{\partial v}{\partial t}}_{\text{当地加速度}} + \underbrace{u\frac{\partial v}{\partial x} + v\frac{\partial v}{\partial y}}_{\text{对流}} = \underbrace{-\frac{1}{\rho}\frac{\partial p}{\partial y}}_{\text{压力梯度}} + \underbrace{\nu\frac{\partial^2 v}{\partial x^2} + \nu\frac{\partial^2 v}{\partial y^2}}_{\text{扩散}} + \underbrace{\sum F_\mathrm{B}}_{\text{体积力}} \tag{5.13}$$

考查定常气流通过呼吸系统喉部附近的 A 点时的情况，如图 5.5 所示。在定常流动情况下，速度剖面是一条水平直线，这意味着流动加速度为零。一个呼吸循环可以使用标准正弦曲线来表示非定常流。非定常流在 A 点的速度剖面近似地符合正弦呼吸模式。如果把流体在垂直方向的分速度 v 看作流动方向，那么 y 方向上动量方程在 A 点的速度分布可以用当地加速度 $\partial v/\partial t$ 项描述。该项描述了流体运动在某个固定点的当地变化和随时间改变情况。

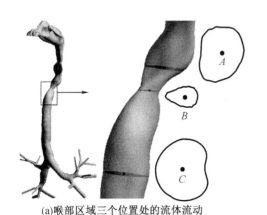

(a)喉部区域三个位置处的流体流动

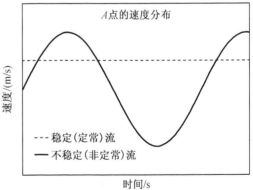

(b)在固定位置 A 点处稳定和非稳定流动下的速度分布

图 5.5　喉部区域三个位置处的流体流动、在固定位置 A 点处稳定和非稳定流动下的速度分布，以及通过 A、B、C 三点的流体质点

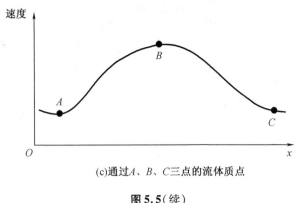

(c)通过A、B、C三点的流体质点

图 5.5(续)

惯性力的第二项是对流项,它描述流体在空间上的加速情况。如果现在我们跟踪处在定常条件下速度不随时间变化的通过咽喉区域内点 A、B 和 C 的流体质点,可以看到 A 和 B 点间速度的增加,速度分量 v 存在一个当地的空间加速度,即式(5.12)中的速度梯度项 $\partial v/\partial y$ 增大。同样,在流体流过喉以后,从 B 到 C 处速度减小,当地加速度为负值,即减速。我们使用动量方程中的对流项来描述空间中流经某些点的流体运动。压力项描述了流域中由于压力差引起的压力梯度。如果我们考虑图 5.6 中流经二维理想化喉气道的流动,则可以看到由收缩 - 扩张形状几何体导致的喉射流(Lin et al.,2007;Martonen et al.,1993;Xi et al.,2008)。当流体加速进入喉部最窄的部分时,压力梯度为负,$\partial p/\partial y < 0$,相应地,流体流动速度增加。当流体流出喉部后,存在一个正的压力梯度,$\partial p/\partial y > 0$,相应地,流体流流动速度减小,如图 5.6(b)中的压力系数曲线所示。我们忽略动量方程中的黏性影响,故假设流动是无黏的,流动中所有的剪切应力都为零,即 $\tau = 0$,扩散项为 0。此时 y 方向上的动量方程为

$$\frac{\partial v}{\partial t} + u\frac{\partial v}{\partial x} + v\frac{\partial v}{\partial y} = -\frac{1}{\rho}\frac{\partial p}{\partial y} + \nu\frac{\partial^2 v}{\partial x^2} + \nu\frac{\partial^2 v}{\partial y^2}$$

其中,$u\dfrac{\partial v}{\partial x}$、$\nu\dfrac{\partial^2 v}{\partial x^2}$、$\nu\dfrac{\partial^2 v}{\partial y^2}$ 为 0,则上述等式可化简为

$$\frac{\partial v}{\partial t} + v\frac{\partial v}{\partial y} = -\frac{1}{\rho}\frac{\partial p}{\partial y} \tag{5.14}$$

由式(5.14)可以看到,压力梯度与流体的总加速度(即当地加速度与对流项之和)有关。负号表示正压力使流动加速度减小,反之亦然。

最后,我们考虑扩散项对于流体在呼吸道内流动发展的影响。在模拟气管支气管区域时,由于计算资源的限制,上游的几何结构包括口/鼻腔、咽和喉部位等不予考虑。对于这些情况,气管的入口速度可设置为均匀速度分布,但这样一来就忽略了由于上游呼吸道结构而发展的流体流动条件。为了解释流动的发展,一些研究文献在气管支气管入口处采用了抛物线形的速度分布来模拟定常层流流动(Liu et al.,2003),最近的一些研究也考虑了喉射流的作用(Luo et al.,2009;Zhang et al.,2005a)。通过内部流动发展起来的影响速度分布的主要因素是动量方程中的扩散项。为了说明这一点,我们考虑管道内流,在此它可

以代表在入口处具有均一的速度剖面的简化气管。管道尺寸为长度 $L = 15$ cm,直径 $D = 2$ cm。通过 CFD,可以对管道入口与出口间的流动速度发展进行可视化模拟。流体介质为空气(密度 $\rho = 1.2$ kg/m^3),固定入口速度 $u_{in} = 0.05$ m/s,动力学黏度 $\mu_1 = 4 \times 10^{-5}$ kg/(m·s)(案例 1)或者 $\mu_2 = 10^{-5}$ kg/(m·s)(案例 2)。

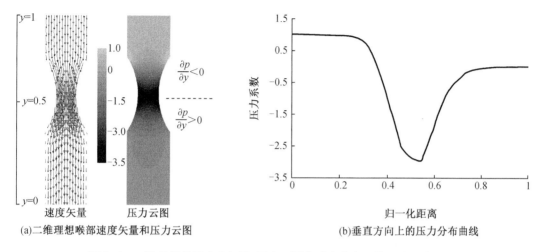

(a)二维理想喉部速度矢量和压力云图　　　(b)垂直方向上的压力分布曲线

图 5.6　二维理想喉部速度矢量、压力云图和垂直方向上的压力分布曲线

上述案例中采用的是动力学黏度 μ,它与运动黏度有关联,即 $\nu = \mu/\rho$,见式(5.13)。因此,扩散项的影响可以用案例 1 和案例 2 中动力学黏度的变化来表示。基于 CFD 模拟,图 5.7 显示了下游不同位置处的速度分布。这些位置是从入口处以直径长度为单位测量得到的。结果表明,给定的惯性力下,案例 1 中的大动力学黏度会产生较大的摩擦力或惯性流动扩散。这种增大的流体扩散消耗了流体动量,导致流体在较短距离内(在距下游 $y = 1.2D$ 处)发展成完全呈抛物线形的速度分布。案例 2 动力学黏度较小,因此扩散项较小,摩擦阻力较小。这导致抛物线形的流动速度发展较慢,在 $y = 6D$ 处才出现充分发展成形的抛物线形速度分布。

在流体力学中,经常遇到动力相似性的概念,这涉及将控制方程无量纲化。如图 5.7 所示,黏度通过抵抗所有运动来维持流体微团的紧凑性。与黏度不同的是,惯性或流速驱动流体通过直管道。当流体黏度从 4×10^{-5} kg/(m·s)下降为原来的四分之一(10^{-5} kg/(m·s))时,流体会在流动完全发展之前流过更远的距离。如果将案例 2 中的速度以同样的比例降低,这将平衡掉流体黏度变化带来的改变,流体的流动发展长度将是相同的。

类似地,对于任何不同入口速度和动力学黏度的组合,就流动速度发展而言,都有可能获得相同的流体流动效果。通过延伸这种想法,还可以将空气密度从 $\rho_1 = 1.2$ kg/m^3 增加到 $\rho_2 = 4.8$ kg/m^3。与此同时入口速度和动力学黏度分别设置为 0.01 m/s 和 $\mu = 4 \times 10^{-5}$ kg/(m·s),这将获得与之前案例相同的结果。

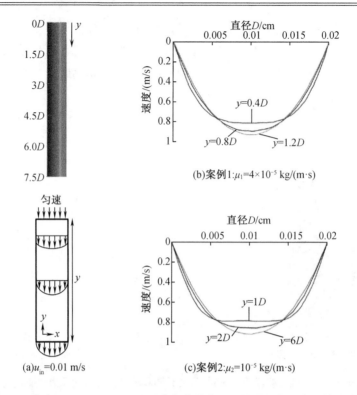

图 5.7　速度 u_{in} = 0.01 m/s、不同动力学黏度不同位置处不同直径的速度分布

密度的增大引起惯性力的增大,这与进口速度的增大具有相同的效果,因此产生了相同的流动发展结果。一个包括这些变量并描述流体流动特性的重要无量纲参数——雷诺数(Re)定义为

$$Re = \frac{惯性力}{摩擦力} = \frac{\rho u_{in} D}{\mu} \tag{5.15}$$

其中,ρ 为流体密度;D 为管道或槽道的水力学直径;u_{in} 为流体速度;μ 为黏度。

对于一个给定的雷诺数,不同的密度、动力学黏度和速度值的组合将产生相同的流体在入口处的流动行为。雷诺数的另一个重要用途是判断流体流动为层流还是湍流。对于内部光滑并且没有突兀曲率的圆形管道来说,如果 $Re < 2\ 300$,流动为层流状态,$Re > 4\ 000$ 时流动为湍流状态,在两者之间时为转捩流动。

在流体力学中,无量纲数在描述不同尺度下的流体流动中起着重要作用。它减少了对无量纲数内的不同相关参数进行测试和评估的需要。在上面阐述雷诺数例子中,不需要对 ρ、u_{in}、D 和 μ 等参数再进行单独的评价,因为它们可以通过雷诺数进行很好的描述。此外,还可以对流体流动控制方程执行无量纲化,这样能更好地理解控制方程中各项的物理含义。附录 C 中列出了更多与 CFPD 和流体力学相关的重要无量纲数。

5.2.3　能量守恒方程

能量守恒方程是由热力学第一定律推导出来的。该定律指出,在定常流动中,控制体内的总能量保持不变。因此,进入控制体的能量等于离开控制体的能量。类似于质量守恒

定律,可得

$$\frac{DE}{Dt} = \sum \dot{Q} + \sum W \tag{5.16}$$

其中, $\sum \dot{Q}$ 和 $\sum W$ 分别为流体单元热量的净增加量、体积力和表面力对流体单元所做的净功。

能量项 E 为单位质量流体所具有的能量,可以由比热容 C_p 和温度 T 表示为

$$E = C_p T$$

与式(5.10)相似,能量 E 的总导数 $\dfrac{DE}{Dt}$ 代表一个运动流体质点的能量变化率,在二维坐标系中表示为

$$\frac{DE}{Dt} = \frac{\partial E}{\partial t} + u\frac{\partial E}{\partial x} + v\frac{\partial E}{\partial y} = C_p\left(\frac{\partial T}{\partial t} + u\frac{\partial T}{\partial x} + v\frac{\partial T}{\partial y}\right) \tag{5.17}$$

一个二维流体单元内物质具有的总能量为

$$\rho\frac{DE}{Dt}\Delta x\Delta y \cdot 1 = \rho C_p\left(\frac{\partial T}{\partial t} + u\frac{\partial T}{\partial x} + v\frac{\partial T}{\partial y}\right)\Delta x\Delta y \cdot 1 \tag{5.18}$$

此处假定 $\Delta z = 1$,如图 5.8 所示,流体单元在 x 方向上的热量流动产生的 $\sum \dot{Q}$ 可以由 x 表面处的热量与 $x + \Delta x$ 表面间热量差的形式给出。在热量传递过程中,单位面积上的热流量称为热通量,定义为 $\dot{q} = \dot{Q}/A$。

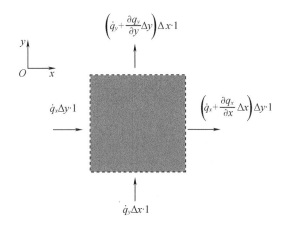

图 5.8　x、y 方向上流过二维控制体的热量

由傅里叶热传导方程可以得到

$$\dot{Q}_x = kA_x\frac{\partial T}{\partial x} = \dot{q}_x A_x = \dot{q}_x\Delta y \cdot 1, \ \dot{q}_x = k\frac{\partial T}{\partial x}$$

因此,在 x 方向,传入流体单元的净热量为

$$\left(\dot{q}_x + \frac{\partial\dot{q}_x}{\partial x}\Delta x\right)\Delta y \cdot 1 - \dot{q}_x\Delta y \cdot 1 = \frac{\partial\dot{q}_x}{\partial x}\Delta x\Delta y \cdot 1 = k\frac{\partial^2 T}{\partial x^2}\Delta x\Delta y \cdot 1 \tag{5.19}$$

类似地,y 方向上有

$$\left(\dot{q}_y + \frac{\partial \dot{q}_y}{\partial y}\Delta y\right)\Delta x \cdot 1 - \dot{q}_y \Delta x \cdot 1 = \frac{\partial \dot{q}_y}{\partial y}\Delta x \Delta y \cdot 1 = k\frac{\partial^2 T}{\partial y^2}\Delta x \Delta y \cdot 1 \tag{5.20}$$

体积力功率是由力和在力方向上速度分量的乘积所决定的。通常,只有在体积力(如重力、静电力或磁效应)非常显著时才考虑体积力功率。对于包括黏性正应力 σ_{xx} 和黏性剪切应力 τ_{yx} 及 τ_{zx} 在内的表面力而言,每个应力都作用于流体单元的表面(图5.4),其功率为力与在力方向上速度分量的乘积。由于黏性作用而产生的剪切应力所做的功通常很小,在许多情况下可以忽略不计,那么 $\sum W \approx 0$。

将式(5.19)和式(5.20)代入式(5.16),消去体积项,得到二维能量方程

$$\underbrace{\frac{\partial T}{\partial t}}_{\text{当地加速度}} + \underbrace{u\frac{\partial T}{\partial x} + v\frac{\partial T}{\partial y}}_{\text{对流}} = \underbrace{\frac{k}{\rho C_p}\frac{\partial^2 T}{\partial x^2} + \frac{k}{\rho C_p}\frac{\partial^2 T}{\partial y^2}}_{\text{扩散}} \tag{5.21}$$

物理解释:从物理上来说,式(5.21)定义了一个通过某一点处的微小流体控制体内的温度变化,方程考虑了当地时间导数(温度本身在给定点处可能随时间波动)和对流导数(温度在空间上从一个点变化到另一个点)。为了更好地理解方程中各项的物理意义,我们以通过鼻腔初温为 20 ℃ 的稳态空气流动为例。鼻腔黏膜壁表面温度保持在 37 ℃,如图5.9 所示。

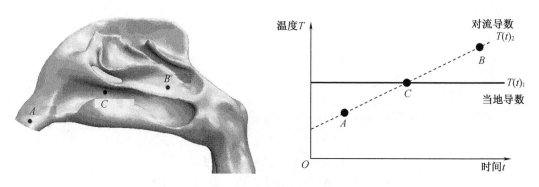

图5.9　在定常流量下鼻腔内温度随时间的变化

如果测量一段时间内 C 点的温度,那么其温度分布可以用恒定温度 $T(t)_1$ 表示。通过 C 点的气流具有相同的温度,C 点的温度为常数,这意味着能量方程中当地导数为零,即

$$\frac{\partial T}{\partial t} = 0$$

现在如果沿着流体质点的轨迹从 A 流动到 C,再流动到 B,其温度分布中的某些变化可以用 $T(t)_2$ 表示。由于周围的壁面加热,从 A 到 B 的空气温度升高。温度的空间变化可以使用对流导数表示,它描述了温度从空间一点到另外一点的变化,即

$$u\frac{\partial T}{\partial x} + v\frac{\partial T}{\partial y} \neq 0$$

如果考虑非定常循环吸气过程时的当地时间导数,则 $\frac{\partial T}{\partial t} \neq 0$,它随时间变化而变化——

具体来说,当吸入速度更慢时,吸入空气温度上升得更多。如果关注流体质点的对流导数,可以发现吸入空气的温度不仅随着吸气周期波动,也随着空间坐标 x、y 和 z 上温度的变化而波动。因此,总能量的导数就是流动的流体微团在特定空间一点处能量的瞬时时间变化率。它由当地时间导数和对流导数组成,前者是在指定点处的时间变化率,后者是当流场中的流体微团移动到指定点时,由于流体性质的空间变化而引起的时间变化率。

式(5.21)中的其余项表示由于传导(扩散)引起的热量流动,其中热物理系数 k 为流体的导热系数。为了研究扩散项与对流项间的相互作用,设想一个流体在管道壁被加热的管道内流动的问题(图 5.7)。如果流体的流速很低,则管道内的流体温度由于来自管道表面的热量向流体内部传递而升高——这对应于热传导主导当地对流的情况。然而,如果流体的流速很高,则来自壁面的热量来不及传导到离壁面较远的区域就已经被来流带到下游去了,所以高温只出现在靠近热的管道壁面附近——这对应于当地对流主导热量扩散的情况。

5.3　湍流流动

5.3.1　什么是湍流

流体流动可分为两种主要的流态,即层流和湍流。层流时,流体层平顺地流动而不相互混合。流体黏性在流动层形成过程中起着重要作用。因此,在层流中跟踪一个流体质点,它的运动轨迹是可以预测的。湍流的运动特征是随机波动、不规则的混沌运动伴随着高度的漩涡运动。流体的波动速度对流体在不同区域的输运和扩散起着重要作用,从而打破了层流中存在的层状运动。在湍流流体中跟踪一个流体质点,它的运动路径将会是一个不可识别的、不规则的模式。湍流的存在极大地增加了流体扩散,混合,能量耗散以及热、质量和动量的输运。自然界和工业应用中的许多流动都是湍流,如河流、风以及香烟冒出的烟雾(图 5.10)。

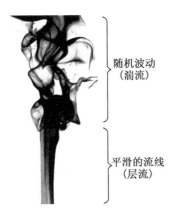

随机波动
(湍流)

平滑的流线
(层流)

图 5.10　烟流中的湍流(Courtesy of RGBstock.com)

如果从天空俯瞰海洋,可能会注意到水流流动是混乱和随机的,并伴随着一些漩涡。香烟冒出的烟雾以平滑的烟羽(层流)开始,随后被扰动形成随机波动的烟条纹(湍流)。扰动来源于香烟烟雾的自由流动,随着扰动的放大导致湍流的形成。然而,这些扰动也可以由内部流动的壁面表面粗糙度引起。它们可能在流动方向上被放大导致湍流的发生。湍流的发生依赖于表示惯性力与黏性力比值的雷诺数,如式(5.15)所述。对于直管道内流,当 $Re < 2\,000$ 时流动为层流,当 $2\,000 < Re < 4\,000$ 时流动为转捩流动,当 $Re > 4\,000$ 时流动为湍流。

在低雷诺数时,惯性力小于黏性力。自然产生的扰动被流体的黏性所耗散,流动保持层流状态。在高雷诺数时,惯性力大到足以放大扰动,流动由层流过渡到湍流。此时,稳定的流动变得不稳定,流速以及其他所有的流动特性都变得随机混乱。

流体在呼吸道内的流动是内流,可能存在层流和湍流两种流动区域。对于非常低的呼吸强度的气流来说,流动显然是层流。然而,随着流速的增加,鼻腔、胸外区域和肺气道高度不规则的几何特征会提升破坏层流的惯性干扰,最终导致混乱无序的运动状态——这正是湍流的特征。这种层流和湍流的流动特征可以通过管道内的流体流动进行进一步阐述。在定常流动中,测量了管道中 A 点处的流动速度,如图 5.11 所示。对于层流,流速恒定,没有任何的扰动或波动。如果流速继续增加,雷诺数达到转捩流动的临界点,流动中就会出现小幅的随机扰动。当流速进一步增加,流动转变为湍流,A 点的测量速度呈现出带有较大波动分量的随机状态。流动中随机、不规则的波动是湍流的特征。

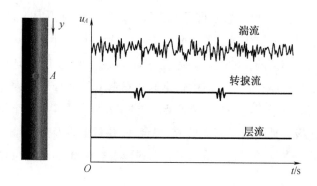

图 5.11　在固定点对层流、转捩流和湍流进行速度测量

速度分布:层流和湍流的一个重要流动特征是它们的黏性和混合效果不同。在层流条件下,速度分布是抛物线形的。设想流体以分子层的形式流过管道表面,流体分子主要被沿流向进行输运,但是由于分子存在随机运动,导致某些分子产生瞬时垂直方向的运动,进入到相邻的分子层中,这个过程叫作分子扩散。空气分子黏附在壁面,速度为零。由于与黏附在壁面处的分子发生碰撞,紧靠上面的相邻空气分子运动速度下降。这些分子转而使其上方的流体层分子流速减慢。这种现象会一直持续到远离壁面的位置,直到静止壁面上产生的减速效应(或黏性效应)非常微弱。这个过程产生了一层薄薄的流体层,称为边界层。在壁面附近,流体流动速度从零变化到远离壁面的自由流速度值。层流情况下,由于分子在管道中是有序的,分子从某一"层"扩散到它上面的邻近层的分子扩散过程导致的流体减速是缓慢地、逐渐发生的。二维管道流动的速度分布如图 5.12 所示。

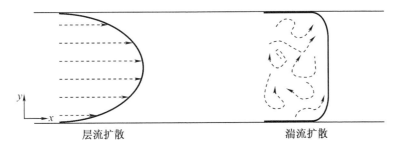

图 5.12　二维管道流动的速度分布(展示了层流和湍流速度分布的差异)

注:在流体力学中,流体通过等截面管道的流动称为哈根 – 泊肃叶流动。

对于湍流流动,流体没有可以分辨的分层运动,流体微团在边界层内随机地旋转和波动。湍流被认为是涡的集合,是旋转流体的总和。这些漩涡具有不同的涡量,并利于流动的高度混合。湍流漩涡携带动量、质量和热量并能在横向迅速扩散,因而湍流流动具有更高的动量和热传递。与层流相比,湍流的摩擦系数和传热系数明显更高。

湍流强度:湍流与流体中剧烈的随机速度波动紧密相关。如图 5.13 所示,湍流这种特征可以通过测量湍流中某一点的速度随时间的变化关系进行例证。流动的随机性导致了较强的瞬时随机速度波动。速度可以被分解为一个定常的平均速度值 $\bar{u}$ 和一个随时间变化的波动值 $u'(t)$,即 $u(t) = \bar{u} + u'(t)$。在实际应用中,湍流的流动特征可以由平均值($\bar{u}$、$\bar{v}$、$\bar{w}$、$\bar{p}$ 等)和相对应的波动值(u'、v'、w'、p' 等)进行描述,继而产生脉动速度的均方根(RMS)和描述流动湍流强度级别的湍流强度,RMS 和湍流强度定义如下:

$$\sqrt{\overline{u_x'^2}}, \sqrt{\overline{u_y'^2}}, \sqrt{\overline{u_z'^2}} \quad \text{(RMS 速度)} \tag{5.22}$$

$$I = \frac{u'}{\bar{u}}$$

其中

$$u' = \sqrt{\frac{1}{3}(\overline{u_x'^2} + \overline{u_y'^2} + \overline{u_z'^2})}, \bar{u} = \sqrt{\overline{u_x}^2 + \overline{u_y}^2 + \overline{u_z}^2}$$

此处,符号上方的横线代表速度平均值。

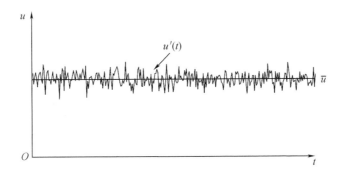

图 5.13　湍流中某一点处的瞬时速度随时间的波动变化

湍流剪切应力：在壁面边界处，流体流速减慢为零，导致剪切应力的产生（即由于流体黏性产生的阻碍流体流动的阻力）。流体微团在边界层内以不同的流速运动并从一个区域运动至另一个区域时会产生动量交换。当一个快速运动的流体微团进入一个运动缓慢区域时便会增加该区域的动量。如果流体微团的运动是由分子扩散作用引起的，那么动量交换源于流体的黏性。如果考虑湍流，除了分子扩散作用，也存在湍流扩散引起的动量交换。如前文所述，湍流扩散是由速度脉动产生的。由 x、y 方向速度脉动所引起的单位瞬时动量变化率，可表示为 $\rho u_x' u_y'$，那么湍流剪切应力（τ_T）为

$$\tau_T = -\rho \, \overline{u_x' u_y'} \tag{5.23}$$

湍流应力也称为雷诺应力，是一个需要进行模拟求解的未知量。尽管湍流应力也是一种物理应力，但是它的本构模型不同于具有常黏性系数的黏性应力。这是因为雷诺应力是由于流体流速脉动产生的，而黏性应力是分子脉动运动产生的。雷诺应力的时间尺度和长度尺度与流动尺度相当，因此湍流应力与流体的平均运动之间存在很强的统计耦合。雷诺率先将流体流动变量分解为统计平均值和脉动值，并对控制方程进行平均化。统计平均化构成了许多半经验方程的基础。这些半经验方程已经被用于模拟，并为湍流运动的平均控制方程提供所谓的"数学方程封闭"。这些半经验方程被称为湍流模型。

5.3.2 湍流模型简介

当符合经典守恒定律的控制方程被平均后，由于湍流脉动和非线性对流输运项的存在，导致产生了新的未知应力和通量。湍流模型指的是通过额外的代数或输运方程来补充平均控制方程（连续、动量和能量方程）用以描述雷诺应力（式（5.28））和湍流通量。湍流模型有很长的历史，一直以来许多研究人员基于实验测量和数理原理推导出许多湍流模型并加以改进。本节将介绍许多复杂的湍流模型。

基于雷诺平均纳维尔-斯托克斯方程（RANS 方程）的湍流模型是最常用的湍流模拟方法。它得名于雷诺将流体流动变量分解为平均项和脉动量和平均控制方程。二维流域内流动和传热的 RANS 方程如下

$$\frac{\partial \bar{u}}{\partial x} + \frac{\partial \bar{v}}{\partial y} = 0 \tag{5.24}$$

$$\frac{\partial \bar{u}}{\partial t} + \frac{\partial (\bar{u}\,\bar{u})}{\partial x} + \frac{\partial (\bar{v}\,\bar{u})}{\partial y} = -\frac{1}{\rho}\frac{\partial \bar{p}}{\partial x} + \frac{\partial}{\partial x}\left(\nu \frac{\partial \bar{u}}{\partial x}\right) + \frac{\partial}{\partial y}\left(\nu \frac{\partial \bar{u}}{\partial y}\right) + \frac{\partial}{\partial x}\left(\nu \frac{\partial \bar{u}}{\partial x}\right) + \frac{\partial}{\partial y}\left(\nu \frac{\partial \bar{v}}{\partial x}\right) -$$
$$\left[\frac{\partial (\overline{u'u'})}{\partial x} + \frac{\partial (\overline{u'v'})}{\partial y}\right] \tag{5.25}$$

$$\frac{\partial \bar{v}}{\partial t} + \frac{\partial (\bar{u}\,\bar{v})}{\partial x} + \frac{\partial (\bar{v}\,\bar{v})}{\partial y} = -\frac{1}{\rho}\frac{\partial \bar{p}}{\partial y} + \frac{\partial}{\partial x}\left(\nu \frac{\partial \bar{v}}{\partial x}\right) + \frac{\partial}{\partial y}\left(\nu \frac{\partial \bar{v}}{\partial y}\right) + \frac{\partial}{\partial x}\left(\nu \frac{\partial \bar{u}}{\partial y}\right) + \frac{\partial}{\partial y}\left(\nu \frac{\partial \bar{v}}{\partial y}\right) -$$
$$\left[\frac{\partial (\overline{u'v'})}{\partial x} + \frac{\partial (\overline{v'v'})}{\partial y}\right] \tag{5.26}$$

$$\frac{\partial \bar{T}}{\partial t} + \frac{\partial (\bar{u}\,\bar{T})}{\partial x} + \frac{\partial (\bar{v}\,\bar{T})}{\partial y} = \frac{\partial}{\partial x}\left(\frac{k}{\rho C_p}\frac{\partial \bar{T}}{\partial x}\right) + \frac{\partial}{\partial y}\left(\frac{k}{\rho C_p}\frac{\partial \bar{T}}{\partial y}\right) - \left[\frac{\partial (\overline{u'T'})}{\partial x} + \frac{\partial (\overline{v'T'})}{\partial y}\right] \tag{5.27}$$

其中, $\overline{u}$ 、 $\overline{v}$ 、 $\overline{p}$ 、 $\overline{T}$ 为平均值; u' 、 v' 、 T' 为湍流脉动项; $k/(\rho C_p)$ 为流体热扩散系数。除了附加的未知项 $\overline{u'u'}$ 、 $\overline{u'v'}$ 和 $\overline{v'v'}$ 外,上述方程与层流方程相似。也就是说,在时间平均动量方程中存在 3 个雷诺应力的附加未知量(或者三维空间中的 6 个附加未知量)。类似地,时间平均温度方程中含有附加的 $\overline{u'T'}$ 和 $\overline{v'T'}$ 项(三维空间中还存在 $\overline{w'T'}$ 项)。最早的、最简单的湍流模型由 Boussinesq 提出,称为 Boussinesq 假设。这个假设认为雷诺应力与平均形变率间的关系可以类比于黏性剪切应力与形变率之间的关系,即

层流剪切应力: 　　　　　　　　　　$\tau = \mu \dfrac{\mathrm{d}u}{\mathrm{d}y}$

湍流剪切应力: 　　　　　$\tau_{\mathrm{turb}} = -\rho\,\overline{u'v'} \approx \mu_t \dfrac{\mathrm{d}\,\overline{u}}{\mathrm{d}y}$ 　　　　　　(5.28)

式(5.28)假设湍流动量输运与平均速度梯度成比例。μ_t 为湍流或涡黏度,因为这里假设湍流混合是湍流涡运动输运动量的结果。

同样地,湍流温度输运与平均温度(温度输运量)梯度成比例。换句话说

$$-\rho\,\overline{v'T'} = \Gamma_{\mathrm{T}} \frac{\partial \overline{T}}{\partial y} \tag{5.29}$$

其中, Γ_{T} 为湍流扩散系数。由于湍流过程中的动量和热量传递机理与"涡混合"机理相同,因此湍流热扩散系数可以近似于湍流(涡)黏度 μ_{T}。相应的湍流普朗特数 Pr_{T} 为

$$Pr_{\mathrm{T}} = \frac{\mu_{\mathrm{T}}}{\Gamma_{\mathrm{T}}} \tag{5.30}$$

实验数据表明这一比率通常为接近 1 的常数。大多数的 CFD 模型都是基于这种假设并且把 Pr_{T} 设置为 1 左右的数值。

总的剪切应力为

$$\tau = (\mu + \mu_t)\frac{\mathrm{d}\,\overline{u}}{\mathrm{d}y} \tag{5.31}$$

应该强调的是,涡黏度并不是流体的物理属性,而是用来关联雷诺应力和流体平均形变率(速度梯度)的概念项。涡黏度与流体的流动密切相关,确定其值与流动参数间的函数关系是 RANS 湍流模型的核心目标。

5.3.3 　 $k-\omega$ 湍流模型中的附加方程

本节将简要地介绍 $k-\omega$ 湍流模型,它可以较好地模拟具有转捩流和/或低雷诺数湍流流动性质的内部流体流动。特别是 $k-\omega-\mathrm{SST}$ 模型被广泛地应用于低湍流度的流动中 (Menter et al. ,2006)。由于呼吸道内流体流动存在层流、转捩流和湍流三种状态,该模型也被广泛应用于模拟呼吸道内流体流动(Kleinstreuer et al. , 2010;Liu et al. , 2010a;Shi et al. ,2008)。$k-\omega$ 类湍流模型需要求解两个额外方程即湍动能 k 和湍动能的比耗散率 ω (Wilcox,1993)输运方程,因此通常被归类于双方程模型。该模型可以准确地预测光滑壁面的流动分离(Bardina et al. , 1997)。在此模型基础上改进的模型如 Menter(1994)提出的 $k-\omega-\mathrm{SST}$ 模型(剪切应力传递 $k-\omega$ 模型)、LRN $k-\omega$ 模型(低雷诺数 $k-\omega$ 模型)以及近

年来的 $k-\omega-\mathrm{SST}-\mathrm{transistional}$ 模型(4方程)都可以很好地模拟呼吸道内的流体流动。这些模型本质上都是 LRN 模型并将求解区域从流场内部扩展到壁面处。这也要求近壁面处的网格足够细密从而能准确地模拟近壁面处的流场。

先初步定义一些描述 $k-\omega$ 湍流模型的流动变量。湍动能 k 和特定的湍动能的比耗散率 ω(即单位湍流动能耗散率)以笛卡儿张量符号的形式定义如下

$$k = \frac{1}{2}\overline{u_i' u_i'}, \omega = \frac{\varepsilon}{k}$$

其中,$\varepsilon = \nu_\mathrm{T}\overline{\left(\frac{\partial u_i'}{\partial x_j}\right)\left(\frac{\partial u_i'}{\partial x_j}\right)}$,$i,j = 1,2,3$。

湍流(涡)黏度 μ_T 可以根据 k 和 ω 的值进行计算,即

$$\mu_\mathrm{T} = \alpha^* \frac{\rho k}{\omega}$$

湍流或涡流的运动黏度系数可以定义为 $\nu_\mathrm{T} = \mu_\mathrm{T}/\rho$。对于标准的 $k-\omega$ 模型,$\alpha^* = 1$;对于其他的改进模式,例如 LRN 和 SST 模型,α^* 是一个与涡流黏度衰减相关的变量系数。

将式(5.28)中的雷诺应力表达式和式(5.29)中的湍流热通量表达式代入控制方程组(5.24)至方程组(5.27)中,并且为了简化方程表达式,去掉符号上方表示平均值的横线,得到

$$\frac{\partial u}{\partial x} + \frac{\partial v}{\partial y} = 0 \tag{5.32}$$

$$\frac{\partial u}{\partial t} + u\frac{\partial u}{\partial x} + v\frac{\partial u}{\partial y} = -\frac{1}{\rho}\frac{\partial p}{\partial x} + \frac{\partial}{\partial x}\left[(\nu + \nu_\mathrm{T})\frac{\partial u}{\partial x}\right] + \frac{\partial}{\partial y}\left[(\nu + \nu_\mathrm{T})\frac{\partial u}{\partial y}\right] + \frac{\partial}{\partial x}\left[(\nu + \nu_\mathrm{T})\frac{\partial u}{\partial x}\right] +$$
$$\frac{\partial}{\partial y}\left[(\nu + \nu_\mathrm{T})\frac{\partial v}{\partial x}\right] \tag{5.33}$$

$$\frac{\partial v}{\partial t} + u\frac{\partial v}{\partial x} + v\frac{\partial v}{\partial y} = -\frac{1}{\rho}\frac{\partial p}{\partial y} + \frac{\partial}{\partial x}\left[(\nu + \nu_\mathrm{T})\frac{\partial v}{\partial x}\right] + \frac{\partial}{\partial y}\left[(\nu + \nu_\mathrm{T})\frac{\partial v}{\partial y}\right] + \frac{\partial}{\partial x}\left[(\nu + \nu_\mathrm{T})\frac{\partial u}{\partial y}\right] +$$
$$\frac{\partial}{\partial y}\left[(\nu + \nu_\mathrm{T})\frac{\partial v}{\partial y}\right] \tag{5.34}$$

$$\frac{\partial T}{\partial t} + u\frac{\partial T}{\partial x} + v\frac{\partial T}{\partial y} = \frac{\partial}{\partial x}\left[\left(\frac{\nu}{Pr} + \frac{\nu_\mathrm{T}}{Pr_\mathrm{T}}\right)\frac{\partial T}{\partial x}\right] + \frac{\partial}{\partial y}\left[\left(\frac{\nu}{Pr} + \frac{\nu_\mathrm{T}}{Pr_\mathrm{T}}\right)\frac{\partial T}{\partial y}\right] \tag{5.35}$$

式(5.35)中的 ν/Pr 项源于层流普朗特数 $Pr = \nu/\alpha$,其中 $\alpha = k/(\rho C_\mathrm{p})$。有趣的是,除了在动量和能量方程的扩散项中的额外湍流(涡)黏性外,上述的时间平均方程与层流方程形式相同。因此,由于流体流动中的湍流性质,工程中的湍流问题的解相当于包含更大的流动扩散。对于密度为常数的流体,标准 $k-\omega$ 模型中的额外的微分输运方程如下

$$\frac{\partial k}{\partial t} + u\frac{\partial k}{\partial x} + v\frac{\partial k}{\partial y} = \frac{\partial}{\partial x}\left[(\nu + \sigma_k\nu_\mathrm{T})\frac{\partial k}{\partial x}\right] + \frac{\partial}{\partial y}\left[(\nu + \sigma_k\nu_\mathrm{T})\frac{\partial k}{\partial y}\right] + P_k - D_k \tag{5.36}$$

$$\frac{\partial \omega}{\partial t} + u\frac{\partial \omega}{\partial x} + v\frac{\partial \omega}{\partial y} = \frac{\partial}{\partial x}\left[(\nu + \sigma_\omega\nu_\mathrm{T})\frac{\partial \omega}{\partial x}\right] + \frac{\partial}{\partial y}\left[(\nu + \sigma_\omega\nu_\mathrm{T})\frac{\partial \omega}{\partial y}\right] + P_\omega - D_\omega \tag{5.37}$$

P_k 和 D_k 项表示湍动能 k 的产生和损失/耗散。类似地,P_ω 和 D_ω 项代表 ω 产生和损失/耗散。σ_k 和 σ_ω 项分别为 k 和 ω 的湍流普朗特数。式(5.35)和式(5.36)含义如下:k 或

ω 的对流输运和变化率等于其扩散输运传递、产生率和耗散率之和。Menter(1994)通过改进标准 $k-\omega$ 模型创建了 $k-\omega-SST$ 模型。改进后的模型在边界层内部区域使用原始的 $k-\omega$ 模型(Wilcox,1993),在边界层外部区域采用标准 $k-\varepsilon$ 模型。这项修正改善了对易发生流动分离的逆压梯度区域($\partial p/\partial x > 0$)内流动的预测。逆压梯度常见于喉部区域(图5.6)。值得注意的是,在边界层内部区域使用 $k-\omega$ 模型意味着对直到壁面的所有流动区域进行直接求解,这要求壁面附近的网格足够细密(见5.3.5节)。但 $k-\omega-SST$ 模型存在过高估计加速流动区域和流动停滞区域的 k 值问题。

5.3.4　其他湍流模型

$k-\varepsilon$ 模型:工程应用中使用最广泛的湍流模型之一就是 $k-\varepsilon$ 模型。由于包含两个附加的输运方程,该模型也属于双方程模型。这两个方程分别用来求解湍动能 k 和湍动能的耗散率 ε。涡黏度为

$$\mu_{\mathrm{T}} = C_\mu \rho \frac{k^2}{\varepsilon} \tag{5.38}$$

其中,C_μ 是模型常数。标准的 $k-\varepsilon$ 模型主要是面向充分发展的湍流推导出来的。它可以结合壁面边界函数一起使用。壁面边界函数将核心区的湍流流动和壁面附近的流动联系起来,因此避免了壁面附近处的细密网格需求。模型的性能已经通过一些实际流动进行了评估。无须调整每个算例的模型常数,即可成功地预测薄剪切层、边界层和管道流动等问题。当雷诺剪切应力在受限的流体流动中占主导作用时,该模型的适用性很好。而这种流动广泛地存在于工业应用中,这就是此湍流模型被 CFD 用户广泛采用的原因。在采用更复杂的流体模型之前,有时先利用 $k-\varepsilon$ 模型对湍流流场进行初始计算。商业 CFD 代码中常见的 $k-\varepsilon$ 改进模型包括 Low - Reynolds - Number(LRN)、Realizable 和 ReNormalisation Group(RNG)$k-\varepsilon$ 模型。LRN 模型在近壁边界层处可以进行全尺度求解,但需要一套细密的网格。Realizable 模型和 RNG 模型都在一定程度上提高了标准模型的性能,能够更好地预测微弱旋转流动、涡结构和局部转捩流动。

$k-\varepsilon$、$k-\omega$ 模型以及其他双方程模型的缺点:大多数双方程模型遇到的常见问题包括不能预测弱剪切层——较远的尾迹和混合层中的无约束分离流。此外,对于滞止环境中的轴对称射流,扩展速度的预测往往过高。这类流动的大部分区域内湍流动能的生成率远远小于耗散率。通过特殊地调整模型常数能够克服这些问题,但是也会降低模型的通用性和鲁棒性。由于这类模型无法完整地描述流线曲率对湍流的影响,因此在预测漩涡流动,以及存在大的、快速的和额外的应变(如高度弯曲的边界层和分叉通道流动)时存在许多问题。

RSM 模型(雷诺应力模型):上述 $k-\omega$ 和 $k-\varepsilon$ 模型存在两个额外的输运方程,都属于双方程模型。这些模型都假设涡黏性为各向同性,因此在不同方向上的均方脉动速度都相同(即 $\overline{u'^2} = \overline{v'^2} = \overline{w'^2}$)。这意味着双方程模型不能准确详细地捕捉湍流流动中各向异性的特征。当预测漩涡流动以及高度各向异性的强曲率流动时,问题就出现了。RSM 模型在二维流动中采用了额外的 5 个输运方程,在三维流动中使用了 7 个输运方程来直接求解雷诺应

力的每个分量,以体现其各向异性。该模型优于其他的 RANS 模型,规避了上述的涡黏性各向同性假设。但是这个模型需要更多的计算时间和内存,并且由于和附加方程的紧密耦合而收敛困难。

LES 和 DNS 模拟:近年来,大涡模拟(LES)引起了人们的广泛关注。雷诺(统计)平均模型将所有的流动脉动进行平均处理,难以预测湍流脉动的瞬时大尺度流动结构。在 LES 中,对控制方程使用滤波函数处理,对于大尺度湍流结构进行直接求解计算(即不采用湍流模式),对小尺度的涡结构采用模型处理。从经典的 Kolmogrorov 湍流理论可知,大尺度的流动结构和湍流流场性质与边界条件有很强的相关性;小尺度的湍流几乎是均匀的、各向同性的,与大尺度流动无关。因此,对小尺度的湍流脉动采用模型,对大尺度流动采用直接模拟更加容易。LES 与时间有关而且必须在三维空间内进行。通常,LES 采用网格尺度作为滤波尺度。由于网格尺度和时间步长需要足够小从而求解小尺度湍流结构,这对计算资源提出了很高要求。网格尺度远小于流场内网格尺度的近壁面处的计算资源需求变得非常大。与 RANS 模型相比,LES 显然更加先进,并且能模拟转捩流动。尽管需要模拟小的亚网格尺度湍流脉动,但是 LES 仍能够捕获湍流相关结构和大尺度湍流脉动。

直接数值求解(DNS)是模拟湍流最精确的计算方法。事实上,DNS 不需要采用任何湍流模型;相反,它采用足够细密的网格和小的时间步长直接求解 Navier – Stokes 控制方程来捕捉全尺度的湍流结构。然而,DNS 需要大量的计算资源,特别是对于求解复杂计算域中的流体流动。例如,在雷诺数约为 10^5 时,一个典型横截面积为 $0.1\ \text{m} \times 0.1\ \text{m}$ 管道流动的涡结构尺度小到 $10 \sim 100\ \mu\text{m}$。这意味着求解全长度尺度流动,需要 10^9 到 10^{12} 量级网格点的计算网格。此外,最快的流动现象发生频率为 $10\ \text{kHz}$,这就需要大约 $100\ \mu\text{s}$ 的计算时间步长。以现有的计算资源,在目前和不久的将来,利用 DNS 模拟实际工程应用中的高雷诺数湍流还不可行。目前计算速度最快的计算机只能模拟低雷诺数或中等雷诺数的简单几何结构内的流体流动。这说明对于实际的工程应用,DNS 是一种不现实的方法。此外,在许多工程应用中,不需要求解湍流中最小的涡结构,LES 或 RANS 即可满足要求。根据模拟或者求解流动的尺度范围以及每种方法所需的计算资源,图 5.14 比较了不同模型的特点。

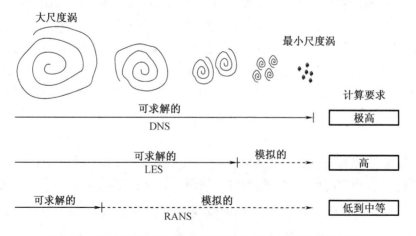

图 5.14 湍流模型以及对应的可求解的或者模拟的流动物理量

呼吸领域的湍流模拟：由于气道几何形状和尺寸的变化，呼吸道内的气流可能呈现层流、转捩流或湍流的不同流动特性。由于鼻腔内几何结构的复杂性，精确地估计鼻腔内流动的局部雷诺数非常困难。在某些鼻腔模型内，即使雷诺数表明流动为层流状态，但是流动仍然会展现涡流、横流或混合流等湍流流动特征（Churchill et al.，2004）。流体进一步向下流动，在喉部区域形成湍流，随后在深处支气管气道树区域变成层流。

在有限的计算资源下，为了尽可能多地捕获不同流态下的流动现象，可以采用基于 RANS 模型的 LRN 湍流模型，如 LRN $k-\varepsilon$、LRN $k-\omega$ 等。不过，有学者指出 LRN $k-\varepsilon$ 模型无法模拟转捩流动，而 LRN $k-\omega$ 模型可以更好地模拟管道内层流、转捩流和湍流的所有流动（Zhang et al.，2003）。LES 模型当然也可以捕获所有流动状态，但是它要求网格必须足够细密，时间分辨率必须足够高，才能捕捉到相关的湍流特征，因此该模型受到计算资源的制约。未来，随着计算能力的提高以及更加容易获得计算资源，湍流模型的选择趋势将逐步从 RANS 模型转向 LES 模型，或者 RANS – LES 混合模型（如分离涡流模型）。RANS 模型的主要缺点是需要将流动分解为包含大尺度流动的平均量和小尺度湍流的脉动量，因此 RANS 模型无法捕获许多研究应用中可能需要的大尺度瞬时湍流结构。由于气道结构外形特别复杂，目前使用 DNS 方法模拟呼吸流动仍不现实。

5.3.5　近壁面模型

流过呼吸道的气流受到周围壁面的限制，可大致分为内部流动和壁面边界流动。从流体力学角度来看，近壁面区域是漩涡和湍流的主要来源，因为在近壁面区域流动存在很强的速度梯度，流速在壁面处急剧下降到零。描述近壁面速度分布时，通常采用与壁面处局部特征相关的无量纲变量。假设 y 为某点到壁面的法向距离，u 为该处平行于壁面的时均速度，则无量纲速度 u^+ 和壁面距离 y^+ 可表示为 $u^+ = u/u_\tau$ 和 $y^+ = yu_\tau/\nu$。在这些无量纲参数中，壁面摩擦（剪切）速度 u_τ 与壁面剪切应力 τ_w 之间的关系，可写作 $u_\tau = \sqrt{\tau_w/\rho}$。

图 5.12 展示了一个较薄的湍流速度分布图。按照与壁面的距离远近，它分为三个区域。最靠近壁面的薄层为黏性底层，它很薄并且分子黏性占主导地位（即类似黏性层流分布，湍流效应微不足道），该区域的黏滞阻尼削弱了切向速度脉动，导致湍流耗散。速度分布可以近似成线性分布，可用壁面准则方程来表达，即

$$u^+ = y^+ \quad (y^+ < 5)$$

$y^+ = 5$ 时重新整理方程，得到黏性层厚度 y 为

$$5 = yu_\tau/\nu, \quad 5 = u^+ = \frac{u_\delta}{u_\tau} \rightarrow y = \frac{5\nu}{u_\tau} = \frac{25\nu}{u_\delta} \tag{5.39}$$

其中，u_δ 为黏性底层边界处的流速。此方程说明黏性底层的厚度与平均流速成反比关系，而与运动黏度成正比关系。这意味着在较高的流速下（雷诺数也较高）会产生较薄的黏性底层。当生成近壁网格来求解流动特征时需要着重考虑这一点。此外，由于黏液层的存在，使壁面处形成了一个非光滑的表面，而 CFD 模拟通常将呼吸道壁面看作一个光滑表面，这点应格外注意。

外部流动为湍流核心区,湍流作用强于分子黏性作用。近壁面处,黏性作用仍然可以忽略,但是壁面作用很重要。在过渡层($5 < y^+ < 30$)区域,湍流作用和黏性作用同样重要。此外,由于平均速度场的大梯度以及有限湍流剪切应力的存在,湍动能达到峰值。随后为对数区域,$30 < y^+ < 300 \sim 400$,该区域的流动特征可由一个速度尺度(剪切速度)和一个长度尺度(到壁面的距离)进行描述。平均流速以对数形式分布,可以表示为

$$u^+ = 2.5\ln y^+ + 5.45 \quad (30 < y^+ < 400) \tag{5.40}$$

图 5.15 显示了壁面附近湍流平均速度分布的不同区域。对数分布能够很好地近似流动速度分布,并可计算壁面剪切应力。

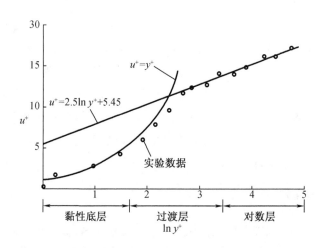

图 5.15　湍流速度边界层分层

注:在 $y^+ < 5$ 时,流动为黏性底层;在 $5 < y^+ < 30$ 时,流动为过渡层,湍流生成最大;在 $30 < y^+ < 400$ 时,流动为对数层;尽管图中没有显示,当 $y^+ > 400$ 时,流动存在一个尾迹定律。

　　求解湍流近壁面区域的流体流动对于研究气道中的颗粒沉积和估测由于局部壁面剪切应力导致的压降等问题都非常重要。此外,大多数的湍流模型,例如 $k - \varepsilon$ 模型,只适用于湍流核心区和对数区,并不能用于模拟近壁面流动。一般常采用以下两种方法来模拟近壁面区域的流体流动。

　　第一种方法是采用 LRN 模型。这种方法在垂直于壁面的方向上采用非常小的网格单元求解壁面附近区域的流动。这些单元通常为三维空间内经拉伸后的六面体网格单元或二维空间内的四边形单元,分别被称为棱柱层或膨胀层(图 5.16)。图 5.16(b)展示了基于到壁面的无量纲距离 y^+ 的 LRN 模型求解包括黏性底层至壁面处的速度分布所使用的网格。由于需要增加网格单元的数量来达到近壁面区域的分辨率,从而捕捉速度分布的急剧变化,LRN 模型对计算资源的需求更大。

　　第二种方法是采用壁面函数。壁面函数是特殊经验关系式。作为边界条件将壁上相邻单元的流动特性与壁上相应单元的流动特性联系起来。这降低了近壁面区域对细密网格的要求,显著减少计算量,尤其是对于湍流边界层非常薄的高雷诺数流动情况。壁面函数有多种类型,且其需要与近壁面网格一致。例如,一些壁面函数应用于黏性底层($y^+ < 5$),

而另外一些函数可以应用于对数层($y^+ < 30$)。这就意味着需要通过计算网格的y^+值来确保壁面相邻单元格位于正确的流动层中。对于某些情况,壁面函数会丧失准确性。例如,逆压梯度很大、体积力很大、壁面附近流体性质变化迅速的流动。对于这些情况,需要采用LRN 方法和细密近壁面网格。

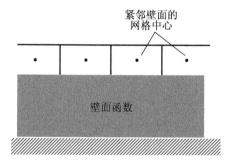
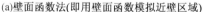

(a)壁面函数法(即用壁面函数模拟近壁区域)

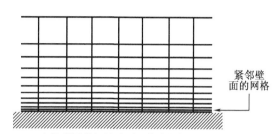

(b)LRN方法采用精细近壁面网格来捕捉流动变量的急剧变化

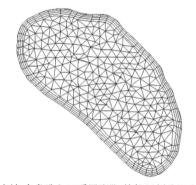

(c)对于LRN方法,在鼻孔入口采用膨胀/棱柱层划分混合网格的例子

图 5.16　壁面函数法和 LRN 方法举例

5.3.6　湍流模拟方式

定义问题:在求解湍流时,湍流模型、合适的网格和边界条件有很多选择,对于一个CFD 新用户来说可能会比较迷茫。本节致力于对求解湍流相关的技术和方法进行概述。第一步是根据可用计算资源确定所采用 CFD 模型的复杂程度。图 5.17 总结了各类所要解决的难题。首先,可以评估所研究的问题需要捕捉多少流动物理性质。例如,流动是否为湍流流动? 需要获得多高精度的解? 其次,必须确定模拟要求,涉及基于已有的结果以及同一类问题的最佳实践来选择合适的湍流模型,进而生成适当的网格。网格大小与所需求解的流动物理性质的数量、所选湍流模型的复杂程度密切相关。最后,对指定问题,这些选择所需的计算资源和时间必须是现实可行的。

选择湍流模型:湍流模型的选择取决于求解精度、计算时间和计算资源的要求。在CFD 模拟中,不同类型的湍流流动需要采用不同的湍流模型。对于新用户和知识储备不足的人员,不建议采用高级模型,强烈推荐采用双方程模型(如标准 $k - \varepsilon$ 模型)等进行湍流模拟分析。由于不依赖于求解对象的几何形状和流动形态,标准 $k-\varepsilon$ 模型提供了最为简单的湍流封闭方式。作为湍流模型选择的第一步,标准 $k-\varepsilon$ 模型耐用、稳定,在某些应用中与其他复杂的湍流模型一样好。实际应用中,在应用其他可能产生收敛问题的湍流模型之前,通常选择标准 $k-\varepsilon$ 模型作为基础模型计算获得湍流流场。尽管如此,标准 $k-\varepsilon$ 模型并非没有缺点,正如前面所讲,为了克服这些的缺点,需要替代模型。

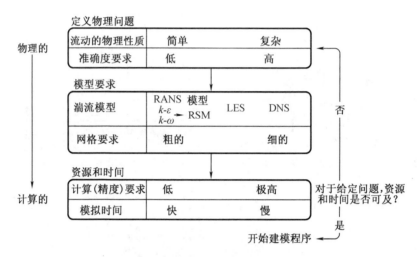

图 5.17　湍流模拟思路图

呼吸道内的气体流动是内壁面附着型流动,产生壁面附面层。由于黏性作用在近壁面区域,特别是在黏性底层中起主导作用,近壁面的湍流脉动受到抑制。这种类型湍流流动结构通常不能采用双方程模型如标准 $k-\varepsilon$ 模型、RNG $k-\varepsilon$ 模型、Realizable $k-\varepsilon$ 模型其至是雷诺应力模型进行求解。因而,在这一区域,需要特殊的近壁面模拟进行处理。选择合适的近壁面模型是湍流模拟的另一个重要决策。此处,用户需要决定是在近壁面采用壁面函数,还是采用低雷诺数模型对黏性底层的流动结构进行完全求解。这个选择毫无疑问取决于计算资源多少和边界层分辨率的精度要求。此外,呼吸道流体流动具有从层流、转掠流和充分发展起来的湍流的多种类型流态。在可获取的计算资源范围内,使用者应该选取可以尽可能多地捕捉流动物理性质的湍流模型。

随着计算能力的提高,采用需要非常小的时间步长、细密网格(特别在近壁面区域)的更加复杂的 LES 模型成为可能。尽管 LES 模型可以捕获流动物理性质的更多细节,但它需要更高水平的专业知识。例如,最小网格单元的尺寸必须根据需要直接求解的最小涡的尺寸进行计算,同时对小于网格单元尺寸的涡进行模拟。此外,由于 LES 模型进行非定常模拟,需要分析瞬时流动;用户需要具备湍流、不稳定理论和湍流结构的全面认知。网格单元(四面体或六面体)的选取对流体流动具有重要影响,需要仔细设计从而避免"伪耗散"。而且入口边界条件不是先验已知的,由于上游流体的流动特性对下游流动发展具有重大影响,因此需要对其进行小心谨慎地设置。通常采用随机方法在入口处引入些许扰动,为平均速度分布添加脉动分量,从而在入口边界处设置正确的湍流强度。

无论选择哪种模型,用户都需要对模型进行仔细确认和校验,确保数值解的可信度,从而充分证明对于特定问题所选择的湍流模型是合理的。关于湍流模型和湍流模拟的更多策略,建议读者参考 Nallasamy(1987)、Spalart(2000) 和 Wilcox(1993) 的工作。

创建网格:在确定将物理模型转换为 CFD 模型的可行性后,就可以开始数值模拟的相关程序了。这里涉及生成一个增大获得收敛和稳定解的可能性的合适网格。网格生成是将计算域细分为覆盖整个几何域的许多更小网格单元。对于内部湍流和非移动物体表面,边界层须具有合适的分辨率。当与边界层有关的特定物理性质不像远离边界层的流场那么重要时,壁面函数可以用来降低计算要求。壁面函数的类型很多,不同类型的函数可以用于模拟边界层的不同流层。

采用壁面函数将流层内的流动变量关联到第一个网格点上,从而避免使用很细的网格来求解边界层和第一个网格点 y^+ 间的实际流动结构。必须要小心地处理这个网格节点,避免其出现在实际模拟区域。例如,考虑一个模拟到过渡层(即包括黏性层)的壁面函数,排列网格点时,所有壁面相邻积分点上的 y^+ 值都应该在 30 左右(相对应于边界层的边界)。值得注意的是,对于非均匀几何形状,由于不同的流动条件,壁面上 y^+ 不可避免地会发生变化。这意味着除了检查 y^+ 的下限外,还需要确保 y^+ 的上限距离流层边界不能太远(例如,$y^+ \gg 30$)。

假设边界层一直延伸到 y^+ 值在 300 到 500 之间的位置,如果第一个积分点位于 $y^+ = 100$,那么因为该区域的分辨率不足肯定会导致不准确的数值解。合适的边界层精度通常要求边界层中至少有 10 个网格点。建议对 CFD 数值解进行事后分析,计算壁面所有的 y^+ 值,来确定分辨率是否达到要求。

如前所述,壁面函数可能并不适用于所有情况。在有些情况下,需要使用 LRN 模型。这涉及求解近壁面的流动,需要更高的计算资源来处理近壁面网格。通常网格数量比采用壁面函数时的网格数量大一个数量级。为了求解湍流边界层内的黏性层,应将靠近壁面的第一个节点的 y^+ 尽可能地设置为接近 1 的值。尽管如此,只要仍然在黏性层内($y^+ < 5$),较高的 y^+ 值也是可以接受的。根据流动雷诺数,为了正确地求解平均速度和湍流变量,应确保在壁面与 $y^+ = 20$ 的位置之间的受黏性影响的近壁面区内布置 5~10 个网格点。这很可能会在黏性和过渡层内布置大约 30 个网格节点,以达到足够的分辨率。

设置边界条件:选择合适的边界条件对湍流模拟尤为重要。根据不同的边界类型,需要不同的信息来设置边界条件。对于湍流流动,在入口处确定湍流变量(如湍流动能 k 和耗散率 ε)可能比较困难,主要是因为它们通常是由流场计算得到的。能获得实验数据的情况下,对于 k 和 ε,尽量采用经实验验证的数据作为入口边界条件。在很多情况下,通常无法获得入口和出口的湍流数据,而是必须使用合理的工程假设来提供。然后需要通过不同的模拟进行灵敏度测试以确定不同设置值的影响。湍流动能 k 可以通过湍流强度 I 进行设置。该强度定义为速度脉动量和速度的平均量的比值。一般来说,入口湍流条件是上游流动状态的函数。k 的近似值可由下式决定

$$k_{\text{inlet}} = \frac{3}{2}(u_{\text{inlet}}I)^2 \tag{5.41}$$

其中,I 为式(5.22)中定义的湍流强度。对于内流,一般认为 3%~10% 的湍流度是合适的。雷诺数越低,强度值也会越小。入口耗散率 ε 可近似为

$$\varepsilon_{\text{inlet}} = C_{\mu}^{3/4} \frac{k_{\text{inlet}}^{3/2}}{C_{\mu}^{1/4} D} \tag{5.42}$$

其中,D 为特征长度尺度,通常为内部流动的水力直径。如果采用 $k-\omega$ 模型,入口处的 ω 值可近似为

$$\omega_{\text{inlet}} = \frac{k_{\text{inlet}}^{1/2}}{C_{\mu}^{1/4} D} \tag{5.43}$$

如果采用雷诺应力模型,则需要合理地确定每个应力分量。如果无法获得应力分量值,通常情况下,对角线分量 $\overline{u'^2}$、$\overline{v'^2}$ 和 $\overline{w'^2}$ 一般设为 $2/3k$,对角线外的分量 $\overline{u'v'}$、$\overline{u'w'}$ 和 $\overline{v'w'}$ 一般设为零(假定各向同性湍流)。为了防止设置湍流边界时出现问题,入流边界应远离所要研究的区域,从而允许湍流自然发展。

在壁面处,需要设置 k、ε 和 ω 等变量的边界条件。这些通常整合在湍流模型或者壁面函数内。在出口边界或对称面边界,采用对称条件,即

$$\frac{\partial k}{\partial n} = 0 \quad \text{和} \quad \frac{\partial \varepsilon}{\partial n} = 0$$

表示垂直于流动方向的 k 和 ε 的导数值为零。

5.3.7 层流和湍流示例

本节通过直管内的流体流动来阐述层流和湍流的性质。如图 5.18 所示,CFD 模拟直径 $D = 0.02$ m、长 $L = 0.15$ m 的直管道内的流动。介质为空气,密度 $\rho = 10$ kg/m³,动力学黏度 $\mu = 2 \times 10^{-5}$ kg/(m·s),入口速度分别为 $u_{\text{in1}} = 0.02$ m/s、$u_{\text{in2}} = 1$ m/s,以此分析流动完全发展情况下的流体平均速度和涡黏度系数。我们将评估完全发展情况下的流体平均速度和涡黏度。

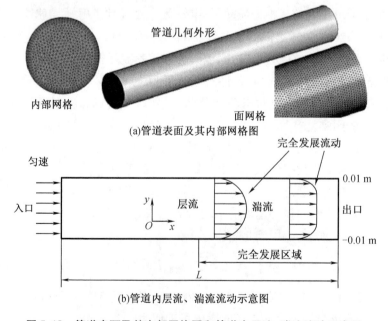

(a)管道表面及其内部网格图

(b)管道内层流、湍流流动示意图

图 5.18 管道表面及其内部网格图和管道内层流、湍流流动示意图

当进口速度 $u_{in1} = 0.02$ m/s 时,流动雷诺数为 200,流动为层流状态。当入口速度 $u_{in2} = 1$ m/s 时,雷诺数为 10 000,其远高于 2 200 的临界雷诺数,因此流体处于湍流状态。模拟结果如图 5.19 所示,层流和湍流两种流型的速度分布存在显著的差异。在流动充分发展的区域,层流的速度分布呈抛物线形,而湍流在管道中心的核心区域呈平坦的速度分布,在靠近壁面处速度梯度较大。也就是说,高的湍流黏度会使流动动量在流动中扩散(如前所述,图 5.12)。

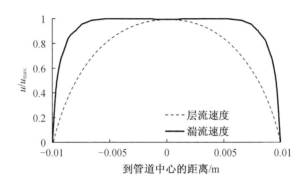

图 5.19　在流动完全发展情况下层流和湍流速度分布图

图 5.20 比较了相同位置处的层流黏度和湍流(涡)黏度。从图中可以看出,湍流(涡)黏度在管道内变化剧烈,在中心处达到峰值。此外,通过比较中心处的层流黏度和湍流黏度,可以看到湍流黏度比分子黏度大一个数量级。层流黏度是常数且只在靠近壁面处很薄的区域才会大于湍流黏度。

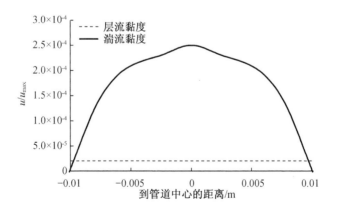

图 5.20　在流动完全发展区域层流和湍流黏度

为了进一步地阐述湍流和湍流黏度的物理特性,在图 5.20 中的速度分布位置上,湍动能 k 和比耗散率 ω 分布如图 5.21、图 5.22 所示。从图中可以观察到,k 和 ω 在壁面附近都存在峰值,但分布形式不同。在壁面处,k 值为零,而 ω 值最大。这表明湍流在近壁面区域产生,实际 k 的生成在过渡区达到峰值。同样主要由于黏性的作用,k 在黏性底层和过渡区耗散。并且随着远离壁面，ω 值变得非常小，同时尽管 k 值也减少了，但仍不足以小到产生更大的湍流黏性值。

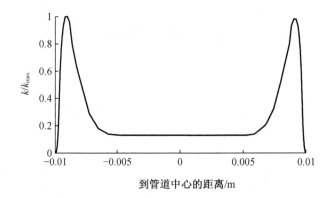

图 5.21　在湍流流动完全发展情况下湍动能 k 分布图

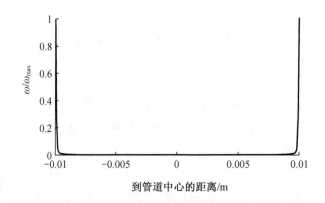

图 5.22　在湍流流动完全发展情况下比耗散率 ω 分布图

模拟湍流流动时，通常会考虑以下问题：

- 如果湍流模型用于模拟层流或转捩流，会出现什么情况？
- 对于雷诺数在转捩区的情况，应该选择什么湍流模型？

采用湍流模型模拟一个并非全是湍流的流场时必须要小心谨慎。在流场为层流的情况下，使用湍流模型将在流动中加入一个额外的湍流黏度 μ_T 项。这将导致流场具有更大的等效黏度，即层流黏度加上湍流黏度，$\mu_{eff} = \mu_{lam} + \mu_T$，而不再是只有层流黏度 μ_{lam}。随着与壁面距离的增加，流动黏度随之增加，流动的扩散效应增强，管道中的速度分布更加平坦，而不是层流时的抛物线形分布。

$k - \varepsilon$、$k - \omega$、RSM 等 RANS 湍流模型是基于充分发展的湍流建立的（$Re > 2\ 200$，管道流动），尽管修正后它们能够模拟具有转捩流动现象的低雷诺数流动。然而，在这些模型中，并没有真正地求解转捩流动现象，而是更多地采用了一种模化的方法进行处理。因此，在分析模拟结果时应当谨慎，因为在局部低流量区域，层流效应占主导地位，而湍流模型由于其固有的涡黏性质产生更大的扩散。低雷诺数湍流模型，例如 LRN $k-\varepsilon$ 和 LRN $k-\omega$ 模型已经比标准的 RANS 模型有所改善。复杂的模型，例如 LES 和直接数值模拟，确实可以求解转捩流动，但计算量很大。

5.4 控制方程的通用形式

5.2 节中推导的三维控制方程汇总于表 5.1 中。

表 5.1 笛卡儿坐标系中不可压缩流体控制方程

质量守恒方程

$$\frac{\partial u}{\partial x} + \frac{\partial v}{\partial y} + \frac{\partial w}{\partial z} = 0$$

$u-$动量方程

$$\frac{\partial u}{\partial t} + \frac{\partial (uu)}{\partial x} + \frac{\partial (vu)}{\partial y} + \frac{\partial (wu)}{\partial z} = -\frac{1}{\rho}\frac{\partial p}{\partial x} + \frac{\partial}{\partial x}\left[(\nu+\nu_{\mathrm{T}})\frac{\partial u}{\partial x}\right] + \frac{\partial}{\partial y}\left[(\nu+\nu_{\mathrm{T}})\frac{\partial u}{\partial y}\right] + \frac{\partial}{\partial z}\left[(\nu+\nu_{\mathrm{T}})\frac{\partial u}{\partial z}\right] + S_u$$

$v-$动量方程

$$\frac{\partial v}{\partial t} + \frac{\partial (uv)}{\partial x} + \frac{\partial (vv)}{\partial y} + \frac{\partial (wv)}{\partial z} = -\frac{1}{\rho}\frac{\partial p}{\partial y} + \frac{\partial}{\partial x}\left[(\nu+\nu_{\mathrm{T}})\frac{\partial v}{\partial x}\right] + \frac{\partial}{\partial y}\left[(\nu+\nu_{\mathrm{T}})\frac{\partial v}{\partial y}\right] + \frac{\partial}{\partial z}\left[(\nu+\nu_{\mathrm{T}})\frac{\partial v}{\partial z}\right] + S_v$$

$w-$动量方程

$$\frac{\partial w}{\partial t} + \frac{\partial (uw)}{\partial x} + \frac{\partial (vw)}{\partial y} + \frac{\partial (ww)}{\partial z} = -\frac{1}{\rho}\frac{\partial p}{\partial z} + \frac{\partial}{\partial x}\left[(\nu+\nu_{\mathrm{T}})\frac{\partial w}{\partial x}\right] + \frac{\partial}{\partial y}\left[(\nu+\nu_{\mathrm{T}})\frac{\partial w}{\partial y}\right] + \frac{\partial}{\partial z}\left[(\nu+\nu_{\mathrm{T}})\frac{\partial w}{\partial z}\right] + S_w$$

能量方程

$$\frac{\partial T}{\partial t} + \frac{\partial (uT)}{\partial x} + \frac{\partial (vT)}{\partial y} + \frac{\partial (wT)}{\partial z} = \frac{\partial}{\partial x}\left[\left(\frac{\nu}{Pr}+\frac{\nu_{\mathrm{T}}}{Pr_{\mathrm{T}}}\right)\frac{\partial T}{\partial x}\right] + \frac{\partial}{\partial y}\left[\left(\frac{\nu}{Pr}+\frac{\nu_{\mathrm{T}}}{Pr_{\mathrm{T}}}\right)\frac{\partial T}{\partial y}\right] + \frac{\partial}{\partial z}\left[\left(\frac{\nu}{Pr}+\frac{\nu_{\mathrm{T}}}{Pr_{\mathrm{T}}}\right)\frac{\partial T}{\partial z}\right] + S_{\mathrm{T}}$$

k 方程

$$\frac{\partial k}{\partial t} + u\frac{\partial k}{\partial x} + v\frac{\partial k}{\partial y} = \frac{\partial}{\partial x}\left[(\nu+\sigma_k\nu_{\mathrm{T}})\frac{\partial k}{\partial x}\right] + \frac{\partial}{\partial y}\left[(\nu+\sigma_k\nu_{\mathrm{T}})\frac{\partial k}{\partial y}\right] + P_k - D_k$$

ω 方程

$$\frac{\partial \omega}{\partial t} + u\frac{\partial \omega}{\partial x} + v\frac{\partial \omega}{\partial y} = \frac{\partial}{\partial x}\left[(\nu+\sigma_\omega\nu_{\mathrm{T}})\frac{\partial \omega}{\partial x}\right] + \frac{\partial}{\partial y}\left[(\nu+\sigma_\omega\nu_{\mathrm{T}})\frac{\partial \omega}{\partial y}\right] + P_\omega - D_\omega$$

这些控制方程具有相同的通用形式。如果我们引入一个通用变量 ϕ 来表示所有的流体流动方程，通常可以将方程写为守恒的不可压缩形式，即

$$\frac{\partial \phi}{\partial t} + \frac{\partial (u\phi)}{\partial x} + \frac{\partial (v\phi)}{\partial y} + \frac{\partial (w\phi)}{\partial z} = \frac{\partial}{\partial x}\left(\Gamma\frac{\partial \phi}{\partial x}\right) + \frac{\partial}{\partial y}\left(\Gamma\frac{\partial \phi}{\partial y}\right) + \frac{\partial}{\partial z}\left(\Gamma\frac{\partial \phi}{\partial z}\right) + S_\phi \quad (5.44)$$

式（5.44）即为 ϕ 形式下的输运方程。顾名思义，它代表某一流动变量在流体中的多种物理输运过程。这个方程也称为标量（ϕ）输运方程，其中 ϕ 表示为 u、v、w、T、k 和 ω 等。输运方程左侧为当地加速度和对流项，方程右侧为扩散项（Γ 为扩散系数）和源项（S_ϕ）。为了

统一方程,我们将方程间不统一项合并到源项中。动量方程的附加源项 $S_{\phi,u}$、$S_{\phi,v}$ 和 $S_{\phi,w}$ 由压力和非压梯度项,以及重力等其他可能影响流体运动的项组成;而能量方程中的 S_T 附加源项可能包含流域内的热量源项或汇项。设置输运变量 ϕ 为 1、u、v、w、T、k、ω 并选择合适的扩散系数 Γ 值和源相 S_ϕ 值,得到针对质量、动量、能量或湍流特性守恒方程的相关系数和源项的具体形式见表 5.2。

表 5.2 笛卡儿坐标系下不可压缩流动控制方程的通用形式

ϕ	Γ_ϕ	S_ϕ
1	0	0
u	$\nu + \nu_T$	$-\dfrac{1}{\rho}\dfrac{\partial p}{\partial x} + S'_u$
v	$\nu + \nu_T$	$-\dfrac{1}{\rho}\dfrac{\partial p}{\partial y} + S'_v$
w	$\nu + \nu_T$	$-\dfrac{1}{\rho}\dfrac{\partial p}{\partial z} + S'_w$
T	$\dfrac{\nu}{Pr} + \dfrac{\nu_T}{Pr_T}$	S_T
k	$\nu + \sigma_k \nu_T$	$P_k - D_k$
ω	$\nu + \sigma_\omega \nu_T$	$P_k - D_k$

5.5 本 章 小 结

本章详细推导了流体流动的控制方程:从基于无限小控制体的守恒定律,到质量和能量守恒原理,再到作用于控制体上的合力等于动量时间变化率。这些方程适用于一个通用输运方程表达式。从根本上说,输运方程描述了流动变量的瞬时对流输运与扩散输运项和源项平衡。

本章还介绍了湍流的本质和特点,及其与层流间的固有差异。呼吸道复杂几何形状和本身特性导致了呼吸道内流动为层流、湍流和转捩流动。讨论了流动特性对壁面剪切应力、压降、速度分布等流动变量的影响。总结了 CFPD 中可用的多种湍流模型,为读者介绍了湍流模拟工作的相关困难。讲述了湍流模型选择、网格创建、近壁面处理和边界条件等方面的实用指南,帮助用户建立正确的计算模型模拟分析流体流动。

5.6 习　　题

1. 把通用连续性方程 $\dfrac{\partial \rho}{\partial t} + \dfrac{\partial(\rho u)}{\partial x} + \dfrac{\partial(\rho v)}{\partial y} + \dfrac{\partial(\rho w)}{\partial z} = 0$ 简化为二维常密度的形式。

2. 在收缩喷嘴中,由于几何外形缩小流动加速。假设密度不变的情况下,讨论流动过程中流速梯度 $\dfrac{\partial u}{\partial x}$ 和 $\dfrac{\partial v}{\partial y}$ 的变化。对应的压强梯度如何变化?

3. 写出作用在二维微分控制体上的所有力的平衡方程。它们的等价三维形式是什么?

4. 对于流体在 x 方向上的动量方程,讨论局部加速度 $\dfrac{\partial u}{\partial t}$ 和对流项 $u\dfrac{\partial u}{\partial x} + v\dfrac{\partial u}{\partial y}$ 在总体流体输运中的贡献。

5. 简化的一维无黏、不可压缩层流在 x 方向上的动量方程为 $\dfrac{\partial u}{\partial t} + u\dfrac{\partial u}{\partial x} = -\dfrac{1}{\rho}\dfrac{\partial p}{\partial x}$,说明每项的含义并讨论其对流体流动的贡献。

6. 流体在 y 方向的动量方程为 $\dfrac{\partial v}{\partial t} + u\dfrac{\partial v}{\partial x} + v\dfrac{\partial v}{\partial y} = -\dfrac{1}{\rho}\dfrac{\partial p}{\partial y} + \nu\dfrac{\partial^2 v}{\partial x^2} + \nu\dfrac{\partial^2 v}{\partial y^2} - g$,讨论输运流体的力。

7. 上述问题6中的动量方程和如下动量方程

$$\rho u\frac{\partial u}{\partial x} + \rho v\frac{\partial u}{\partial y} = -\frac{\partial p}{\partial x} + \mu\left(\frac{\partial^2 u}{\partial x^2} + \frac{\partial^2 u}{\partial y^2}\right)$$

有什么不同?

8. 如下图所示,介质为空气($u_{\text{in}} = 0.03$ m/s,$\mu_1 = 1.65 \times 10^{-5}$ kg/(m·s),$\rho = 1.2$ kg/m³),管道流动的水动力学长度等于 L_e。当介质为水($\mu_1 = 1.003 \times 10^{-3}$ kg/(m·s),$\rho = 1\,000$ kg/m³)时,要获得相同的水动力学长度,需要多大的入口速度?

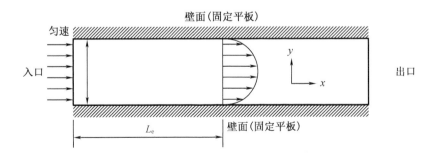

9. 雷诺数是哪两种流动参数的比值?

10. 如果雷诺数很高($Re \geqslant 10\,000$),意味着什么? 如果它很低($Re \leqslant 100$),意味着什么?

11. 应用傅里叶热传导定律推导 x 方向的热通量。

12. 写出使用当地加速度导数和温度对流导数来定义的温度输运全导数方程。

13. 如果一辆汽车驶过较温暖的环境,车体的温度会上升。这是一个当地加速度导数还是对流导数起作用的例子?

14. 在什么情况下可以把通用的二维能量方程

$$\frac{\partial T}{\partial t} + u\frac{\partial T}{\partial x} + v\frac{\partial T}{\partial y} = \frac{k}{\rho C_p}\frac{\partial^2 T}{\partial x^2} + \frac{k}{\rho C_p}\frac{\partial^2 T}{\partial y^2}$$

简化为著名的拉普拉斯方程$\frac{\partial^2 T}{\partial x^2} + \frac{\partial^2 T}{\partial y^2} = 0$?

15. 为什么大尺度的涡结构本质上趋向于各向异性,而小尺度的涡结构本质上是各向同性的?

16. 工程应用中采用直接数值模拟(DNS)仍存在困难,为什么?

第6章 粒子动力学基础

6.1 引 言

前面几个章节通过求解 Navier – Stokes 方程组讲述了描述流体运动的流体力学,并介绍了描述湍流流动的不同湍流模型。本章将讲述粒子动力学的基本原理,以便认识粒子如何在呼吸道内运动。颗粒污染物进入呼吸道并在呼吸道内沉积会严重地影响人体健康,尤其是对于儿童和老年人。众所周知,颗粒污染物与多种病症相关,包括肺功能下降、严重性哮喘、慢性支气管炎、心脏病以及有心脏病病史的患者的早逝。因此,近年来认识可吸入颗粒物在呼吸道中的输运和沉积规律已经引起了人们的广泛关注。

在讨论粒子动力学之前,需要定义"粒子"这一专业术语在本书中的内涵,从而与其他领域研究的粒子(即量子、核粒子)区分开来。粒子可被定义为被一个界面与周围环境物质分离的离散物体或某种物质。气体中悬浮的固体或液体粒子被称为气溶胶粒子或者简称为气溶胶。灰尘、烟、雾、霾等是多种常见的气溶胶/粒子。如果粒子由固体物质组成,那么我们可以称其为固体粒子或颗粒物(PM),固体粒子不发生变形。如果粒子由液体构成,那么我们就称其为液滴。液滴可能发生变形、破裂以及合并。灰尘、烟、雾、霾等是多种常见的大气气溶胶。一般来说,上述所有不同称呼的粒子都可以简称为粒子。

本章将阐述气溶胶粒子动力学,粒子运动、输运和沉积的原理,包括阻力和升力、粒子松弛时间、重力沉降速度以及制止距离在内的受力表达式。在模拟纳米粒子的运动时,需要另外考虑布朗运动和阻力的坎宁安(Cunningham)滑移修正。粒子的输运和沉积可以用欧拉或者拉格朗日方法进行分析。欧拉方法把粒子当作输运标量处理,其浓度变化满足具有 Fickian 扩散率的扩散方程。拉格朗日方法追踪每个单独粒子在流体中的运动轨迹。欧拉或拉格朗日控制方程与第 5 章中讲述的流体流动方程具有关联性。

6.2 粒 子 运 动

粒子在流域中运动可以从拉格朗日或欧拉的角度进行描述。每种方法都有不同的耦合方式把粒子运动和流体流动结合在一起。拉格朗日方法涉及跟踪每一个单独的离散粒子经过流体计算域时的轨迹。欧拉方法聚焦于空间中固定位置,关注粒子经过时的浓度。图 6.1 演示了拉格朗日和欧拉方法的区别。在拉格朗日方法中,观察和跟踪单个粒子的运动轨迹。对于欧拉方法,观察所有经过某一固定位置的粒子。

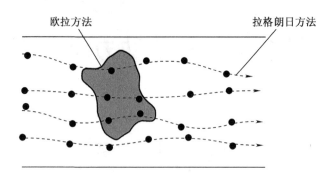

图6.1　在流动区域中粒子运动的拉格朗日方法表述和欧拉方法表述

从计算流体力学的角度来看,拉格朗日方法和欧拉方法是非常不同的。以吸入由气流输运固体颗粒流经气道为例,颗粒被称作离散相,载体介质(即空气)被称作连续相。在拉格朗日方法中,粒子的运动是通过跟踪实际粒子的运动或跟踪具有大量代表性粒子的粒子团的运动来确定的。每一个颗粒周围的气流都会极大地影响其阻力、升力和其他可能改变这些颗粒运动轨迹的力。然而,在欧拉方法中,颗粒(离散相)被视为与空气(或其他运载介质)混合和相互作用的另一个连续相。这种方法忽略了离散相的离散性质,而是计算离散相的统计平均性质,例如将粒子速度以及浓度作为空间和时间函数。

6.2.1　拉格朗日方法

在拉格朗日方法中,把粒子看作空间点,利用牛顿第二定律进行单独跟踪。拉格朗日方法应用十分广泛,这是因为相关的运动方程是常微分方程的形式,可以通过积分计算离散粒子经过流域时的路径。粒子的受力平衡方程为

$$\rho_p V_p \frac{\mathrm{d}u_p}{\mathrm{d}t} = \sum F_n \tag{6.1}$$

其中,u_p为粒子的瞬时速度,粒子的质量由粒子密度ρ_p与粒子体积方程V_p的乘积获得。方程右侧为颗粒受到的作用力总和,包括阻力、升力、浮力、压力梯度、热泳力和扩散力(将在6.4节中进一步介绍)。对于大多数工程应用中的实际流动,阻力是最重要的周围流体施加在粒子上的力。

在粒子释放点,开始对其进行追踪,直到它离开计算域。在粒子碰到某个边界面或者达到积分时长数时,跟踪粒子运动的计算在这一时步才结束。粒子可以借助流体流动控制方程中的源项与连续相间进行质量、动量和能量的交换。通常,假设粒子的形状为球形,而非球形颗粒需要对阻力进行修正。当边界与粒子中心的距离等于或小于粒子半径时,粒子与边界发生相互作用。通过跟踪单个颗粒,能够精确地确定颗粒在呼吸道的沉积位置。此外,可以引入额外的力和相关的物理过程,如由于相变而产生的热交换和质量交换。因为流体相使用欧拉方法模拟,而离散相使用拉格朗日方法模拟,所以该方法也被称为欧拉 - 拉格朗日方法。

每个粒子受到的作用力取决于它与周围空气间的相互作用(粒子 – 流体相互作用)和与其他粒子间的相互作用(粒子 – 粒子相互作用)。流体 – 粒子间的相互作用称为相间耦合。对于单向耦合,流体影响粒子的运动轨迹但是粒子不影响流体流动。这适用于离散相为稀相(即与连续相相比,离散相的体积分数非常低)的情况下。体积分数 α 定义为特定的体积内某一相所占体积与总体积的比值。体积内所有相的体积分数加起来等于 1。通常,单向耦合在离散相体积分数小于或等于 10^{-3} 的情况下适用。这意味着颗粒相所占的体积足够小,以至于它对连续相的影响,包括作用在连续相上的力可以被忽略。随着粒子体积分数的增加,粒子占据的体积越大,它们对流体相施加力造成的影响也越大(图 6.2)。在这种情况下,离散相的体积分数不能再被忽略($10^{-3} < \alpha < 10^{-1}$);更重要的是,它们对流动的作用力变得更加重要。此时,要采用双向耦合方法。在该方法中,流体影响粒子运动,反过来,粒子也影响流体流动。双向耦合方法要求流体的动量方程中包括流体受到来自粒子的力的源项。动量来自阻力、升力以及其他力。当在流动中追踪每个粒子时,每个粒子都会产生动量源项。在粒子运动的每一个时间步中,这些源项被应用于控制体中。对于体积分数非常高的离散相,流动被认为是密相流动,可以发生四相耦合。也就是说,除了连续相和离散相之间的双向耦合外,粒子 – 粒子的碰撞效应变得非常重要,需要加以考虑。在实际应用中,对于密相流动,拉格朗日方法可能不再适合,因为需要跟踪太多的粒子,而且必须模拟粒子 – 粒子间的碰撞以及粒子间可能产生的摩擦。在这些情况下,常常采用欧拉 – 欧拉方法。对于呼吸道中的流体 – 粒子流动,离散相一般是稀相的,采用单向耦合就足够了。在极少数情况下,可能需要采用双向耦合方法。

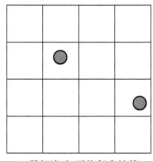 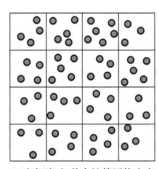 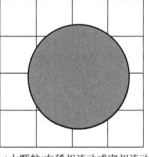

(a)稀相流动(平均每个计算　　(b)密相流动(单个计算网格中存　　(c)大颗粒(在稀相流动或密相流动
网格中少于一个粒子)　　　　在很多粒子)　　　　　　　　中,单个粒子占据大量计算网格)

图 6.2　稀相流动和密相流动(Kuipers,2000)

密相中的粒子与粒子间的相互作用包括导致固体颗粒发生反弹的碰撞、液滴的破裂或合并。此外,固体颗粒与壁面的碰撞会导致粒子的反弹和/或沉积;液滴撞击壁面会导致其破裂和/或沉积。除了相互作用之外,粒子运动控制方程还因其碰撞、合并和破裂(粒子为液滴时)而耦合,因此无法计算大量粒子的运动。在实际应用中,采用了另外一种计算方法——离散元法(DEM)进行计算。这种方法与分子动力学密切相关,依赖于有效的最近邻分类。DEM 被广泛用于模拟颗粒流,对于这种方法的深入介绍,读者可以参考 Kawaguchi 等(1998)、Zhu 等(2007)以及 Radjai 等(2011)的研究工作。

当粒子数量超过数百万时,跟踪每一个粒子是不可行的,建议采用粒子团的概念。在这种方法中,每个粒子团都是一个由固定数量物理粒子的统计量。因此,在模拟中,粒子团内的粒子数量需要足够多,从而具有代表性。对于最简单的粒子团,不存在粒子质量输运、分裂或合并,粒子团具有单一不变的物理属性如速度、直径和密度等。这意味着每个流速内的每个粒子团内的粒子数由总质量流速除以单个粒子的质量所决定。对于多分散的粒子团,采用概率密度函数表达粒子直径分布,由一系列代表粒子直径离散范围的"容器"来测量。求解多分散粒子团需要对每个粒子容器范围内的粒子进行积分。

6.2.2　欧拉方法

对于气体-粒子两相流,连续相占据连通的空间区域,而由粒子组成的离散相占据不连通的空间区域(图6.3)。在欧拉(或欧拉-欧拉)方法中,离散相和连续相都被视为相互渗透的连续流。这种方法也称为双流体模型,用占有相同体积的等效流体相代替离散相。因此,两种流体同时存在于流域内并且彼此之间常常存在相对运动,导致两相间存在动量交换。双流体模型也允许两相间传热。

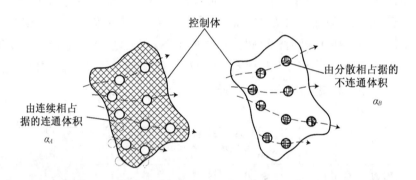

图6.3　体积分数的欧拉表述以及两相流的离散相和连续相所占流动体积

欧拉方法与拉格朗日方法的一个主要区别是不分析单个粒子的微观运动。相反,欧拉方法求解各相的总体流动特征和传热特性,这足以模拟流动的混合行为。

欧拉方法的详细推导超出了本书的范围,但本书给出了控制方程的最终形式。此外,有不同的方法可以关联欧拉粒子相与流体相,例如混合模型(mixture)和流体体积(VOF)模型,但本书将仅仅介绍双流体欧拉-欧拉模型。关于这些模型的完整推导和探讨,读者可以参考 Crowe 等(1998)、Brennan(2005)和 Yeoh 等(2009)的著作。多相流动方程的推导基于以下两个条件:①所考虑的任意体积元要比流动特性发生显著变化的距离小得多;②该体积元足够大并且包含了足够多的每个相的样本。实际应用中,体积元并不总能满足这两个条件,并且采用平均化处理对宏观流动进行求解。通常来说,流动平均可能指时间、空间或者系综平均。N 个相就有 N 组守恒方程。这些方程与体积分数一起在每个网格内求解。组分或相的体积分数可标记为 α_N,所有相体积分数之和为1。对于一个包含 A 和 B 组分(相)的两相流动,有 $\alpha_A + \alpha_B = 1$。

有多种不同的方式可建立欧拉粒子相与流体相之间的联系。对于二维定常流动,各相

的连续性方程为

$$\frac{\partial(\alpha_N u)}{\partial x} + \frac{\partial(\alpha_N v)}{\partial y} = \chi_N \tag{6.2}$$

其中,χ_N 为传入/传出第 N 个相的净质量变化率。

u 和 v 的动量方程为

$$\frac{\partial(\alpha_N uu)}{\partial x} + \frac{\partial(\alpha_N vu)}{\partial y} = -\alpha_N \frac{1}{\rho} \frac{\partial p}{\partial x} + \frac{\partial}{\partial x}\left[(\nu + \nu_T)\frac{\partial(\alpha_N u)}{\partial x}\right] +$$
$$\frac{\partial}{\partial y}\left[(\nu + \nu_T)\frac{\partial(\alpha_N u)}{\partial y}\right] + \chi_{N,u} + \sum F_{N,u} \tag{6.3}$$

$$\frac{\partial(\alpha_N uv)}{\partial x} + \frac{\partial(\alpha_N vv)}{\partial y} = -\alpha_N \frac{1}{\rho} \frac{\partial p}{\partial y} + \frac{\partial}{\partial x}\left[(\nu + \nu_T)\frac{\partial(\alpha_N v)}{\partial x}\right] +$$
$$\frac{\partial}{\partial y}\left[(\nu + \nu_T)\frac{\partial(\alpha_N v)}{\partial y}\right] + \chi_{N,v} + \sum F_{N,v} \tag{6.4}$$

其中,$\chi_{N,u}$ 和 $\chi_{N,v}$ 分别为第 N 相与其他相之间的动量交换净变化率;$F_{N,u}$ 和 $F_{N,v}$ 是作用在第 N 相上的附加体积力。附加的动量交换包括阻力、升力、浮力、压力梯度、热泳力和扩散力。

综上所述,表 6.1 比较了两种模拟方法的优缺点。

表 6.1　拉格朗日和欧拉方法的优点和缺点

方法	优点	缺点
拉格朗日方法	· 考虑微观输运过程。可获得单个粒子的位置、停留时间、沉积位置等详细信息 · 能够更有效地处理不同粒子直径和粒子性质(如质量和传热)	· 湍流弥散是理想化的,与流体流动耦合存在局限性。全尺度湍流耦合是困难的,且计算昂贵 · 不适用较大的离散相体积分数。流体流动方程中通常不考虑粒子体积
欧拉方法	· 计算更经济,能处理工业多相流应用 · 能处理稀相和密相多相流	· 不同粒径的粒子被视为不同的相 · 需要相互作用力的本构模型,这是一个难题,并且可能不得不根据流动状态进行调整

6.2.3　流体方程和粒子方程的关系

在第 5 章中,推导了流体控制方程,而本章介绍了粒子运动方程。在进一步讲解其他内容之前,应该总结一下这些方程,以及它们是如何联系起来的,以便为读者建立一个直观的框架来更好地理解 CFPD 模型。图 6.4 阐释了流体方程和粒子方程之间的联系。在欧拉 - 欧拉方法中,流体相与颗粒相完全耦合,各相相互混合、相互作用。在每个计算单元中,某一相的体积分数 α_N 定义为该相所占网格的空间大小。

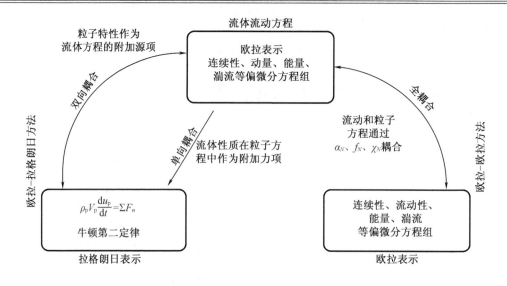

图6.4 流体方程、粒子方程以及它们之间的相互关系

在欧拉－欧拉方法中,控制方程中的项χ_N和F_N表示某一相的流动特性(质量、动量、能量等)对另一相的影响。在欧拉－拉格朗日方法中,流体相的流动特性存储在计算网格中。由于通过求解常微分方程(ODE)来追踪离散粒子的运动轨迹,离散粒子相与网格无关。在每步时间积分以后,粒子发生位移,粒子的位置和速度被更新。在新的坐标中,周围流体施加在粒子上的力根据存储在计算网格单元中的流动值来计算。对于单向耦合,粒子周围的流体性质不改变,因此流体相不需要迭代。对于双向耦合,粒子所在单元的流体相特性会因粒子的运动而改变,因此需要一个迭代过程来计算新的流动性质以及粒子的位置和速度。在后面的章节中,我们将介绍粒子动力学以及作用在粒子上的不同力。

6.3 粒 子 直 径

除了无尘室,空气中通常含有某种形式的固体颗粒或液滴。它们的大小影响粒子的物理性质,影响其在流场内的运动和扩散规律。因此,表征粒子性质如平均直径、尺寸分布是很重要的参数。

粒子的性质因其来源而异,例如花朵、蜜蜂身上的花粉,汽车的柴油/废气,鼻腔喷雾器中的液体雾化以及定量雾化吸入器中的药物粉末等,都有不同的性质。常见的气溶胶粒子直径为$0.01 \sim 40 \ \mu m$(图6.5)。10 nm的下限大致对应于分子到粒子过渡的尺度。在时间足够长的情况下,大于40 μm的粒子通常不会在空气中悬浮。在吸入毒理学和吸入颗粒物的研究中,可以依据粒子尺寸进行分类。因此,粒子按直径可划分为粗颗粒($2.5 \sim 10 \ \mu m$)、细颗粒($< 2.5 \ \mu m$)、超细颗粒($< 0.1 \ \mu m$)和纳米颗粒($< 100 \ nm$)。大于5 μm的粒子通常会被上呼吸道系统清除。直径小于5 μm的粒子可以进入到肺深处,给人体健康带来危害。

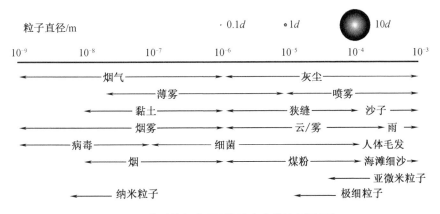

图 6.5　典型粒径范围(粒子大小按比例显示)

　　球形粒子大小可由其直径直接描述。对于非球形粒子,常采用等效直径或者描述性直径(descriptive diameter)进行描述(图 6.6)。对于赋形的药物产品,可以采用光学显微镜对粒子的二维投影图像进行分析。在投影图像中,弗雷特(Feret)直径定义为在某个预先定义方向上的从粒子一边到另一边的最大距离。马丁(Martin)直径为在预先定义方向上将粒子分为两个面积相等部分的直线长度。投影面积(projected area)直径是与粒子具有相同投影面积的圆的直径。

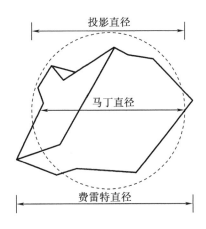

图 6.6　光学显微镜下非球形粒子的直径表述

　　由大量的粒子/液滴组成的颗粒物和气溶胶物质,可以通过不同的平均直径表示所要分析的粒子群的等效直径。以直径分别为 3 μm、4 μm、5 μm 的三种粒子为例,其算术平均值为

$$D_{10} = \sum \frac{d_i}{n} \tag{6.5}$$

由上式计算,得到 $D_{10} = 4$ μm。但对于药物吸收或者沉积在呼吸道黏膜壁上的毒性颗粒的吸收,粒子的表面积更为重要,因此我们应该采取粒子的表面平均直径。每个粒子直径转

换成它的表面积,所有粒子表面积加在一起得到总表面积,然后将这个值除以粒子数量,得到一个代表粒子有效表面积的平均值。这个值对应的直径为表面平均直径 D_{20}。因为球体的表面积为 πd^2,可得

$$D_{20} = \sqrt{\sum \frac{d_i^2}{n}} \tag{6.6}$$

由上式计算,得到 $D_{20} = 4.08\ \mu m$。

当球体的体积、质量(利用密度缩放)是重要因素时,采用体积平均直径 D_{30}。与计算 D_{20} 的方法类似,可以由直径的立方除以粒子数,开立方根得到 D_{30},即

$$D_{30} = \sqrt[3]{\sum d_i^3 / \sum n_i} \tag{6.7}$$

得到 $D_{30} = 4.16\ \mu m$。

索特平均直径 D_{32}(SMD)是与所关注的粒子具有相同体积/表面积比的球体等效直径

$$D_{32} = \sum d_i^3 / \sum d_i^2 \tag{6.8}$$

得到 $D_{32} = 4.32\ \mu m$。SMD 尤其与流体力学和质量传递相关,因为阻力和反应速率都与粒子/液滴面积成比例。

另外两个重要的直径是斯托克斯直径和空气动力学直径。它们用以描述粒子在呼吸道内运动的输运过程。粒子的斯托克斯(沉降)直径定义为相同密度的粒子在静止流体中沉降,终末速度与被观察粒子的终末速度相同的球形粒子的直径。粒子的空气动力学直径 d_{ae} 定义为与具有水的密度或者单位密度($\rho = 1\ 000\ kg/m^3$)的粒子相同的末端沉降速度的球形粒子的直径,表达式如下

$$d_{ae} = d \sqrt{\frac{\rho}{1\ 000}} \tag{6.9}$$

对于球形粒子,除水滴外,其空气动力学直径与其直径本身是不同的。

6.4　粒子受到的作用力

6.4.1　阻力与阻力系数

悬浮在气体中的小颗粒在流体作用下进行输运。主要的流体作用力是驱使粒子沿着流线移动的曳力。另一种流体作用力是驱使粒子在流动的垂直方向移动的升力。对于低雷诺数的蠕流($Re < 1.0$),作用于球形粒子上的斯托克斯阻力为

$$F_D = 3\pi\nu(u^f - u^p)d \tag{6.10}$$

其中,d 为粒子直径;ν 为动力学黏度;u 为流体或粒子的速度;上标 f 和 p 分别代表流体/气体(即空气)和粒子。粒子雷诺数定义为

$$Re_p = \frac{\rho_f(u^f - u^p)d}{\mu} \tag{6.11}$$

式(6.10)首先是由斯托克斯在忽略流动惯性作用、基于所谓的蠕流假设下获得的。由于悬浮在空气中的大多数颗粒直径在微米和亚微米范围内,因此它们通常处在斯托克斯流状态,而较大的颗粒可能处在斯托克斯流之外。阻力系数在斯托克斯流内相应的表达式为

$$C_D = \frac{F_D}{\frac{1}{2}\rho_f(u^f - u^p)^2 A} = \frac{24}{Re_p} \tag{6.12}$$

其中,ρ 为流体密度;$A = \pi d^2/4$,为球体在垂直于流动方向的平面上的投影面积。在较高雷诺数情况下,阻力系数偏离式(6.12)。Oseen(1910)采用近似线性方法囊括流动惯性的影响,并对斯托克斯阻力进行了修正,即

$$C_D = \frac{24}{Re_p}\left(1 + \frac{3}{16}Re_p\right) \tag{6.13}$$

此方程有一定的有效范围。在较高雷诺数情况下,它高估了流动阻力。对于 $1 < Re_p < 1\ 000$ 的实际应用情况(有时称为过渡区),可采用下式(Clift et al. , 1978b)

$$C_D = \frac{24}{Re_p}(1 + 0.15\ Re_p^{0.687}) \tag{6.14}$$

式(6.14)是基于实验数据的经验拟合公式,对分析气溶胶运动非常有用。

对于具有更高的 Re_p($10^3 < Re_p < 2.5 \times 10^5$)的流体,称为牛顿区,阻力系数基本是常数($C_D = 0.4$)。但是这一区域通常不适用于空气中的粒子,因为空气中的粒子直径为纳米和微米的量级,Re_p 较低。图6.7展示了多种模型预测的阻力系数与实验数据趋势对比情况。

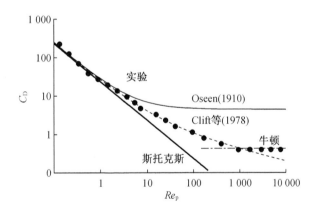

图6.7　采用不同模型预测球形粒子阻力系数

对于在壁面附近运动的粒子,阻力随粒子与壁面间的距离变化而变化。Brenner(1961)分析了蠕流条件下向壁面方向运动的粒子所受的阻力。一阶近似时,阻力系数为

$$C_D = \frac{24}{Re_p}\left(1 + \frac{d}{2h}\right) \tag{6.15}$$

其中,h 为粒子中心与壁面的距离。

当粒子平行于壁面运动时,受到的斯托克斯阻力需要进行修正。当粒子距离壁面较远时,Faxen(1923)提出了如下公式

$$C_D = \frac{24}{Re_p}\left[1 - \frac{9}{16}\left(\frac{d}{2h}\right) + \frac{1}{8}\left(\frac{d}{2h}\right)^3 - \frac{45}{256}\left(\frac{d}{2h}\right)^4 - \frac{1}{16}\left(\frac{d}{2h}\right)^5\right]^{-1} \tag{6.16}$$

6.4.2　坎宁安修正因子

当一个粒子直径变得足够小以至于其大小与周围气体分子的平均自由程相当时,流场就不能再被认为是连续的。气体流动发生滑移,需要对阻力表达式进行相应修正。修正后的斯托克斯阻力公式为

$$F_D = \frac{3\pi\nu(u^g - u^p)d}{C_c} \tag{6.17}$$

其中,坎宁安修正因子 C_c 为

$$C_c = 1 + \frac{2\lambda}{d}\left[1.257 + 0.4\exp\left(-\frac{1.1d}{2\lambda}\right)\right] \tag{6.18}$$

其中,λ 为气体中的分子平均自由程,可以表示为

$$\lambda = \frac{1}{n\sqrt{2}\pi d_m^2} = \frac{kT}{\sqrt{2}\pi d_m^2 P} \tag{6.19}$$

其中,n 为气体分子数密度;d_m 为气体分子(碰撞)直径;$k = 1.38\times10^{-23}$ J/K,为玻耳兹曼常数;P 为压力;T 为热力学温度。对于空气而言,$d_m = 0.361$ nm,$\lambda = \dfrac{(23.1\times10^{-6})T}{P}$。注意,无论 d 和 λ 为何值,$C_c \geqslant 1$。

C_c 方程中的 $2\lambda/d$ 项为无量纲 Knudsen(Kn)数,即分子平均自由程长度与粒子半径之比。图 6.8 显示了 C_c 随 Kn 的变化。可以看出,当 $Kn < 0.1$ 时,C_c 大约为 1;当 Kn 超过 0.5 时,C_c 急剧增加。

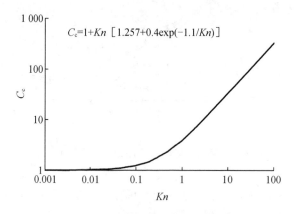

图 6.8　坎宁安修正因子随 Kn 的变化图

表 6.2 展示了常压、常温、$\lambda = 0.07$ μm 条件下,坎宁安修正因子随大气中颗粒物直径的变化。式(6.18)适用于 $Kn = \dfrac{\lambda}{d} \leqslant 1\,000$,涵盖滑移、过渡和部分自由分子流等多种情况。式(6.17)中的斯托克斯 – 坎宁安阻力在小粒子雷诺数和低马赫数(基于相对速度)下是有

效的。最新关于滑移修正系数的研究可参考 Moshfegh 等(2009)的文章。

表 6.2   对于 $\lambda = 0.07\ \mu\mathrm{m}$ 时 C_c 随直径的变化

直径 $d/\mu\mathrm{m}$	C_c
10	1.018
1	1.176
0.1	3.015
0.01	23.775
0.001	232.54

6.4.3   粒子弛豫时间与斯托克斯数

以图 6.9 所示的流体中的气溶胶粒子为例,把阻力公式(6.10)带入方程(6.1),质量为 m、直径为 d 的球形粒子的运动方程为

$$m\frac{\mathrm{d}u^{\mathrm{p}}}{\mathrm{d}t} = \frac{3\pi\mu d}{C_c}(u^{\mathrm{f}} - u^{\mathrm{p}}) + mg \tag{6.20}$$

其中,g 为重力加速度。此处假设粒子远离壁面,粒子受斯托克斯阻力,忽略空气的浮力作用。

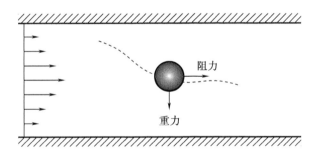

图 6.9   粒子在流体中的运动示意图

式(6.20)除以 $3\pi\mu d/C_c$,整理得到

$$\tau\frac{\mathrm{d}u^{\mathrm{p}}}{\mathrm{d}t} = (u^{\mathrm{f}} - u^{\mathrm{p}}) + \tau g \tag{6.21}$$

式(6.21)中的粒子弛豫时间 τ 定义为

$$\tau = \frac{mC_c}{3\pi\mu d} = \frac{d^2\rho^{\mathrm{p}}C_c}{18\mu} = \frac{Sd^2C_c}{18\nu} \tag{6.22}$$

其中,$m = \dfrac{\pi d^3\rho^{\mathrm{p}}}{6}$;$\nu$ 为流体力学黏度;$S = \rho^{\mathrm{p}}/\rho^{\mathrm{f}}$,为密度比。在实际应用中,对于直径不太小的粒子,$C_c \approx 1$,弛豫时间为

$$\tau \approx \frac{d^2 \rho^p}{18\mu} \tag{6.23}$$

粒子弛豫时间是流体中悬浮粒子动力学的一个关键参数。为了阐明这点,以粒子的最终速度以及它的停止距离为例。当粒子所受阻力等于它所受重力时,粒子达到终止速度,沉降速度保持不变。对于下落粒子,求解式(6.21)得到

$$u^p = (u^f + \tau g)(1 - e^{-t/\tau}) \tag{6.24}$$

假设 u^f 为常数向量,当 $u^f = 0$ 且 t 值较大时,粒子的终止速度 u^t 为

$$u^t = \tau g = \frac{\rho^p d^2 g C_c}{18\mu} \tag{6.25}$$

停止距离是指一个具有初始速度 u_o^p 的粒子在静止之前所经过的最大距离。粒子只受阻力的影响时,式(6.20)在零重力和不存在流体流动情况下的解为

$$x^p = \tau u_o^p (1 - e^{-t/\tau}) \tag{6.26}$$

其中,x^p 为粒子位置,当时间 t 足够大时,停止距离 $x^p = \tau u_o^p$。

空气中单位密度的不同粒径粒子的终止速度、弛豫时间和停止距离见表6.3。可以看出,对于亚微米粒子,弛豫时间和终止速度极小。然而,随着粒子尺寸的增大这些值迅速增大。同样,随着粒子尺寸的增加,停止距离也迅速增加。粒子弛豫时间是粒子从一种速度状态调整到另一种速度状态所需的时间,因此它是度量粒子惯性的变量。

表6.3 空气中单位密度的不同粒径的粒子的终止速度、弛豫时间和停止距离($p = 1$ atm[①], $T = 20$ ℃)

直径/μm	$u^t = \tau g$	τ/s	停止距离($u_o = 1$ m/s)	停止距离($u_o = 10$ m/s)/mm
0.05	0.39 μm/s	4×10^{-8}	0.04 μm	4×10^{-4}
0.1	0.93 μm/s	9.15×10^{-8}	0.092 μm	9.15×10^{-4}
0.5	10.1 μm/s	1.03×10^{-6}	1.03 μm	0.010 3
1	35 μm/s	3.57×10^{-6}	3.6 μm	0.035 7
5	0.77 mm/s	7.86×10^{-5}	78.6 μm	0.786
10	3.03 mm/s	3.09×10^{-4}	309 μm	3.09
50	7.47 cm/s	7.62×10^{-3}	7.62 mm	76.2

式(6.24)中的粒子速度表达式和式(6.26)中的粒子位置表达式均为指数函数。从上述方程可以得出,在 $t = \tau$ 时刻,粒子速度达到其终止速度的63%;在 $t = 3\tau$ 时刻,粒子速度达到其终止速度的95%。这意味着对于粒径小于 2 μm 的小颗粒可以假定它们马上达到终止速度,向气体示踪剂一样运动而没有显著的误差。同样,在 $t = 3\tau$ 时刻,粒子将达到其停止距离的95%。当关注颗粒在90°弯管内流动时,例如在鼻孔到鼻腔通道以及鼻咽区域,而停止距离尤为重要。在这些区域中,停止距离较短的粒子可以沿着流体流线继续运动,停止距离

---

① 1 atm = 101 325 Pa。

较长的粒子则不能按照流向的变化及时调整运动方向,并继续运动下去直到达到停止距离。因此,如果这些颗粒与管壁的距离小于它们的停止距离,它们就会沉积在气道弯曲处。

如前文所述,粒子弛豫时间表征粒子的响应时间,但粒子的运动行为也受气流条件的影响。例如,一个具有高弛豫时间 τ 的粒子,以速度 u 通过一个狭窄的 90° 弯管。我们对这个粒子是否可能撞击管壁感兴趣。除弛豫时间外,粒子撞击管壁的可能性还取决于速度 u 和管道直径 d。管道的直径越大,撞击的可能性就会越低。为了考虑到粒子周围的流动环境的影响,粒子弛豫时间与流体流动特征时间尺度的比值被定义为粒子斯托克斯数,也就是说

$$St^{p} = \frac{\tau u_{f}}{d_{c}} \tag{6.27}$$

其中,u_{f} 为流体流动速;d_{c} 为几何形状的特征长度。斯托克斯数较小时($St \ll 1$),粒子弛豫时间相对流体流动时间尺度足够小,因此粒子的运动方式与流场中气体示踪剂运动相同。斯托克斯数较大时($St \gg 1$),粒子将与所有弯曲流线分道扬镳,并沿原方向继续运动。

6.4.4　非球形颗粒

对于纤维等非球形颗粒,通常使用形状校正因子来修正斯托克斯阻力公式来进行初步近似,即

$$F_{D} = 3\pi\mu(u^{f} - u^{p})d_{ve}k \tag{6.28}$$

其中,k 为修正因子;d_{ve} 是与非球形粒子具有相同体积的球形粒子的直径(图 6.10),即

$$d_{ve} = \left(\frac{6}{\pi}V\right)^{1/3} \tag{6.29}$$

其中,V 为体积。

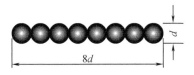

图 6.10　用一团球体表示非球形粒子(例如纤维)

对于包含 n 个球体的球群,$d_{e} = n^{1/3}d$。对于紧密排列的球群,$k < 1.25$。对于具有等尺寸的球形粒子、垂直于链所在线运动的球链,k 值取决于链中球的数量。例如,包含二球、四球和六球粒子的链,其 k 值分别为 1.12,1.32,1.57。对于其他类型的球形粒子组合,k 值可以参照文献(Hidy,1984;Lerman,1979;Tran – Cong et al.,2004)选取。

纤维的气体动力学运动可以用球形阻力系数来表达,如式(6.14)所示,但必须采用纤维的等效空气动力直径。纤维的等效空气动力直径可以由下式计算

$$d_{ae} = d_{ve}\sqrt{\rho/(1\ 000 \cdot k)} \tag{6.30}$$

其中,d_{ve} 为体积当量直径;ρ 为纤维密度;k 为动态形状因子。长度垂直于气流方向的动态

形状因子为

$$k_{\perp} = \frac{(8/3)(\beta^2 - 1)}{[(2\beta^2 - 3)/\sqrt{\beta^2 - 1}]\ln(\beta + \sqrt{\beta^2 - 1}) + \beta} \tag{6.31}$$

长度平行于气流方向的动态形状因子为

$$k_{//} = \frac{(4/3)(\beta^2 - 1)\beta^{1/3}}{[(2\beta^2 - 1)/\sqrt{\beta^2 - 1}]\ln(\beta + \sqrt{\beta^2 - 1}) - \beta} \tag{6.32}$$

其中，β 为长径比，即纤维长度与直径之比。对于处于随机方向的纤维，形状因子为上述两个方向因子的叠加，即

$$\frac{1}{k_R} = \frac{2}{3k_{\perp}} + \frac{1}{3k_{//}} \tag{6.33}$$

如果以碳纤维(密度为 1 830 kg/m³)和石棉纤维(密度为 300 kg/m³)为例，随机方向分布的等效空气动力学直径的范围见表6.4。

表6.4　不同长度石棉和碳纤维的空气动力学直径

材料	密度/(kg/m³)	直径/μm	长度/μm	等效空气动力学直径 d_{ae}/μm
石棉	300	1	10	1.09
			100	1.44
			300	1.59
碳纤维	1 830	3.66	10	7.60
			100	11.3
			300	12.8

因此，石棉纤维的松弛时间比碳纤维短，可以估测石棉纤维很可能穿过上呼吸道进入肺的深处，而碳纤维则会更早沉积在呼吸道壁上，尤其是在呼吸道急弯处。

6.4.5　附加力

升力：如图6.11所示，一般对于直径小于几微米的小颗粒，由于速度剪切作用会受到垂直于流动方向的升力。升力最初是在观察毛细血管中的红细胞趋向于远离血管壁而被注意到的。剪切升力源于颗粒周围黏性流动中的惯性效应，与空气动力学升力有着本质上的区别。剪切升力表达式首先由 Saffman(1965)、Saffman(1968)提出

$$F_{L(Saff)} = 1.615\rho\nu^{1/2}d^2(u^f - u^p)\left|\frac{du^f}{dy}\right|^{1/2}\text{sgn}\left(\frac{du^f}{dy}\right) \tag{6.34}$$

其中，u^f 是颗粒质心处的流体速度；u^p 是颗粒速度；d 是颗粒直径；ρ 和 ν 是流体密度和黏度；"sgn"是括号内项的正负号符号函数(即当括号内项小于、等于或大于零时，sgn 返回值分别为 $-1, 0, 1$)。注意，如果 $u^f > u^p$，则 F_L 方向为 y 轴正向。McLaughlin(1991)、Cherukat 等(1990)、Cherukat 等(1994)以及 Mei(1992)进一步细化了 Saffman 升力表达式。

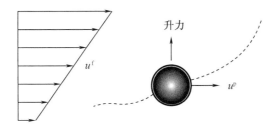

图 6.11　在剪切流中作用于颗粒上的升力示意图

虚拟质量、巴塞特历史效应力：粒子在流体中加速时所受到的非定常力可以分为虚拟质量作用力和巴塞特历史效应力两部分。当粒子在流体中加速运动时，其周围的流体从最初的静止状态开始移动并加速运动。结果是由于粒子速度的变化，流体获得了动能，附加的与粒子一同运动的流体质量增加了粒子的等效质量。球形粒子的虚拟质量力为球形粒子体积的一半乘以流体密度。对应的等效惯性力为

$$F_{\text{VM}} = \frac{1}{2} \frac{\rho_{\text{f}}}{\rho_{\text{p}}} m \left(\frac{\mathrm{d} u^{\text{f}}}{\mathrm{d} t} - \frac{\mathrm{d} u^{\text{p}}}{\mathrm{d} t} \right) \tag{6.35}$$

也就是说，式(6.35)需要加到式(6.20)的右侧。当流体密度大于粒子密度($\rho \gg \rho_{\text{p}}$)时(如液体中的气泡)，虚拟质量作用尤其重要。

巴塞特历史效应力为作用在加速粒子上的非定常阻力，表示为

$$F_{\text{Bass}} = \frac{3 \pi \mu d^2}{2 \sqrt{\pi v}} \int_{t_0}^{t} \frac{(\mathrm{d} u^{\text{f}}/\mathrm{d} t - \mathrm{d} u^{\text{p}}/\mathrm{d} t) \big|_{t_1}}{\sqrt{t - t_1}} \mathrm{d} t_1 \tag{6.36}$$

在高频非定常运动中，巴塞特历史效应力变得重要。

马格纳斯作用：一个旋转的球形粒子在流体中运动时会受到垂直于其速度方向的力，这个力称为马格纳斯作用力。在图 6.12 中，一个粒子逆时针旋转，迎面来的自由流流体速度为 u_0^{f}。旋转边界层将阻碍粒子上部附近的流体流动，并促进粒子前部(接近下部)的流体流动。这意味着 $u_2^{\text{f}} > u_0^{\text{f}} > u_1^{\text{f}}$，因此粒子上表面附近的压力要比下表面附近的压力大。这种压差产生的气动升力称为马格纳斯力，写作

$$F_{\text{M}} = \frac{1}{2} \rho_{\text{f}} u_{\text{f}}^2 A C_{\text{L}} \tag{6.37}$$

其中，A 为粒子的横截面积；C_{L} 为升力系数。

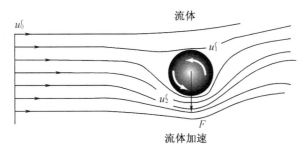

图 6.12　旋转粒子的马格纳斯效应示意图

注：u_0^{f}、u_1^{f} 和 u_2^{f} 分别为粒子迎面方向、前侧和后侧的速度。F 为垂直于流体流动方向的合力。

6.5　纳米颗粒输运

随着纳米技术的迅速发展,暴露于纳米颗粒的可能性显著增加。因此,更好地了解纳米颗粒的输运沉积特性对评估其潜在的健康危害和/或纳米药物有效性至关重要。由于在常压下纳米粒子处于空气分子平均程范围内,它们的运动行为与微米粒子存在明显不同。最值得注意的是,纳米颗粒运动受到布朗运动的显著影响,由于分子滑移作用,其流体阻力显著减小。当一个小颗粒悬浮在液体中时,它会受到气体或液体分子的冲击。对于超细(纳米)粒子,其受到的瞬时动量随机变化,这导致粒子沿着不确定的路径运动,这种运动称为布朗运动(图6.13)。

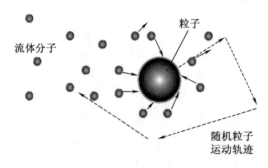

图6.13　受流体分子冲击作用的粒子发生布朗运动

我们可以通过采用拉格朗日粒子追踪方法或欧拉扩散模型方法来模拟纳米粒子的弥散和沉积。下面将介绍这两种方法。

6.5.1　拉格朗日粒子追踪

对于亚微米粒子,气体分子对粒子的冲击作用产生的布朗随机力可作为附加力项纳入式(6.1)的粒子运动方程中。粒子单位质量的布朗力强度可以采用白噪声随机过程模拟。白噪声是一种功率谱为常数、任意频率功率相等的零均值高斯随机过程。采用具有谱密度 S_o(Li et al. , 1992)的高斯白噪声随机过程模化布朗激励如下

$$S_o = \frac{216\nu k_b T}{\pi^2 \rho_f d^5 \left(\dfrac{\rho_p}{\rho_f}\right)^2 C_c} \tag{6.38}$$

其中,$k_b = 1.38 \times 10^{-23}$ J/K,为玻耳兹曼常数;T 为温度。坎宁安校正因子 C_c(在第6.4.2节介绍过)对纳米颗粒尤为重要。粒子单位质量的布朗力为

$$F_B = \zeta \sqrt{\frac{\pi S_o}{\Delta t}} \tag{6.39}$$

其中,ζ 为零均值、单位方差的高斯随机数;Δt 为计算布朗力分量所采用的时间步长。为了正确地求解粒子运动问题,计算时间步长必须远远小于粒子弛豫时间。

在实际应用中,流体阻力、升力和布朗力同时作用于纳米颗粒上,因此需要研究这些力的耦合效应,有必要模拟施加在粒子上的随机力。图 6.14 显示了数值生成的布朗力示意图。

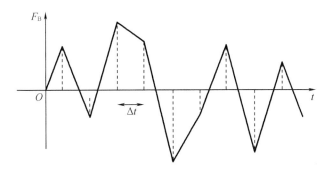

图 6.14　数值生成的布朗力示意图

模拟结果:Ounis(1991b)首次报告了采用拉格朗日模拟在湍流黏性底层中点源位置释放的粒子的扩散和沉积现象。对于不同粒径的粒子,图 6.15 显示了模拟粒子位置均方根随时间的变化,并与精确解进行了比较。此处,对于每个粒子大小都进行了 500 个样本轨迹的评估、打包和统计分析。从图中观察到,在布朗运动的作用下,较小的纳米粒子比较大的微米粒子散布得更快。模拟均方根响应与精确解吻合很好。

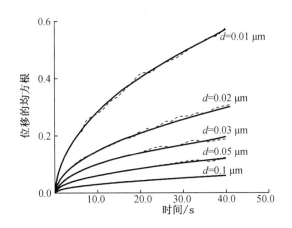

图 6.15　对于密度比 $\rho_p/\rho_f = 2\,000$ 的不同粒径的粒子位移均方根随时间的变化

由布朗扩散导致的亚微米粒子扩散受粒子尺寸的影响强烈。这是因为粒子布朗力的功率谱强度与其直径的 5 次方成反比。对于呼吸粒子的吸入和沉积研究来说,这意味着随着粒子直径的减小,粒子的沉积数量会由于弥散度的增加而急剧增加。另外,沉积率会随着粒子到壁面距离的增加而减小。图 6.15 进一步表明,布朗运动过程是纳米粒子扩散和壁面沉积的重要机制。

6.5.2　欧拉扩散模型

欧拉扩散模型将稀相的纳米粒子悬浮物假设为一种可以使用扩散－对流方程的化学成分或者种类。纳米粒子扩散受 Fick 定律约束,即

$$J = -D \frac{dC}{dx} \tag{6.40}$$

其中,C 为浓度;J 为通量;D 为扩散系数,可表示如下

$$D = \frac{\tau k_b T}{m} = \frac{k_b T C_c}{3\pi\mu d} \tag{6.41}$$

其中,m 是球形粒子的质量。式(6.41)由爱因斯坦(1905)首先通过热力学分析获得。由式(6.41)可见,粒子的扩散系数随着粒径的增大而减小;此外,扩散系数与粒子密度无关。表6.5 列出了空气中常温条件下粒径在 10 nm 至 10 μm 范围内的典型扩散系数值。从表中可见,随着粒子直径的增大,扩散系数急剧减小。

表6.5　不同粒径粒子的质量扩散系数

$d/\mu m$	$D/(cm^2/s)$
10^{-2}	5.24×10^{-4}
10^{-1}	6.82×10^{-6}
1	2.74×10^{-7}
10	2.38×10^{-8}

当忽略粒子惯性作用时,化学组分的二维对流－扩散传递方程如下

$$\frac{\partial C}{\partial t} + \frac{\partial(uC)}{\partial x} + \frac{\partial(vC)}{\partial y} = \frac{\partial}{\partial x}\left(D \frac{\partial C}{\partial x}\right) + \frac{\partial}{\partial y}\left(D \frac{\partial C}{\partial y}\right) \tag{6.42}$$

求解式(6.42)可获得粒子浓度场。

在流体不流动和粒子源远离壁面时,布朗粒子在某一方向上的均方位移为

$$\overline{x^2}(t) = 2Dt \tag{6.43}$$

气溶胶领域中一个常用的术语为扩散速度,其定义为壁面处的通量除以气溶胶浓度,即

$$u_D = \frac{J}{C_0} \tag{6.44}$$

类似地,扩散力可定义为

$$F_{diff} = 3\pi\mu u_D / C_c \tag{6.45}$$

分析:对于一维情况,在不存在流动的情况下,由式(6.42)得到的扩散方程为

$$\frac{\partial C}{\partial t} = D \frac{\partial^2 C}{\partial y^2} \tag{6.46}$$

对于比邻吸收壁面的气溶胶浓度初始均匀分布的情况,初始和边界条件为 $C(y,0) =$

C_0、$C(0,t)=0$、$C(\infty,t)=C_0$，其中 C_0 为初始时刻远离壁面处的粒子浓度。求解式（6.46）得到

$$C(y,t)=C_0\mathrm{erf}(y/\sqrt{4Dt}) \tag{6.47}$$

其中

$$\mathrm{erf}(\xi)=\frac{2}{\sqrt{\pi}}\int_0^\xi e^{-\xi^2}\mathrm{d}\xi \qquad \mathrm{erf}(0)=0 \qquad \mathrm{erf}(\infty)=1$$

壁面处的浓度通量为

$$J=-D\left.\frac{\partial c}{\partial x}\right|_{y=0}=C_0\sqrt{\frac{D}{\pi t}} \tag{6.48}$$

对应的沉积速度，即单位浓度的通量表示为

$$u_D=\frac{J}{C_0}=\sqrt{\frac{D}{\pi t}}=\frac{D}{\delta_c} \tag{6.49}$$

此处 δ_c 是扩散边界层厚度，为

$$\delta_c=\sqrt{\pi Dt} \tag{6.50}$$

相应的扩散力定义为

$$F_d=3\pi\mu d u_D/C_c \tag{6.51}$$

在 $\mathrm{d}t$ 时间内沉积的粒子总数为

$$\mathrm{d}N=J\mathrm{d}t=C_0\sqrt{\frac{D}{\pi t}}\mathrm{d}t \tag{6.52}$$

对式（6.52）进行积分得到在时间间隔 0 到 t 内单位面积内沉积的粒子总数为

$$N=C_0\sqrt{\frac{4Dt}{\pi}} \tag{6.53}$$

可采用上面的分析来估计管道内的颗粒沉积。对于长度为 L、半径为 R 的管内等速气体流动，驻留时间为 $t=L/u$，其中 u 为气流速度。假设在管道壁面的沉积过程近似于壁面附近均匀浓度分布的沉积过程，采用式（6.53）可得

$$\frac{C_{\mathrm{out}}}{C_{\mathrm{in}}}=1-\frac{4}{\sqrt{\pi}}\sqrt{\frac{DL}{uR^2}} \tag{6.54}$$

式（6.54）近似估计了沿管道方向粒子浓度的变化。对管道内流动详细分析得到

$$\frac{C_{\mathrm{out}}}{C_{\mathrm{in}}}=1-2.56\phi^{2/3}+1.2\phi+0.177\phi^{4/3} \qquad \left(\phi=\frac{DL}{uR^2}\right) \tag{6.55}$$

6.6　湍流颗粒弥散

粒子在湍流流动中输运受到流体湍流特性的制约。流动湍流特性与粒子方程的附加耦合与关联增加了 CFPD 模拟的复杂性。本章将特别关注拉格朗日粒子轨迹的分析，因为它可以更直观地理解所要研究的湍流粒子输运和粒子扩散。但是需要先从一般的欧拉双

流体模型方法开始。

第5章推导了单相流体的湍流运动方程。单一的流体表达湍流本身就是困难的,需要进行假设来建立湍流模型。因此,在流动中进一步考虑粒子时,又会增加问题的复杂性。在欧拉双流体模型中,每相都有自己的一组控制方程。当流动为湍流时,又包括一组关于不同湍流变量(即 k、ω / ε)的输运方程。在每组方程中都包含附加项,用来调节由于连续流体相和离散粒子相之间的相互作用造成的湍流产生和湍流耗散。例如,大多数情况下,由于在大颗粒后面产生湍流或者存在湍流尾迹,通常被认为大颗粒会增强湍流强度;而小颗粒被认为会抑制流场中的湍流强度。气体和粒子之间的湍流相互作用需要在动量和湍流方程中加入更多的项,来表示各相间的动量传递。这使得模拟更难,计算强度更大。读者可以参考 Crowe 等(1998)、Zaichik 等(2008)以及 Yeoh 等(2009)的文献对湍流多相流进行更深入的研究。

湍流脉动:在拉格朗日方法中,借助于流体的瞬时速度,引入湍流对粒子输运和扩散的影响。瞬时速度是由平均速度加上一个脉动速度分量组成的。这种情况下,式(6.21)中的流体速度变为 $u^{\mathrm{f}} = \bar{u} + u'$。在湍流流场中,由瞬时流动脉动引起的湍流扩散是粒子扩散和沉积的主要机制。因此,对于准确地分析颗粒输运和沉积过程,采用合适的模型来模拟湍流脉动是至关重要的。

最准确地模拟脉动速度的方式是 DNS。然而 DNS 目前仅适用于低雷诺数管道流。LES 也引起了研究人员的广泛关注。该方法直接计算大尺度的涡结构,而对小于网格尺寸的涡结构进行模型化处理。尽管 LES 可用于较高雷诺数的流动,但仍需要大量的计算资源。此外,令人满意的关于粒子扩散过程的亚格子模型还有待开发。然而,在大多数实际应用中,湍流波动可以通过使用各种随机方法进行估算。本节将介绍能产生具有正确脉动速度和积分时间尺度的随机流场的两种常用随机模拟方法。

连续滤波白噪声模型（CFWN）:为了模拟湍流脉动,Thomson(1987)提出了该模型。它被广泛用于文献和商业代码中(He et al.,1999;Tian et al.,2007)。在该模型中,借助于 Langevin 方程,采用湍流的当地平均速度和均方脉动速度模拟瞬时流体速度,如下:

$$\frac{\mathrm{d}u_i'}{\mathrm{d}t} = -\frac{u_i' - U_i}{T_{\mathrm{L}}} + \frac{\sqrt{2\,\overline{u_i'^2}}}{T_{\mathrm{L}}}\xi_i(t) \tag{6.56}$$

其中,T_{L} 是拉格朗日积分时间尺度;$\xi_i(t)$ 为谱密度为 $1/\pi$ 的高斯白噪声向量。拉格朗日积分时间尺度 T_{L} 为

$$T_{\mathrm{L}} = C_1 \frac{k}{\varepsilon} \tag{6.57}$$

其中,C_1 是常数。求解方程(6.56),可得到每个时间步长的脉动速度矢量。

涡相互作用模型(EIM):该模型假设流场湍流由各种尺度的涡组成,并与粒子相互作用(图 6.16)。当一个粒子通过流动域时,它与周围的离散涡相互作用。脉动涡速度为

$$u_i' = G\sqrt{u_i'^2} \tag{6.58}$$

其中,G 为均值为零、单位方差的正态分布随机数;$\sqrt{\overline{u_i'^2}}$ 为 i 方向上局部脉动速度的均方根

（RMS）。时间尺度 τ_e 与每个涡（涡寿命）相关，即

$$\tau_e = 2T_L \tag{6.59}$$

T_L 由式（6.57）表示。除涡寿命外，粒子穿越涡的时间 t_{cross} 定义为

$$t_{cross} = -\tau \ln\left[1 - \left(\frac{L_e}{\tau \mid u^f - u^p \mid}\right)\right] \tag{6.60}$$

其中，τ 为颗粒弛豫时间；L_e 为涡长度尺度；$\mid u^f - u^p \mid$ 为相对滑移速度。粒子遇到湍流涡的频率是 τ_e 和 t_{cross} 中较小者的倒数。因此，当达到最小的涡寿命或涡穿越时间时，采用式（6.56）产生新的随机脉动速度。

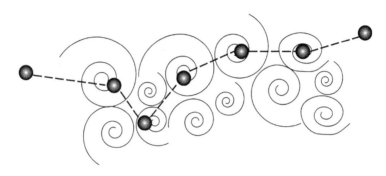

图 6.16　涡结构的生命周期模型（湍流场中的随机离散涡假设）

6.7　本章小结

本节介绍了描述粒子受力、粒子输运和沉积的控制方程，介绍了分析粒子在流域中运动的拉格朗日方法和欧拉方法，并讨论了它们的优缺点。例如，在拉格朗日方法中，可能观察到单个粒子的运动和沉积情况；而在欧拉方法中，对代表粒子在每个网格单元内的粒子数量的体积分数或浓度进行分析，通过计算粒子相到壁面的质量通量获得颗粒相的沉积值。针对不同类别的问题，需要选择最优方法。

最有影响的粒子作用力是阻力。对于大多数吸入性粒子，都在微米或亚微米大小范围内，粒子周围的流动通常可被认为是处于斯托克斯流动状态。本章也介绍了其他附加力如举升力、虚拟质量、巴塞特历史效应力和升力。

对于非球形粒子，一般基于更容易获得的球形粒子分析方法，采用等效直径来分析非球形粒子的输运过程。例如，采用等效空气动力学直径描述粒子的运动轨迹。

最后，本章还讨论了纳米粒子和湍流扩散等特殊问题，它们已经广泛存在于与呼吸流动相关的应用中。本章建立了通过控制方程描述流体和粒子运动的基础之后，下一章将介绍这些方程的数值求解程序。

6.8 习　　题

1. 分别从拉格朗日方法和欧拉方法角度阐述粒子流动特性的差异。

2. 阐述拉格朗日参照系中描述粒子运动的方程(如类型、形式、结构)。

3. 怎样定义稀颗粒相? 稀相对应什么? 是如何定义的?

4. 什么是单向耦合和双向耦合?

5. 欧拉方法中,如何表示每个计算网格单元中的粒子?

6. 什么是费雷特直径?

7. 什么是索特平均直径(SMD),它在哪个物化过程中比较重要?

8. 计算几何直径分别为 8 μm、11 μm、13 μm 和 14 μm 的四个粒子的 SMD。

9. 铜颗粒密度为 8 960 kg/m³,碳颗粒密度为 2 260 kg/m³。如果两个粒子的几何直径都是 10 μm,那么它们的空气动力学等效直径分别是多少?

10. 如果一个粒子的弛豫时间很短,该粒子具有什么特性?

11. 小麦密度约为 700 kg/m³。在温度为 20 ℃时,一个 5 μm 的小麦颗粒的弛豫时间和停止距离是多少?

12. 在粒子图像测速中,通过追踪作为气体示踪剂的颗粒运动,对流体流动进行跟踪和可视化。作为示踪粒子,铜粒子和碳粒子哪个更合适?

13. 描述粒子的斯托克斯数,并说明它和粒子弛豫时间有何不同?

14. 在多大的粒子雷诺数下,斯托克斯阻力公式适用?

15. 对于亚微米粒子,为什么需要采用坎宁安校正因子(C_c)? 对于直径为 50 μm 的粒子,坎宁安校正因子是多少?

16. 是什么因素导致小颗粒受到萨夫曼升力?

17. 解释马格纳斯效应是如何影响一个旋转粒子的运动的。

18. 纳米粒子的典型运动或路径是什么?

19. 一个直径为 1 nm 的粒子从起点沿着径向向外弥散运动,它会比一个直径为 100 nm 的粒子运动的距离多还是少,为什么?

20. 在拉格朗日模型中,湍流对粒子有何影响?

第7章　数值方法与数值求解

7.1　引　　言

第 5 章中推导出的流体流动守恒方程(如质量、动量和能量方程)是非线性并且无解析解的偏微分方程组(PDEs)。第 6 章中推导出的粒子运动方程可以写成与流体运动方程相同的形式,即欧拉形式,也可以写成常微分方程(ODE)形式的拉格朗日方程。与耦合的非线性偏微分方程相比,拉格朗日形式的粒子运动方程是单个常微分方程,显然更加容易求解。本章中,先介绍偏微分方程的离散化方法和数值求解方法,然后再介绍常微分方程的数值积分方法。

控制流体运动的通用输运方程必须转化为代数方程组,才能进行数值求解。获得数值解需要两个步骤,如图 7.1 所示。第一个步骤是将第 5 章推导出的控制方程(偏微分方程)转化为代数方程,并应用于已经划分为较小单元(网格)的流域上。这一步叫作离散化处理。正如其名,对控制方程进行离散化意味着得到的解位于域内的离散点,即网格节点上,这不同于在整个流场上都连续的解析解。

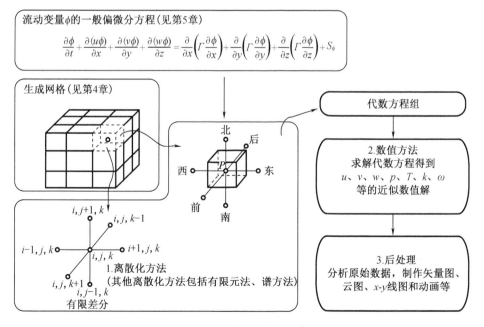

图 7.1　计算求解过程概述

对于离散化处理,本章将介绍两种方法。第一种是有限差分法,第二种是已在众多 CFD 程序中应用的有限体积法。本书将介绍这些方法在一维定常扩散和定常对流扩散等 CFD 简化问题中的应用。

离散化形成了待求解的数值框架,这一求解过程被称为数值求解。本章将介绍直接求解方法和迭代求解方法,它们基本上是矩阵求解。数值求解对流问题的一个关键环节是基于耦合的压力场和速度场来求解速度场,本章介绍了著名的 SIMPLE 算法。

最后,流动变量的近似解需要使用高级可视化技术进行分析,即流动后期处理。数值模拟得到的原始数据只是存储在计算域中对应位置的直观的数字。对于任何 CFD 方法,能够分析庞大的数据矩阵并产生有意义的结果,都是重要的并且意义重大的。

7.2 控制方程的离散化

在现存大量的离散化方法中,本书只关注有限差分法(FD)和有限体积法(FV)的基本推导过程。之所以以有限差分法为例,是因为它获得代数方程组过程简单,同时也可作为理解离散化基本特征的基础。有限体积法是目前大多数商用 CFD 软件采用的计算方法。笔者认为,读者应该熟悉这种方法,因为它不仅适用于结构化网格,也能够处理任意几何形状的非结构化网格。本书不讨论其他方法如有限元法和谱方法。

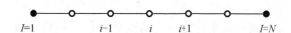

图 7.2 在一维和二维均匀分布笛卡儿网格下的有限差分表述

注:实心符号表示边界节点,空心符号表示计算节点。

7.2.1 有限差分法

在有限差分法中,每个网格节点处通过泰勒展开获得的有限差分方程来近似替代流动变量的偏导数。被有限差分近似代替的这些导数产生了每个网格点处的流场解的代数方程。理论上,有限差分法能应用于任何类型的网格。然而,由于该方法要求网格具有高度的规则性,因此通常更多地应用于结构化网格。网格点之间的网格间距可以是不均匀的,但为了确保数值解的精度,被拉伸或扭曲的网格数量有限制。此外,网格通常是局部结构化的,这意味着每个网格节点可以被认为是一个局部坐标系统的原点,其轴与网格线重合。这两根网格线在原点以外的任何地方都不会相交。每一对属于不同家系的网格线都只会在网格点处相交一次。在三维空间中,三条网格线在一个网格点相交。这些网格线在任何其他网格点都不相交。

图 7.2 展示了有限差分法中常用的笛卡儿坐标系下的一维均匀分布网格。在这个网格系统中,每个网格点由一个索引唯一地标识,该索引代表网格线上的第 i 个节点。在二维坐标系中,索引为 (i, j);在三维坐标系中,索引为 (i, j, k)。相邻的网格点通过增加或者减少

某一方向的一条索引来引用。假设网格点在 x 方向上的间距是均匀的,相应地用 Δx 表示。网格大小无须相等,在不同方向上也可以采用完全不同的值,如 CFD 中常常用到的操作数值计算在变换后的计算网格上进行,变换后的计算空间上的网格均匀分布,对应于物理空间中的非均匀网格。

在介绍借助泰勒级数展开的有限差分离散化方法之前,先回顾一下导数和基于第一原理的导数定义,如下

$$f'(a) = \lim_{h \to 0} \frac{f(a+h) - f(a)}{h} \tag{7.1}$$

近似表达为

$$f'(a) \approx \frac{f(a+h) - f(a)}{h} \tag{7.2}$$

其中,h 必须足够小,以提供一个合理的近似值来表示实际的连续函数。这是有限差分法背后的基本思想,后面将进行讲解。

泰勒级数定义为

$$f(x) \approx f(a) + \frac{f'(a)}{1!}(x-a) + \frac{f''(a)}{2!}(x-a)^2 + \frac{f^{(3)}(a)}{3!}(x-a)^3 + \cdots \tag{7.3}$$

可以用求和符号写成

$$f(x) \approx \sum_{n=0}^{\infty} \frac{f^{(n)}(a)}{n!}(x-a)^n$$

参照图 7.2,在 i 点处定义一个通用流动变量 ϕ。在泰勒级数中,用 ϕ_i 来替代 $f(a)$,用 ϕ_{i+1} 来替代 $f(x)$,于是得到在 $i+1$ 点处的变量用 i 点处的变量值展开的表达式

$$\phi_{i+1} = \phi_i + \left(\frac{d\phi}{dx}\right)_i \Delta x + \left(\frac{d^2\phi}{dx^2}\right)_i \frac{\Delta x^2}{2} + \left(\frac{d^3\phi}{dx^3}\right)_i \frac{\Delta x^2}{6} + \cdots \tag{7.4}$$

重新写成导数形式

$$\left(\frac{d\phi}{dx}\right)_i = \frac{\phi_{i+1} - \phi_i}{\Delta x} + {}^- \left[\left(\frac{d^2\phi}{dx^2}\right)_i \frac{\Delta x}{2} + \left(\frac{d^3\phi}{dx^3}\right)_i \frac{\Delta x^2}{6} + \cdots \right] \tag{7.5}$$

如果只取方程右侧的第一项作为左边偏导的近似值,得到

$$\left(\frac{\partial\phi}{\partial x}\right)_i \approx \frac{\phi_{i+1} - \phi_i}{\Delta x} \tag{7.6}$$

与式(7.2)形式相同。省略的项是截断误差,可写为

$$\left(\frac{\partial\phi}{\partial x}\right)_i = \frac{\phi_{i+1} - \phi_i}{\Delta x} + \underbrace{O(\Delta x)}_{\text{截断误差}}$$

其中

$$O(\Delta x) = {}^- \left[\left(\frac{\partial^2\phi}{\partial x^2}\right)_i \frac{\Delta x}{2} + \left(\frac{\partial^3\phi}{\partial x^3}\right)_i \frac{\Delta x^2}{6} + \cdots \right] \tag{7.7}$$

$O(\Delta x)$ 表示有限差分近似的截断误差,它度量了该近似的准确度,并根据截断项中的最低阶项确定误差减小的程度。在式(7.7)中,最低阶项是一阶的 Δx,因此式(7.7)中的有限差分是一阶精度的。另外,由于式(7.7)采用一个从 i 点向前到 $i+1$ 点的函数,如形式上的一样,这种有限差分法称为前向差分。它使用了位于网格点前方或者右侧的网格点上的

变量信息。

类似地,对 $i-1$ 点处的变量进行泰勒展开,用 i 点处的变量值表示为

$$\phi_{i-1} = \phi_i - \left(\frac{\mathrm{d}\phi}{\mathrm{d}x}\right)_i \Delta x + \left(\frac{\mathrm{d}^2\phi}{\mathrm{d}x^2}\right)_i \frac{\Delta x^2}{2} - \left(\frac{\mathrm{d}^3\phi}{\mathrm{d}x^3}\right)_i \frac{\Delta x^3}{6} + \cdots \tag{7.8}$$

重新写成导数形式为

$$\left(\frac{\mathrm{d}\phi}{\mathrm{d}x}\right)_i = \frac{\phi_i - \phi_{i-1}}{\Delta x} + \underbrace{O(\Delta x)}_{\text{截断误差}}$$

其中

$$O(\Delta x) = \left(\frac{\mathrm{d}^2\phi}{\mathrm{d}x^2}\right)_i \frac{\Delta x}{2} - \left(\frac{\mathrm{d}^3\phi}{\mathrm{d}x^3}\right)_i \frac{\Delta x^2}{6} + \cdots \tag{7.9}$$

式(7.9)为后向差分近似,采用位于网格点左侧或后方的网格上的变量信息,为一阶精度。如果从式(7.4)中减去式(7.8),把前向差分和后向差分方程结合起来,利用位于 i 网格点的前后网格点的变量信息,得到

$$\phi_{i+1} - \phi_{i-1} = 2\left(\frac{\mathrm{d}\phi}{\mathrm{d}x}\right)_i \Delta x + 0 + 2\left(\frac{\mathrm{d}^3\phi}{\mathrm{d}x^3}\right)_i \frac{\Delta x^3}{6} + \cdots \tag{7.10}$$

重新写成导数形式为

$$\left(\frac{\mathrm{d}\phi}{\mathrm{d}x}\right)_i = \frac{\phi_{i+1} - \phi_{i-1}}{2\Delta x} + \underbrace{O(\Delta x^2)}_{\text{截断误差}}$$

其中

$$O(\Delta x^2) = \left(\frac{\mathrm{d}^3\phi}{\mathrm{d}x^3}\right)_i \frac{\Delta x^2}{3} + \cdots \tag{7.11}$$

式(7.11)称为中心差分,依赖位于 x 处网格点的两侧网格点上的变量值。由于截断误差是二阶的,故中心差分为二阶精度。误差项是一种主要的简化项,它的有效性取决于 Δx 的大小,Δx 越小,准确性越高。

对于 y 方向的网格点,网格点索引随 j 变化,则 y 方向的差分方程分别为

$$\left(\frac{\mathrm{d}\phi}{\mathrm{d}y}\right)_j = \frac{\phi_{j+1} - \phi_j}{\Delta y} + \underbrace{O(\Delta y)}_{\text{截断误差}} \quad \text{前向差分} \tag{7.12}$$

$$\left(\frac{\mathrm{d}\phi}{\mathrm{d}y}\right)_j = \frac{\phi_j - \phi_{j-1}}{\Delta y} + \underbrace{O(\Delta y)}_{\text{截断误差}} \quad \text{后向差分} \tag{7.13}$$

$$\left(\frac{\mathrm{d}\phi}{\mathrm{d}y}\right)_j = \frac{\phi_{j+1} - \phi_{j-1}}{2\Delta y} + \underbrace{O(\Delta y^2)}_{\text{截断误差}} \quad \text{中心差分} \tag{7.14}$$

到目前为止的例子都是关于一阶导数的。对于二阶导数,如动量方程中的扩散项 $\nu\left(\frac{\partial^2 u}{\partial x^2} + \frac{\partial^2 u}{\partial y^2}\right)$(式(5.11)),对式(7.4)和式(7.8)中的泰勒级数展开进行求和,得到

$$\left(\frac{\mathrm{d}^2\phi}{\mathrm{d}x^2}\right)_i = \frac{\phi_{i+1} - 2\phi_i + \phi_{i-1}}{(\Delta x)^2} + \underbrace{O(\Delta x^2)}_{\text{截断误差}} \quad \text{中心差分} \tag{7.15}$$

该公式为 x 方向上的 i 点处二阶导数的中心有限差分,为二阶精度。可以很容易地得到 y 方向上的二阶导数的类似表达式,如下:

$$\left(\frac{\mathrm{d}^2\phi}{\mathrm{d}y^2}\right)_j = \frac{\phi_{j+1} - 2\phi_j + \phi_{j-1}}{(\Delta y)^2} + \underbrace{O(\Delta y^2)}_{\text{截断误差}} \quad \text{中心差分} \tag{7.16}$$

类似于式(7.1)中的空间泰勒级数展开,也可以得到时间导数的泰勒级数展开。由于数值解更可能以 Δt 的离散时间步长连续推进,所以空间导数的一阶有限逼近同样适用于一阶时间导数。时间上的前向差分近似如下:

$$\left(\frac{\mathrm{d}\phi}{\mathrm{d}t}\right) = \frac{\phi_i^{n+1} - \phi_i^n}{\Delta t} + \underbrace{O(\Delta t)}_{\text{截断误差}} \quad \text{前向差分} \tag{7.17}$$

上面的方程引入了一个截断误差 $O(\Delta t)$。更精确的时间导数近似值可以增加更多的时间上的 ϕ_i 离散值获得。

可视化表述: 前面已经介绍了许多不同类型的一维有限差分表达式。这部分内容将介绍差分格式的二维形式和它们在几何形状中的表述,以便读者更好地理解每一个差分近似。此处,常微分算子 d 由偏微分算子 ∂ 替代,于是 $\mathrm{d}\phi/\mathrm{d}x$ 变成 $\partial\phi/\partial x$。图 7.3 展示了网格点以及增加或者减少某个网格点计算一阶导数 $\partial\phi/\partial x$ 的差分近似。

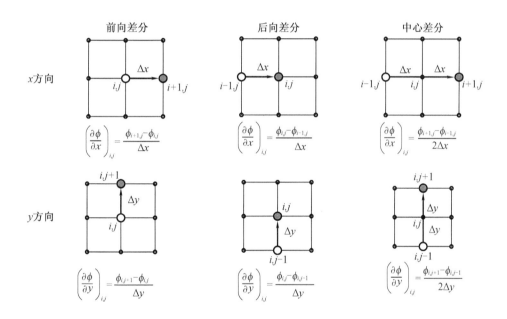

图 7.3　一阶偏导数 $\partial\phi/\partial x$、$\partial\phi/\partial y$ 的有限差分近似

注:白色圆圈代表负值,阴影圆圈代表正值。在一个指定的点上,每个圆圈上的变量都对有限差分近似有贡献。

类似地,二阶导数在几何形状中的表述如图 7.4 所示。需要注意的是,在点 (i, j) 处有两个圆,说明该网格点被使用了两次来获得前向差分和后向差分之差。还应注意到网格间距 Δx 或 Δy 在二阶导数的差分近似中更有意义,因为它们现在是二次幂,而在一阶导数中,它们是一次幂。

我们来进一步探讨直接借用导数定义的有限差分近似背后的思想。向前、向后和中心差分近似的几何解释,如图 7.5 所示。在点 i 处沿 x 方向的一阶偏导数 $\partial\phi/\partial x$ 就是位于该点处的曲线 $\phi(x)$ 切线斜率,即图中标记为"精确值"的线。i 点处切线的斜率可近似为穿过曲线上相邻两点$(i+1)$和$(i-1)$的直线的斜率。前差分由点i和$i+1$之间的斜率BC来表示,而后差分由点$i-1$和i之间的斜率AB来表示。标记为"中心"的线代表估计斜率AC的中心差分近似。从图7.5中可以看出,有些差分近似比其他差分近似更好。表示中心差分线的斜率AC似乎更接近于精确值的斜率;如果函数$\phi(x)$是一个二阶多项式且这些点在x方向上等距划分,斜率AC将与切线斜率完全一致。当在i点附近增加更多的点时,会改善差分近似的质量,也就是说,随着网格的细化,差分近似的质量也会提高。

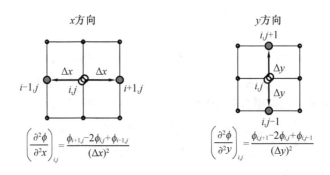

图7.4 二阶偏导数$\partial^2\phi/\partial x^2$、$\partial^2\phi/\partial y^2$的有限差分近似

注:白色圆圈代表一个负值,阴影圆圈代表一个正值。在一个指定的点上,每个圆圈上的变量都对有限差分近似有贡献。

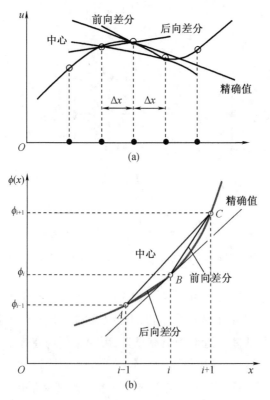

图7.5 一阶偏导数$\partial\phi/\partial x$的有限差分表示

7.2.2　有限体积法

由于流体流经一个空间区域,因此一般都是采用较小的子域(精确的网格单元作为控制体积)表示流体力学特性。如果考虑单个控制体积(图 7.6),并应用质量守恒的基本物理定律,那么

通过表面进出控制体的净质量流量 = 控制体内质量增减的时间变化率

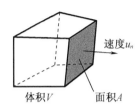

图 7.6　适用于单个控制体的守恒原理

也就是说,变量的通量(即穿过控制面的变量的净质量变化率)等于控制体积内变量的净质量变化。这一守恒原理是有限体积法的基础。由于控制体可以是任意形状,不受单元形状的限制,因此有限体积法可以更灵活地采用结构化或非结构化网格。有限体积法的一个缺点是当简单的数值方法或者网格质量不好时,容易发生虚假数值扩散。

有限体积法的第一步是将计算域划分为有限个离散的连续控制体。在每个控制体内,都有一个用于计算和存储变量值的形心点。这些形心点如果与网格点一致,就变成以网格顶点为中心的有限体积网格;如果控制体与网格边界和网格点一致,那么形心就是网格单元的中心了(图 7.7)。对于任意一种情况,都依据控制体中心处的插值获得控制体面上的变量值,并应用适当的求积公式来近似面积分和体积分。

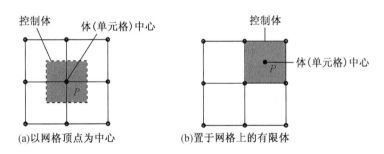

图 7.7　显示以网格顶点为中心和置于网格上的有限体

在控制体中,网格单元的边界面就是因变量的通量穿过的面。此处,如图 7.8 所示,垂直于控制体面法向的表面积表示面在法向($\vec{n}$)投影的投影表面积。如果控制体表面的外法线矢量方向与笛卡儿坐标系的坐标方向相同,那么投影区域面积是正的,否则就是负的。

为了离散化控制方程,先考虑一阶微分项,将 $\partial f / \partial x$ 在控制体内积分,变量 f 在 x 方向的变化率可由其在控制体内的总变化率来定义,即

$$\frac{\partial \phi}{\partial x} = \frac{1}{\Delta V} \int_V \frac{\partial \phi}{\partial x} \mathrm{d}V$$

把高斯散度定理应用于体积分,将体积分与通过控制体边界面的净通量联系起来,如下

$$\underbrace{\frac{1}{\Delta V}\int_V \frac{\partial \phi}{\partial x}\mathrm{d}V}_{\text{控制体内的总变化量}} = \underbrace{\frac{1}{\Delta V}\int_A \phi \mathrm{d}A^x \approx \frac{1}{\Delta V}\sum_{i=1}^{N}\phi_i A_i^x}_{\text{通过控制体表面的总通量}} \rightarrow \frac{\partial \phi}{\partial x} \approx \frac{1}{\Delta V}\sum_{i=1}^{N}\phi_i A_i^x \tag{7.18}$$

其中,ϕ_i 是单元格表面的变量值;N 表示包围网格单元的外表面数。式(7.18)适用于在数值网格中的任何类型的有限体积单元。如图7.8所示,对于结构化二维四边形网格单元,由于网格单元具有四个边界面,N 值为4。在三维网格中,对于六边形网格单元,N 为6。与 x 方向类似,ϕ 在 y 方向上的一阶导数,以相同的方式可写为

$$\underbrace{\frac{1}{\Delta V}\int_V \frac{\partial \phi}{\partial y}\mathrm{d}V}_{\text{控制体内的总变化量}} = \underbrace{\frac{1}{\Delta V}\int_A \phi \mathrm{d}A^y \approx \frac{1}{\Delta V}\sum_{i=1}^{N}\phi_i A_i^y}_{\text{通过控制体表面的总通量}} \rightarrow \frac{\partial \phi}{\partial y} \approx \frac{1}{\Delta V}\sum_{i=1}^{N}\phi_i A_i^y \tag{7.19}$$

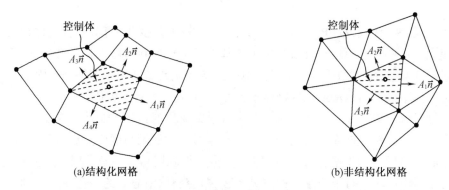

(a)结构化网格   (b)非结构化网格

图7.8 有限体积法的结构化网格和非结构化网格的表述

注:实心圆点表示单元顶点,控制体积中心的空心圆点表示计算节点。

作为有限体积的一个演示例子,在结构化的均匀网格上离散二维连续性方程 $\frac{\partial u}{\partial x} + \frac{\partial v}{\partial y} = 0$,数据存储在网格单元中心,如图7.9所示。控制体的中心由 P 点表示,P 点周围控制体各自的中心由下列点表示:东,E;西,W;北,N;南,S。这种表示法称为罗盘点表示法,其中大写字母(P、E、W、N、S)指网格点的位置,小写字母(e、w、n、s)指网格面。点 P 和 E 之间的控制体表面积用 A_e^x 表示。随后,其他的控制体表面积分别表示为 A_w^x、A_n^y 和 A_s^y。由于控制体是二维的,由单位长度计算表面积值,得到 $A^x = \Delta y \cdot 1$,$A^y = \Delta x \cdot 1$。

对控制体积分是有限体积法的关键步骤。在二维控制体中应用式(7.18)和式(7.19),得到以下表达式

$$\frac{1}{\Delta V}\int_V \frac{\partial u}{\partial x}\mathrm{d}V = \frac{1}{\Delta V}\int_A u \mathrm{d}A^x \approx \frac{1}{\Delta V}\sum_{i=1}^{4}u_i A_i^x = \frac{1}{\Delta V}(u_e A_e^x - u_w A_w^x + u_n A_n^x - u_s A_s^x)$$

和

$$\frac{1}{\Delta V}\int_V \frac{\partial v}{\partial x}\mathrm{d}V = \frac{1}{\Delta V}\int_A v \mathrm{d}A^x \approx \frac{1}{\Delta V}\sum_{i=1}^{4}v_i A_i^y = \frac{1}{\Delta V}(v_e A_e^y - v_w A_w^y + v_n A_n^y - v_s A_s^y)$$

其中,$u_n A_n^x$、$u_s A_s^x$、$v_n A_n^y$ 和 $v_s A_s^y$ 项为0。

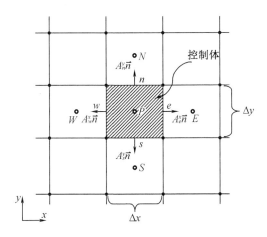

图 7.9　二维连续性方程的控制体

对于结构化均匀网格,x 方向的投影面积 A_n^x 和 A_s^x,y 方向的投影面积 A_e^y 和 A_w^y 为零。有限体积法的一个重要特点是,它允许在物理域中(或在贴体保角网格中)直接离散,而不需要将连续性方程从物理域转换到计算域。到目前为止,仅将守恒原理应用到了控制体。通常通过插值方法确定网格单元中心及其边界面上的速度 u 和 v 的变化。如果利用线性变化,由于网格是均匀分布的,那么每个控制体的面速度 u_e、u_w、v_n 和 v_s 利用网格中心点的变量定义为

$$u_e = \frac{u_P + u_E}{2}, u_w = \frac{u_P + u_W}{2}, v_n = \frac{v_P + v_N}{2}, v_s = \frac{v_P + v_S}{2}$$

将上述表达式代入速度一阶导数的离散形式,即式(7.18)和式(7.19)。离散连续性方程的最终形式变为

$$\left(\frac{u_P + u_E}{2}\right) A_e^x - \left(\frac{u_P + u_W}{2}\right) A_w^x + \left(\frac{v_P + v_N}{2}\right) A_n^y - \left(\frac{v_P + v_S}{2}\right) A_s^y = 0$$

从图 7.9 中可知,$A_e^x = A_w^x = \Delta y$,$A_n^y = A_s^y = \Delta x$,所以上述方程可表示为

$$\left(\frac{u_P + u_E}{2}\right) \Delta y - \left(\frac{u_P + u_W}{2}\right) \Delta y + \left(\frac{v_P + v_N}{2}\right) \Delta x - \left(\frac{v_P + v_S}{2}\right) \Delta x = 0$$

简化后,得到

$$\frac{u_E - u_W}{2\Delta x} + \frac{v_N - v_S}{2\Delta y} = 0$$

对于均匀网格,P 和 E、W 和 P 之间的距离都等于 Δx;同样,P 和 N、S 和 P 之间的距离都等于 Δy。如果采用有限差分法的中心差分格式离散连续性方程,那么 P 点会得到与有限体积法相同的离散格式形式。从有限差分的中心差分法推断,上述格式精度是二阶的。

这个示例的目的是演示使用有限体积法对二维连续性方程进行离散,并将其形式与有限差分近似进行比较。通过比较观察,对于均匀网格分布,应用有限体积或有限差分法都可以得到连续性方程的相同离散形式。尽管如此,与有限差分法相比,有限体积法主要有两个优点。首先,从物理角度看,它具有良好的守恒性;其次,它可以以更简单的方式离散复杂的物理域,而不需要将方程转换为计算域中的广义坐标。

在上面的例子中,利用有限体积法离散了连续性方程中出现的一阶导数项。同样,x 方向上的二阶导数可以进行如下离散

$$\left(\frac{\partial^2 \phi}{\partial x^2}\right) = \frac{1}{\Delta V}\int_{\Delta V}\frac{\partial^2 \phi}{\partial x^2}\mathrm{d}V = \frac{1}{\Delta V}\int_A \frac{\partial \phi}{\partial x}\mathrm{d}A^x \approx \frac{1}{\Delta V}\sum_{i=1}^{N}\left(\frac{\partial \phi}{\partial x}\right)_i A_i^x \qquad (7.20)$$

对于 y 的二阶导数,也可以很容易地得到类似的表达式

$$\left(\frac{\partial^2 \phi}{\partial y^2}\right) = \frac{1}{\Delta V}\int_{\Delta V}\frac{\partial^2 \phi}{\partial y^2}\mathrm{d}V = \frac{1}{\Delta V}\int_A \frac{\partial \phi}{\partial y}\mathrm{d}A^y \approx \frac{1}{\Delta V}\sum_{i=1}^{N}\left(\frac{\partial \phi}{\partial y}\right)_i A_i^y \qquad (7.21)$$

从式(7.20)和式(7.21)可以看出,为了计算近似二阶导数,需要在控制体的网格单元表面,计算方程中出现的一阶导数$(\partial\phi/\partial x)_i$ 和$(\partial\phi/\partial y)_i$。

控制体表面上的一阶导数数值近似通常由周围网格上的离散 ϕ 值确定。例如,在如图7.10 所示的结构网格中,中央控制体(阴影部分)的每个面只被一个相邻的控制体包围,一阶导数可以用中心节点和相邻节点之间的分段线性梯度分布进行近似。这将在7.2.4 节的例子中进一步介绍。

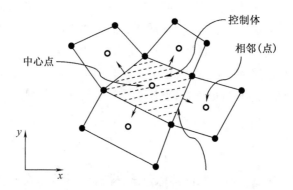

图7.10　一种用于计算面一阶导数的结构网格示意图(控制体中心的空心圆圈代表网格节点)

7.2.3　一维稳态扩散

在第 5 章中阐述的流体流动的通用输运方程如下:

$$\underbrace{\frac{\partial \phi}{\partial t}}_{\text{当地加速度}} + \underbrace{\frac{\partial(u\phi)}{\partial x} + \frac{\partial(v\phi)}{\partial y} + \frac{\partial(w\phi)}{\partial z}}_{\text{对流}} = \underbrace{\frac{\partial}{\partial x}\left(\Gamma\frac{\partial \phi}{\partial x}\right) + \frac{\partial}{\partial y}\left(\Gamma\frac{\partial \phi}{\partial y}\right) + \frac{\partial}{\partial z}\left(\Gamma\frac{\partial \phi}{\partial z}\right)}_{\text{扩散}} + \underbrace{S_\phi}_{\text{源项}} \quad (7.22)$$

对于一维稳态流动,没有对流运动,上述方程被简化为扩散方程。这是最简单的输运方程,通常用来描述由热扩散引起的热传导过程。

$$0 = \frac{\partial}{\partial x}\left(\Gamma\frac{\partial \phi}{\partial x}\right) + S_\phi \qquad (7.23)$$

其中,Γ 是扩散系数;S_ϕ 是源项。在这个例子中,将演示如何获得控制方程的代数形式。上述方程的离散方程能够扩展到二维和三维扩散问题。例如,针对最简单的输运过程－稳态纯扩散问题,开发一种数值方法。先处理一维稳态扩散方程来对问题进行简化,表明应用离散方法可以获取控制方程的代数形式,然后这个离散方程可以推广到二维和三维扩散问题。

1. 有限差分离散化

网格创建:第一步是创建一个具有离散点的几何计算域。以一维几何形状上的一个普通的网格点 P 和它相邻网格点 W 及 E 为例,如图 7.11 所示。均匀网格的间距为 Δx。

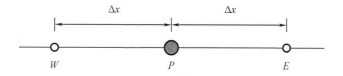

图 7.11　沿 x 方向均匀分布的一维网格

离散化:下一步是离散 P 点处的控制方程。每次只关注一个点,并建立一套通用的离散方程,然后可以把这些方程应用于其他节点。为了得到有限差分方法的合适表达式,需将式(7.23)展开为非守恒形式,如下:

$$0 = \frac{\mathrm{d}\varGamma}{\mathrm{d}x}\frac{\mathrm{d}\phi}{\mathrm{d}x} + \varGamma\frac{\mathrm{d}^2\phi}{\mathrm{d}x^2} + S_\phi \tag{7.24}$$

应用一阶导数和二阶导数方程的中心差分格式(图 7.3),方程(7.24)中的离散项为

$$\frac{\mathrm{d}\varGamma}{\mathrm{d}x} = \frac{(\varGamma_E - \varGamma_W)}{2\Delta x}$$

$$\frac{\mathrm{d}\phi}{\mathrm{d}x} = \frac{(\phi_E - \phi_W)}{2\Delta x}$$

$$\varGamma\frac{\mathrm{d}^2\phi}{\mathrm{d}x^2} = \varGamma_P\frac{(\phi_E - 2\phi_P + \phi_W)}{\Delta x^2}$$

把它们代入式(7.24),可得

$$\frac{(\varGamma_E - \varGamma_W)}{2\Delta x}\frac{(\phi_E - \phi_W)}{2\Delta x} + \varGamma_P\frac{(\phi_E - 2\phi_P + \phi_W)}{\Delta x^2} + S_\phi = 0 \tag{7.25}$$

将方程中的各项重新排列组合,得到

$$\frac{2\varGamma_P}{\Delta x^2}\phi_P = \left[\frac{(\varGamma_E - \varGamma_W)}{4\Delta x^2} + \frac{\varGamma_P}{\Delta x^2}\right]\phi_E + \left[-\frac{(\varGamma_E - \varGamma_W)}{4\Delta x^2} + \frac{\varGamma_P}{\Delta x^2}\right]\phi_W + S_\phi \tag{7.26}$$

ϕ_E、ϕ_W、ϕ_P 的系数定义为

$$a_P\phi_P = a_E\phi_E + a_W\phi_W + b \tag{7.27}$$

其中

$$\begin{cases} a_E = \dfrac{(\varGamma_E - \varGamma_W)}{4\Delta x^2} + \dfrac{\varGamma_P}{\Delta x^2} \\[3mm] a_W = -\dfrac{(\varGamma_E - \varGamma_W)}{4\Delta x^2} + \dfrac{\varGamma_P}{\Delta x^2} \\[3mm] a_P = \dfrac{2\varGamma_P}{\Delta x^2} \\[3mm] b = S_\phi \end{cases} \tag{7.28}$$

2. 有限体积离散化

网格创建:对于有限体积法,将几何域划分为围绕网格点 W、P 和 E 的有限控制体,如图

7.12 所示。节点 W 和 P 之间的距离以及节点 P 和 E 之间的距离,分别标记为 Δx_W 和 Δx_E。对于一维的情况,节点 P 周围的控制体体积为 Δx,因为 Δy 和 Δz 长度都是单位长度。

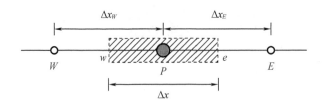

图 7.12　采用有限体积法时一维区域内节点 P 周围的控制体

离散化:有限体积法离散化涉及在控制体上对控制方程的积分来遵守守恒原则。如式(7.18)所示,积分后应用高斯散度定理得到

$$\frac{\mathrm{d}}{\mathrm{d}x}\left(\Gamma\frac{\mathrm{d}\phi}{\mathrm{d}x}\right) = \underbrace{\frac{1}{\Delta V}\int_{\Delta V}\frac{\mathrm{d}}{\mathrm{d}x}\left(\Gamma\frac{\mathrm{d}\phi}{\mathrm{d}x}\right)\mathrm{d}V}_{\text{积分}} = \underbrace{\frac{1}{\Delta V}\int_{A}\left(\Gamma\frac{\mathrm{d}\phi}{\mathrm{d}x}\right)\mathrm{d}A^x}_{\text{散度定理}} \approx \frac{1}{\Delta V}\sum_{i=1}^{2}\left(\Gamma\frac{\mathrm{d}\phi}{\mathrm{d}x}\right)_i A_i^x \quad (7.29)$$

投影区域 A_i^x 是控制体表面的横截面积,一维情况下 $A_1^x = -A_w$ 和 $A_2^x = A_e$。它的值是单位长度的平方,因为 Δy 和 Δz 长度是单位长度。因此,有限控制体 ΔV 的体积为宽度 Δx。控制体面上(东,e;西,w)的扩散通量为

$$\left(\Gamma\frac{\mathrm{d}\phi}{\mathrm{d}x}\right)_e A_E - \left(\Gamma\frac{\mathrm{d}\phi}{\mathrm{d}x}\right)_w A_W \quad (7.30)$$

控制体面(东,e;西,w)上的扩散梯度 $\mathrm{d}\phi/\mathrm{d}x$ 需要用代数方法计算。W 和 P 之间、P 和 E 之间的节点采用线性梯度近似,计算扩散通量如下

$$\left(\Gamma\frac{\mathrm{d}\phi}{\mathrm{d}x}\right)_e A_E = \Gamma_e A_E\left(\frac{\phi_E - \phi_P}{\Delta x_E}\right)$$

$$\left(\Gamma\frac{\mathrm{d}\phi}{\mathrm{d}x}\right)_w A_W = \Gamma_w A_W\left(\frac{\phi_P - \phi_W}{\Delta x_W}\right) \quad (7.31)$$

源项是

$$\frac{1}{\Delta V}\int_{\Delta V}S_\phi\mathrm{d}V = S_\phi \quad (7.32)$$

其中,在有限控制体 ΔV 内,S_ϕ 被看作常数。离散方程的最终形式是

$$\frac{\Gamma_e A_E}{\Delta V}\left(\frac{\phi_E - \phi_P}{\Delta x_E}\right) - \frac{\Gamma_w A_W}{\Delta V}\left(\frac{\phi_P - \phi_W}{\Delta x_W}\right) + S_\phi = 0 \quad (7.33)$$

上述离散方程表示控制体在 E 向和 W 向上扩散通量 ϕ 的差异与 ϕ 产生相等,构成了控制体内关于 ϕ 的平衡关系。式(7.33)重新整理组合为

$$\frac{1}{\Delta V}\left(\frac{\Gamma_e A_E}{\Delta x_E} + \frac{\Gamma_w A_W}{\Delta x_W}\right)\phi_P = \frac{1}{\Delta V}\left(\frac{\Gamma_e A_E}{\Delta x_E}\right)\phi_E + \frac{1}{\Delta V}\left(\frac{\Gamma_w A_W}{\Delta x_W}\right)\phi_W + S_\phi \quad (7.34)$$

式(7.34)表示单位体积的变量变化率。方程两边乘以控制体体积,把 ϕ_E、ϕ_W 和 ϕ_P 的系数整理为 a_E、a_W 和 a_P 形式,得到

$$a_P\phi_P = a_E\phi_E + a_W\phi_W + b \quad (7.35)$$

其中

$$a_P = a_E + a_W \quad a_E = \frac{\Gamma_e A_E}{\Delta x_E} \quad a_W = \frac{\Gamma_w A_W}{\Delta x_W} \quad b = S_\phi \Delta V \qquad (7.36)$$

如果需要计算控制体在 e、w 面上的扩散系数 Γ 的值,对于均匀网格,进行线性插值,得到

$$\Gamma_e = \frac{\Gamma_P + \Gamma_E}{2} \quad \Gamma_w = \frac{\Gamma_P + \Gamma_W}{2}$$

二维和三维问题的离散化方法与一维问题步骤相同,利用 P 点周围的相邻节点 E、W（东、西）,S、N（二维的南、北）和 E、W、S、N 及 T、B（三维的上、下）来确定 P 点的值。相应的单元体面标记为 e、w、s、t、n 和 b,如图 7.13 所示。

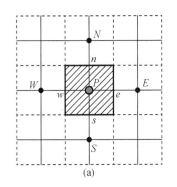
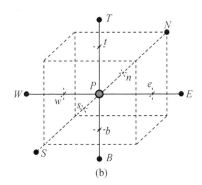

图 7.13　在一个二维和三维结构网格中节点 P 及其周围的相邻节点

二维和三维扩散方程分别为

$$0 = \frac{\partial}{\partial x}\left(\Gamma \frac{\partial \phi}{\partial x}\right) + \frac{\partial}{\partial y}\left(\Gamma \frac{\partial \phi}{\partial y}\right)$$

$$0 = \frac{\partial}{\partial x}\left(\Gamma \frac{\partial \phi}{\partial x}\right) + \frac{\partial}{\partial y}\left(\Gamma \frac{\partial \phi}{\partial y}\right) + \frac{\partial}{\partial z}\left(\Gamma \frac{\partial \phi}{\partial z}\right)$$

离散方程的一般形式可总结为

$$a_P \phi_P = \sum a_{nb} \phi_{nb} + b$$

其中,下标 nb 表示相邻节点。表 7.1 中总结了一维、二维和三维问题的每个相邻节点的系数。

表 7.1　在一维、二维和三维空间中控制体的每个节点的系数

空间维度	a_E	a_W	a_S	a_N	a_B	a_T
一维	$\dfrac{\Gamma_e A_e}{\Delta x_{PE}}$	$\dfrac{\Gamma_w A_w}{\Delta x_{WP}}$	—	—	—	—
二维	$\dfrac{\Gamma_e A_e}{\Delta x_{PE}}$	$\dfrac{\Gamma_w A_w}{\Delta x_{WP}}$	$\dfrac{\Gamma_s A_s}{\Delta y_{SP}}$	$\dfrac{\Gamma_n A_n}{\Delta y_{PN}}$	—	—
三维	$\dfrac{\Gamma_e A_e}{\Delta x_{PE}}$	$\dfrac{\Gamma_w A_w}{\Delta x_{WP}}$	$\dfrac{\Gamma_s A_s}{\Delta y_{SP}}$	$\dfrac{\Gamma_n A_n}{\Delta y_{PN}}$	$\dfrac{\Gamma_b A_b}{\Delta z_{BP}}$	$\dfrac{\Gamma_t A_t}{\Delta z_{PT}}$

有限差分法和有限体积法离散化的比较：虽然稳态一维扩散方程的代数形式相同，但两种方法的 a_E、a_W 和 a_P 系数的表达式不同，分别见式（7.28）所示的有限差分法的系数和式（7.35）所示的有限体积法的系数。尽管如此，如果考虑一种特殊的情况，即以扩散系数 Γ 是不随空间变化且网格是均匀分布的情况为例，有限差分法和有限体积法的代数方程系数均简化为

$$a_E = \frac{\Gamma}{\Delta x^2}, a_W = \frac{\Gamma}{\Delta x^2}, a_P = a_E + a_W, b = S_\phi$$

其中，控制体为 Δx（网格均匀且 Δy、Δz 为单位长度）。以连续方程离散化为例，无论采用有限差分法离散化还是有限体积法离散化，得到的代数方程形式是完全相同的。需要注意的是，有限差分法通常需要一个均匀分布的网格来应用一阶和二阶导数近似控制方程。对于任意网格形状，在应用有限差分法近似之前，需要一些数学操作（如变换函数）来将式（7.24）变换到广义坐标系下的计算域。然而，这一要求并不是采用有限体积法的先决条件。由于可以使用不同尺寸的控制体，因此可以很容易地采用任何非结构网格。

有限差分法是对变量进行泰勒级数推导，而有限体积法则对变量应用守恒原理——对变量在控制体上积分，因此在整个离散化过程中都保持守恒这一物理特性。由于有限体积法不局限于网格单元类型，因而能采用具有各种不同形状和尺寸的网格单元的非结构网格，几乎所有的商用 CFD 代码都采用有限体积法离散化 Navier – Stokes 方程，从而获得复杂流体流动问题的数值解。

实例：以具有均匀热产生（$q = 500 \text{ kW/m}^3$）的两个大板间的稳态热传导问题为例。左右壁面的温度 $T_L = 100 \text{ ℃}$、$T_R = 400 \text{ ℃}$，板的厚度 $L = 2.40 \text{ cm}$。控制热传导问题的扩散系数 Γ 则为材料的热导率 $k = 6 \text{ W/(m}^2 \cdot \text{K)}$。假设板的尺寸在 y 方向和 z 方向很大，温度梯度只在 x 方向存在显著变化，上述问题可简化为一维问题。应用有限体积法计算这个简单热传导问题，如图 7.14 所示。

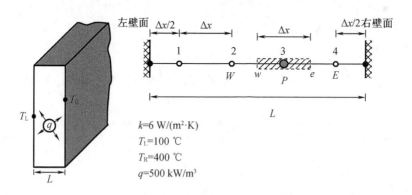

图 7.14　产生热量的大平板示意图

首先设定 $\Delta x = 0.006 \text{ m}$，然后把计算域划分为四个控制体。后面将研究采用更多数量控制体的情况。四个节点分别代表四个控制体的中心位置。为了便于说明，考虑 $y - z$ 平面上的单位面积，那么 $\Delta V = \Delta x$。点 P（节点 3）的一维扩散方程的一般离散形式为

$$a_P T_P = a_E T_E + a_W T_W + b$$

由于热导率是常数,可定义 $k = k_e = k_\omega$,体积源项 S_ϕ 等于 q。式(7.36)中的系数如下:

a_P	a_E	a_W	b
$a_E + a_W$	$\dfrac{kA}{\Delta x}$	$\dfrac{kA}{\Delta x}$	$q\Delta x$

对于包含节点 1 和 4 的控制体,应用线性近似的方法近似边界点及其相邻节点之间的温度。在控制体的西面 – 左边的边界,温度 T_L 是已知的,如图 7.15 所示。

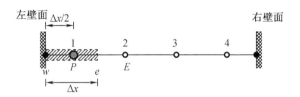

图 7.15　大平板域的有限体积离散化

注:最左边的控制体如图所示。

对于热导率为常数和均匀的热生成情况,在节点 1 处对热传导方程,利用有限体积法进行离散化,可得

$$\frac{k}{\Delta V}\left(\frac{\mathrm{d}T}{\mathrm{d}x}\right)_e A - \frac{k}{\Delta V}\left(\frac{\mathrm{d}T}{\mathrm{d}x}\right)_w A + q = 0 \tag{7.37}$$

对控制体 1 左右两面的梯度进行线性近似,代入上式可得

$$\frac{kA}{\Delta V}\left(\frac{T_E - T_P}{\Delta x}\right) - \frac{kA}{\Delta V}\left(\frac{T_P - T_L}{\Delta x/2}\right) + q = 0$$

重新整理上述方程,得到节点 1 处 的离散方程为

$$\left(\frac{2kA}{\Delta x} + \frac{kA}{\Delta x}\right)T_P = \left(\frac{kA}{\Delta x}\right)T_E + (0)T_W + \left(\frac{2kA}{\Delta x}\right)T_L + q\Delta V$$

同样,体积 ΔV 具有单位深度和单位高度 $\Delta z = \Delta y = 1$,则 $\Delta V = \Delta x \Delta y \Delta z = \Delta x$。进一步,上述方程可得

$$a_P T_P = a_E T_E + a_W T_W + b$$

上式系数如下:

a_P	a_E	a_W	b
$a_E + a_W + \dfrac{2kA}{\Delta x}$	$\dfrac{kA}{\Delta x}$	0	$q\Delta x + \dfrac{2kA}{\Delta x}T_L$

在节点 4 处,已知控制体右面的温度如图 7.16 所示。对此节点进行类似于 1 点处的处理,得到

$$kA\left(\frac{T_R - T_P}{\Delta x/2}\right) - kA\left(\frac{T_P - T_W}{\Delta x}\right) + q\Delta V = 0$$

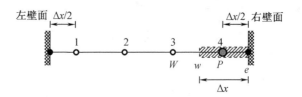

图 7.16　大平板域的有限体积离散化

注:第四个控制体如图所示。

节点 4 处的离散方程为

$$a_P T_P = a_E T_E + a_W T_W + b$$

方程中的系数如下:

a_P	a_E	a_W	b
$a_E + a_W + \dfrac{2kA}{\Delta x}$	0	$\dfrac{kA}{\Delta x}$	$q\Delta x + \dfrac{2kA}{\Delta x}T_R$

用导热系数 $k = 5$ W/(m^2 · K)、热源 $q = 500$ kW/m^3、$\Delta x = 0.008$ m、单位面积 $A = 1$ m^2 替换上述系数,离散方程的系数汇总在表 7.2 中。

表 7.2　控制体的各节点系数

节点	a_P	a_E	a_W	b
1	3 000	1 000	0	3 000 + 2 000T_L
2	2 000	1 000	1 000	3 000
3	2 000	1 000	1 000	3 000
4	3 000	0	1 000	3 000 + 2 000T_R

以矩阵形式,将所得代数方程组重新整理为

$$\begin{bmatrix} 3\,000 & -1\,000 & 0 & 0 \\ -1\,000 & 2\,000 & -1\,000 & 0 \\ 0 & -1\,000 & 2\,000 & -1\,000 \\ 0 & 0 & -1\,000 & 3\,000 \end{bmatrix} \begin{bmatrix} T_1 \\ T_2 \\ T_3 \\ T_4 \end{bmatrix} = \begin{bmatrix} 203\,000 \\ 3\,000 \\ 3\,000 \\ 803\,000 \end{bmatrix}$$

上述方程组产生了给定条件下的稳态温度分布,获得了描述一维稳态热传导过程的矩阵形式的代数方程。由于该问题只涉及少量的节点,矩阵的求解比较容易。从数值解析角度讲,能通过高斯消元法求解该矩阵,这将在 7.3 节中进一步讨论。

7.2.4　一维稳态对流扩散

呼吸流涉及空气流动,被认为是不可压流动,因此对流作用带来的影响非常重要。对流项在由速度分量决定的流动方向上输运标量 f 流经流动区域,而扩散过程通过其扩散系数 Γ 和梯度将流动变量在各个方向上进行扩散。如果忽略源项,关注变量 f 的一维稳定对流和扩散,那么

$$\frac{\mathrm{d}(u\phi)}{\mathrm{d}x} = \frac{\mathrm{d}}{\mathrm{d}x}\left(\Gamma\frac{\mathrm{d}\phi}{\mathrm{d}x}\right) \tag{7.38}$$

注意,如果 $f = u$ 且 $\Gamma = \nu$,对流扩散方程(7.38)代表动量方程;如果 $f = T$,$\Gamma = \dfrac{\nu}{Pr}$,其代表能量方程。在本部分内容中,将采用有限体积法进行讲解。节点 P 及其相邻节点的一维网格如图 7.17 所示。对方程(7.38)在控制体上进行积分,得到

$$\underbrace{(u\phi)_e - (u\phi)_w}_{\text{对流项}} = \underbrace{\left(\Gamma_e\frac{\mathrm{d}\phi}{\mathrm{d}x}\right)_e - \left(\Gamma_w\frac{\mathrm{d}\phi}{\mathrm{d}x}\right)_w}_{\text{扩散项}}$$

其中,两个扩散通量可通过线性插值近似为

$$\left(\Gamma_e\frac{\mathrm{d}\phi}{\mathrm{d}x}\right)_e = \Gamma_e\frac{\phi_E - \phi_P}{\Delta x_{PE}} = D_e(\phi_E - \phi_P)$$

$$\left(\Gamma_w\frac{\mathrm{d}\phi}{\mathrm{d}x}\right)_w = \Gamma_w\frac{\phi_P - \phi_W}{\Delta x_{WP}} = D_w(\phi_P - \phi_W)$$

其中,$D_e = \Gamma_e / \Delta x_{PE}$;$D_w = \Gamma_w / \Delta x_{WP}$。

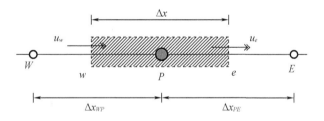

图 7.17　用于求解方程(7.38)的一维网格

注:网格是均匀的,但有限体积法不限于均匀网格。

中心差分:由于标量的值存储在 P、E 和 W 节点上,因此需要计算对流通量中的 ϕ_e 和 ϕ_w 值,利用中心差分和均匀网格得到

$$\phi_e = (\phi_P + \phi_E)/2 \quad \phi_w = (\phi_W + \phi_P)/2$$

把这些项放在一起,重新排列组合,离散方程就变为

$$\frac{u_e}{2}(\phi_P + \phi_E) - \frac{u_w}{2}(\phi_W + \phi_P) = D_e(\phi_E - \phi_P) - D_w(\phi_P - \phi_W)$$

$$\left[\left(D_e - \frac{u_e}{2}\right) + \left(D_w + \frac{u_w}{2}\right) + (u_e - u_w)\right]\phi_P = \left(D_e - \frac{u_e}{2}\right)\phi_E + \left(D_w + \frac{u_w}{2}\right)\phi_W$$

重新排列这些项来确定 ϕ_E、ϕ_W、ϕ_P 的系数为

$$a_P \phi_P = a_E \phi_E + a_W \phi_W \tag{7.39}$$

其中

$$a_P = a_E + a_W + (u_e - u_w) \quad a_E = D_e - \frac{u_e}{2} \quad a_W = D_w + \frac{u_w}{2} \tag{7.40}$$

中心差分离散是二阶精度的,但它不能表述流动方向上的任何偏向。大量的研究(Patankar,1980;Versteeg et al.,2007)充分表明此格式无法捕捉强对流流动,因为它无法识别流动方向。为了克服中心差分格式的这个问题,需要对插值格式进行改进。本部分将介绍两种常用的格式:迎风差分(UD)格式和对流项二次迎风插值(QUICK)格式。读者应该意识到还存在其他类型的数值格式,如高分辨率全变差递减格式(TVD)等。采用中心差分近似时,图7.18中的e处的面值总是由相邻可用变量进行加权计算获得的。在计算e处的变量值时,总是需要下游E点的值,然而在大多数流动中,下游的值通常不是先验知道的。通过施加不相等的权重因子,可以设计某种数值方法识别流动方向,以便适当地确定界面上的流动变量值。这就是"迎风"或"供体网格"概念的实质。

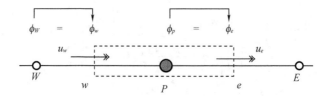

图7.18 节点 P 处的迎风离散的控制体

迎风差分:在迎风差分中,网格单元面的值等于上游节点的值。如果将示例中的流动方向限制为从左到右,则 $\phi_e = \phi_P$,$\phi_w = \phi_W$(式(7.18))。由此得到的离散方程变为

$$u_e \phi_P - u_w \phi_W = D_e(\phi_E - \phi_P) - D_w(\phi_P - \phi_W)$$

对上式进行重新排列组合,采用与前面相同的方法,确定 ϕ_E、ϕ_W、ϕ_P 的系数,则有

$$a_P \phi_P = a_E \phi_E + a_W \phi_W \tag{7.41}$$

其中

$$a_P = a_E + a_W + (u_e - u_w) \quad a_E = D_e \quad a_W = D_w + u_w \tag{7.42}$$

这等效地把对流项进行一阶精度的后向差分离散。如果流向是从右到左,则使用前差分格式,如图7.19所示。

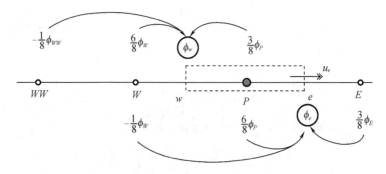

图7.19 节点 P 处的 QUICK 离散控制体图示

QUICK：该方法采用上游两个点和下游一个点上的变量进行二次插值近似。格式中的不均衡权重仍然更依赖于上流的流动信息。

同样，如果将示例中的流动方向限制为从左到右，则节点处的变量计算如下

$$\phi_w = -\frac{1}{8}\phi_{WW} + \frac{3}{8}\phi_P + \frac{6}{8}\phi_W$$

$$\phi_e = -\frac{1}{8}\phi_W + \frac{6}{8}\phi_P + \frac{3}{8}\phi_E$$

由此得到的离散方程变为

$$u_e\left(-\frac{1}{8}\phi_w + \frac{6}{8}\phi_P + \frac{3}{8}\phi_E\right) - u_w\left(-\frac{1}{8}\phi_{WW} + \frac{3}{8}\phi_P + \frac{6}{8}\phi_W\right) = D_e(\phi_E - \phi_P) - D_w(\phi_P - \phi_W)$$

重新排列组合各项，确定 ϕ_E、ϕ_W、ϕ_P 的系数如下：

$$a_P\phi_P = a_E\phi_E + a_W\phi_W \tag{7.43}$$

其中

$$a_P = a_E + a_W + a_{WW} + (u_e - u_w), a_E = D_e - \frac{3}{8}u_e, a_W = D_w + \frac{6}{8}u_w + \frac{1}{8}u_e \tag{7.44}$$

比较方程离散化过程不难发现，$a_P\phi_P$ 等于所有相邻节点的和，即

$$a_P\phi_P = \sum a_{\mathrm{nb}}\phi_{\mathrm{nb}} + b$$

对于均匀网格，采用中心差分格式，则 $a_E = D_e - \dfrac{u_e}{2}$。如果 $2D_e < u_e$，那么系数变为负值。这会导致数值解出现较大的"下冲"和"上冲"现象，最终使数值计算发散。无量纲佩克莱数

$$Pe = \frac{uL_{\mathrm{c}}}{\Gamma} \tag{7.45}$$

是度量变量 ϕ 的对流与扩散输运之比的一个参数。如果将网格单元长度 Δx 作为特征长度标度 L_c，则称这个参数为网格佩克莱数，例如，在 e 平面，$Pe_c = \dfrac{u_e\Delta x}{D_e}$。从上述表达式不难发现，如果对流通量比扩散通量大很多，就会出现问题。相反，只要 $Pe_c \leqslant 2$，就能保证系数是正的，解就能够收敛。类似地，对于 QUICK 格式，$a_E = D_e - \dfrac{3}{8}u_e$，这意味着 $Pe_c \leqslant 8/3$。式 (7.45) 表明，Pe 是网格大小的函数，对于离散格式，存在一个最小尺寸的网格确保 Pe 足够小。我们注意到负系数问题是由算术平均引起的。在迎风格式中，网格面上的变量 f 值由流动方向决定，并且保证相邻系数为正值，见式 (7.42)。

为了说明数值解对 Pe 和离散格式的依赖性，可以将数值解与精确解析解进行比较。一维稳态对流扩散问题的解析解如下：

$$\frac{\mathrm{d}(u\phi)}{\mathrm{d}x} - \frac{\mathrm{d}}{\mathrm{d}x}\left(\Gamma\frac{\mathrm{d}\phi}{\mathrm{d}x}\right) = 0 \rightarrow \frac{\phi - \phi_0}{\phi_L - \phi_0} = \frac{\exp(ux/\Gamma) - 1}{\exp(uL/\Gamma) - 1}$$

例如，离散域的长度为 1 m，划分为 5 个控制体。边界条件为 $\phi_0 = 0$ 和 $\phi_L = 1$，速度 u 为 1.6 m/s，扩散系数 Γ 为 0.1，则 $Pe = 3.2$。因此，当采用中心差分格式时，会产生不稳定解。采用中心差分格式时，出现的"下冲"和"上冲"现象如图 7.20 所示。由于存在 $Pe < 8/3$ 的限制，尽管没有在图中显示，在 QUICK 格式中也发现了类似的振荡现象。迎风差分对 Pe 和可以产生解析解的趋势线没有限制。但是，从图 7.20 中可以看出，当 x 趋近于 1 时，迎风格式的精

度下降。对于这两种离散格式,如果加密网格,即增加控制体的数量,都能够得到更好的结果。

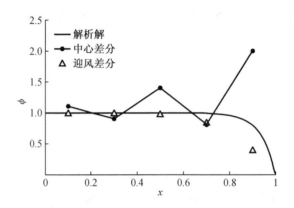

图 7.20　采用中心差分和迎风差分格式的流动变量数值解

注:相比之下,中心差分格式的结果会产生非物理振荡,而迎风差分格式的结果则更贴近实际情况。

假扩散:虽然迎风格式是无条件稳定的,但它本质上是一个一阶精度的后差分格式,因此会产生人为/虚假扩散。假扩散是输运变量 ϕ 的非物理扩散。它会导致流动变量在流场中的错误的分布。当流动方向与网格线方向不一致、在垂直于流动的方向上产生非零梯度时,就会产生假扩散。为了说明这一点,对于标量变量 ϕ,将其输运方程简化为二维纯对流方程,即扩散项为 0,且 $\dfrac{\mathrm{d}(u\phi)}{\mathrm{d}x}+\dfrac{\mathrm{d}(v\phi)}{\mathrm{d}y}=0$。如图 7.21(a)所示,当流体沿水平方向流经矩形网格离散域时,迎风格式可获得良好的结果,不产生假扩散。然而,如果流向变为和网格线成 45°角(图 7.21(b)),那么将产生假扩散。在没有物理扩散的情况下,对于离散域中的所有节点,在虚线下所有节点上的温度都是 0,在虚线上所有节点上的温度都是 100。如果取图 7.21 中从中间平均分割区域的水平线 a—a' 上的温度值,结果表明迎风格式(5×5 控制体)不能获得精确解的阶跃分布。实际上,变量 ϕ 会出现假扩散,即它在计算域内平坦地分布,而不是与实际相符的阶跃式分布。如果对网格进行加密,结果可以得到改进。如果采用 10×10 控制体网格,迎风格式将获得更接近于精确解的流场变量分布。

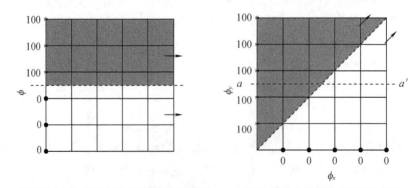

(a)变量通过与计算网格线对齐的域进行流动　　(b)变量以 45°角的网格线流经计算域

图 7.21　标量变量 ϕ 的纯对流输运

注:a—a' 线是一条水平线,位于计算域的上下方向的中间。

为了说明这一点,需要进一步仔细观察迎风格式。当扩散项为 0 时,离散化的一维对流扩散方程(7.38)改写为如下形式

$$\frac{\mathrm{d}(u\phi)}{\mathrm{d}x} = 0 \Rightarrow u\left(\frac{\phi_P - \phi_W}{\Delta x}\right) = 0 \tag{7.46}$$

假定 $u_e = u_w$,对流通量在控制体表面定义为 $\phi_e = \phi_P$、$\phi_w = \phi_W$。通过泰勒级数展开 ϕ_W 有

$$\phi_W = \phi_P - \Delta x \frac{\mathrm{d}\phi}{\mathrm{d}x} + \frac{\Delta x^2}{2!}\frac{\mathrm{d}^2\phi}{dx^2} - \cdots$$

并重新排列组合有

$$\frac{\phi_P - \phi_W}{\Delta x} = \frac{\mathrm{d}\phi}{\mathrm{d}x} - \frac{\Delta x}{2}\frac{\mathrm{d}^2\phi}{\mathrm{d}x^2} + O(\Delta x^2) \tag{7.47}$$

将式(7.47)代入式(7.46),可得

$$u\frac{\mathrm{d}\phi}{\mathrm{d}x} - \frac{u\Delta x}{2}\frac{\mathrm{d}}{\mathrm{d}x}\left(\frac{\mathrm{d}\phi}{\mathrm{d}x}\right) + O(\Delta x^2) = 0 \tag{7.48}$$

式(7.48)表示可以采用有限体积法的中心差分格式对连续方程离散化。第一项 $u\frac{\mathrm{d}\phi}{\mathrm{d}x}$ 是 ϕ 的对流输运,$O(\Delta x^2)$ 是泰勒级数展开式的剩余项,组成误差项。方程中的第二项与式(7.38)中的扩散项类似。这说明尽管迎风格式对纯对流问题进行离散化,但是离散方程中仍产生了一些扩散。这种假扩散是由于数值格式离散化产生的,而不是真正地由黏度引起扩散的真实物理机制。假扩散系数与控制体大小成正比,因此如前文所述,加密网格可以减少假扩散的影响,如图 7.22 所示。虽然在 $Pe < 2$ 的情况下,迎风格式能获得收敛结果,但其是一阶精度,而且容易出现假扩散,所以并不十分精确。

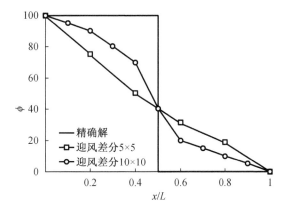

图 7.22　ϕ 的对流输运数值解

7.3 数 值 求 解

通过离散化能够获得线性或非线性的代数方程组,并利用数值方法进一步求解。方程组的复杂程度和规模取决于物理问题的几何形状和大小。在本节中,主要介绍两种类型的数值方法:直接求解法和迭代法。

直接求解法是采用有限迭代步对问题进行求解,它包括如高斯消元法以及将在 7.3.1 节介绍的三对角矩阵法(TDMA)。TDMA 应用矩阵代数(如行运算)将矩阵变换成更容易求解的形式。由于计算成本低,并且占用的内存存储空间最少,通常低到中等规模方程组(如小于 1 000 个方程)首选直接求解法。迭代法是重复应用某一代数算法,经过多次重复后最终收敛的算法。它指定了一个收敛准则来确定何时获得收敛解。一般来说,迭代法用于规模非常大的方程组。对于非线性问题,十分有必要采用迭代法,但对于简单线性系统,这种方法也同样有价值。为了让读者对迭代法有一些基本的了解,在 7.3.2 节中将介绍一些著名的逐点方法,如 Jacobi 法和 Gauss – Siedel 法,也会介绍这两种迭代法的改进形式,特别是用于求解 CFD 问题的算法。

7.3.1 直接求解法

最基本的求解线性代数方程组的方法之一是高斯消元法。该算法的基础是将大方程组系统化地简化为小方程组。假设方程组写成如下形式

$$A\phi = B$$

ϕ 是节点上的未知变量。矩阵 A 为代数方程组的非零系数,如下所示:

$$A = \begin{bmatrix} A_{11} & A_{12} & A_{13} & \cdots & A_{1n} \\ A_{21} & A_{22} & A_{23} & \cdots & A_{2n} \\ A_{31} & A_{32} & A_{33} & \cdots & A_{3n} \\ \vdots & \vdots & \vdots & \ddots & \vdots \\ A_{n1} & A_{n2} & A_{n3} & \cdots & A_{nn} \end{bmatrix}$$

而 B 为对于 ϕ 的已知值,例如已知的边界条件或者源/汇项。可以看出,矩阵 A 的主对角线系数为 A_{11},A_{22},$\cdots$,A_{nn}。第一步是应用正向消元法,即消去主对角线以下的元素,从而得到一个下三角为 0 的矩阵。这意味着消减掉 A_{21},A_{31},A_{32},$\cdots$,A_{nn-1},将这些元素替换为 0。矩阵 A 中的消元过程从第一列元素 A_{21},A_{31},$\cdots$,A_{n1} 开始。矩阵第二行减去矩阵第一行乘以 A_{21}/A_{11},A 矩阵以及方程右侧的 B 向量中的所有元素值都被改变了。利用相似的方法,矩阵 A 第一列中的其他元素 A_{31},A_{41},$\cdots$,A_{n1} 重复此过程,如第三行减去第一行乘以 A_{31}/A_{11},A_{11} 以下的所有元素都简化为 0。然后对第二列(A_{22} 以下的所有元素)应用相同的处理过程,以此类推,直到 $n-1$ 列。请注意,在每个阶段都需要除以 A_{nn},因此该值必须不为

0。如果是 0，那么这一行需要与非 0 的另一行进行交换。

完成此过程后，原始矩阵 A 变为上三角矩阵，如下：

$$U = \begin{bmatrix} A_{11} & A_{12} & A_{13} & \cdots & A_{1n} \\ 0 & A_{22} & A_{23} & \cdots & A_{2n} \\ 0 & 0 & A_{33} & \cdots & A_{3n} \\ \vdots & \vdots & \vdots & \ddots & \vdots \\ 0 & 0 & 0 & \cdots & A_{nn} \end{bmatrix}$$

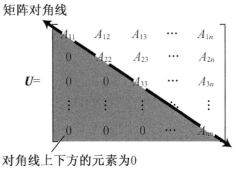

矩阵对角线

对角线上下方的元素为0

矩阵变换后，矩阵 U 中除第一行外的所有元素都与原矩阵 A 中的元素不同，原来方程组可以改写为

$$U\phi = B$$

上三角矩阵方程组能采用反向替代法进行求解。矩阵 U 的最后一行只包含一个非 0 系数 A_{nn}，因而其对应的变量 ϕ_n 可由下式求解

$$\phi_n = \frac{B_n}{U_{nn}}$$

矩阵 U 的倒数第二行只包含系数 $A_{n-1,n}$ 和 A_{nn}，一旦 ϕ_n 已知，便可求解变量 ϕ_{n-1}。通过不断地向矩阵上面的行推进，持续地替换已知变量，便可依次求解 ϕ_i。ϕ_i 的通用求解公式可写为

$$\phi_i = \frac{B_i - \sum\limits_{j=i+1}^{n} A_{ij}\phi_j}{A_{ii}} \tag{7.49}$$

不难看出，大部分的计算工作是对矩阵进行正向消元过程；逆向替代过程需要较少的算术运算，因此计算量也较低。高斯消元法计算量较大，尤其是在求解包含大量待解未知变量的完整矩阵时，但它与当前可用的任何其他方法一样好用。

在 7.2.3 节的工作实例中，获得的三对角矩阵也是实际中经常出现的一种特殊矩阵。三对角矩阵只在对角线上或者对角线下的元素不为 0，如下

矩阵对角线

$$A = \begin{bmatrix} A_{11} & A_{12} & 0 & \cdots & 0 \\ A_{21} & A_{22} & A_{23} & \cdots & 0 \\ 0 & A_{32} & A_{33} & \cdots & 0 \\ \vdots & \vdots & \vdots & \ddots & \vdots \\ 0 & 0 & 0 & \cdots & A_{nn} \end{bmatrix}$$

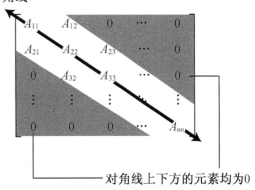

对角线上下方的元素均为0

对于这种形式的矩阵,采用高斯消元法的变化方法如 TDMA——托马斯算法比较有利。一般形式的三对角矩阵代数方程组如

$$\begin{bmatrix} A_{11} & A_{12} & 0 & 0 & 0 & 0 & 0 \\ A_{21} & A_{22} & A_{23} & 0 & 0 & 0 & 0 \\ 0 & \cdots & \cdots & \cdots & 0 & 0 & 0 \\ 0 & 0 & A_{ii-1} & A_{ii} & A_{ii+1} & 0 & 0 \\ 0 & 0 & 0 & \cdots & \cdots & \cdots & 0 \\ 0 & 0 & 0 & 0 & A_{nn-2} & A_{n-1n-1} & A_{n-1n} \\ 0 & 0 & 0 & 0 & 0 & A_{nn-1} & A_{nn} \end{bmatrix} \begin{bmatrix} \varphi_1 \\ \varphi_1 \\ \cdots \\ \varphi_i \\ \cdots \\ \varphi_{n-1} \\ \varphi_n \end{bmatrix} = \begin{bmatrix} B_1 \\ B_2 \\ \cdots \\ B_i \\ \cdots \\ B_{n-1} \\ B_n \end{bmatrix}$$

类似于高斯消元法,TDMA 将上述方程组分为两部分进行求解:正向消元和逆向置换。对于正向消元过程,在对角线以下的相邻项被消去以产生零项。这意味着将 A_{21},A_{32},A_{43},$\cdots$,A_{nn-1} 替换为 0。对于第一行,将对角线上的元素 A_{11} 被归一化,相邻的元素 A_{12} 和矩阵 $\boldsymbol{B}$ 中的 B_1 项相应地按以下公式进行修改:

$$A'_{12} = \frac{A_{12}}{A_{11}}, B'_1 = \frac{B_1}{A_{11}} \tag{7.50}$$

和高斯消元法一样,将矩阵的第一行乘以 A_{21},然后从第二行减去它;包括方程右侧 $\boldsymbol{B}$ 中的项在内,第二行中的所有元素随之改变,其中 A_{21} 变为 0。对矩阵的其余行采用同样的方法,相邻元素和矩阵 $\boldsymbol{B}$ 的元素的一般形式为

$$A'_{ii+1} = \frac{A_{ii+1}}{A_{ii} - A_{ii-1}A'_{i-1i}}, B'_i = \frac{B_i - A_{ii-1}B'_{i-1}}{A_{ii} - A_{ii-1}A'_{i-1i}} \tag{7.51}$$

因此,包含非 0 系数的矩阵被处理成

$$\begin{bmatrix} 1 & A'_{12} & 0 & 0 & 0 & 0 & 0 \\ 0 & 1 & A'_{23} & 0 & 0 & 0 & 0 \\ 0 & 0 & 0 & \cdots & 0 & 0 & 0 \\ 0 & 0 & 0 & 1 & A_{ii+1} & 0 & 0 \\ 0 & 0 & 0 & \cdots & \cdots & \cdots & 0 \\ 0 & 0 & 0 & 0 & 0 & 1 & A_{n-1n} \\ 0 & 0 & 0 & 0 & 0 & 0 & 1 \end{bmatrix} \begin{bmatrix} \phi_1 \\ \phi_1 \\ \cdots \\ \phi_i \\ \cdots \\ \phi_{n-1} \\ \phi_n \end{bmatrix} = \begin{bmatrix} B'_1 \\ B'_2 \\ \cdots \\ B'_i \\ \cdots \\ B'_{n-1} \\ B'_n \end{bmatrix}$$

第二阶段为逆向替换,ϕ_i 的值为

$$\phi_n = B'_n, \phi_i = B'_i - \phi_{i+1}A'_{ii+1} \tag{7.52}$$

TDMA 比高斯消元法更经济,因为它省去了逆向替代过程中获得 ϕ_i 时的乘除算术运算。

如前文所述,在正向消元阶段,A_{nn} 项可能为 0。读者应该意识到,为了防止两种直接解法出现病态矩阵,有必要确保

$$|A_{ii}| > |A_{ii-1}| + |A_{ii+1}| \tag{7.53}$$

这意味着对角线上的系数要比旁边的系数之和大得多。如果不满足这个要求,则可通过矩阵行交换来满足这一条件。

7.3.2　迭代法

直接求解法如高斯消元法可用于求解任何方程组。不幸的是,对于大多数 CFD 问题,都涉及求解大型非线性方程组。由于需要大量的矩阵预处理运算来为直接求解过程做准备,因而采用这种方法的成本普遍偏高。这就给人们采用迭代方法提供了契机。在迭代方法中,先给出一个猜测解,并使用方程对数值解进行系统改善,直至达到特定的收敛水平。如果迭代较少次数就可以获得收敛解,则迭代求解器的使用成本可能低于直接求解法。这是 CFD 问题的常见情况。

在各种迭代方法中,雅可比法是最简单的。利用上一迭代步的矩阵右侧 ϕ 值,对左侧的矩阵表达式进行求解。回顾一下前面章节描述过的方程组 $\boldsymbol{A}\phi = \boldsymbol{B}$。每个节点上的未知变量 ϕ 的一般代数方程形式可写为

$$\sum_{j=1}^{i-1} A_{ij}\phi_j + A_{ii}\phi_i + \sum_{j=i+1}^{n} A_{ij}\phi_j = B_i \tag{7.54}$$

在式(7.54)中,雅可比法假定节点上的变量 ϕ_j(非对角矩阵元素)在第 k 次迭代是已知的,而节点上的变量 ϕ_i 在第 $k+1$ 次迭代是未知的。求解 ϕ_i,得到

$$\phi_i^{(k+1)} = \frac{1}{A_{ii}}\left(B_i - \sum_{j=1}^{i-1} A_{ij}\phi_j^{(k)} - \sum_{j=i+1}^{n} A_{ij}\phi_j^{(k)} \right) \tag{7.55}$$

迭代过程始于节点变量 ϕ_j 的初始猜测值($k=0$)。对所有 n 个未知量都应用式(7.55)后,完成第一次迭代,$k=1$。通过将 $k=1$ 时的迭代值代入式(7.54)中,进行下一次迭代($k=2$),来估计下一次迭代的新值。不断地多次重复迭代过程,直至获得理想的收敛解。

比较直接的对雅可比法进行改进的方法是高斯-赛德尔法。这种方法将更新后的节点变量 $\phi_j^{(k+1)}$ 立即代入式(7.54)的右侧矩阵。在这种情况下,式(7.55)右侧第二项的值 $\phi_j^{(k)}$ 被其在当前 $k+1$ 迭代步值取代,这相当于式(7.55)变为

$$\phi_i^{(k+1)} = \frac{B_i}{A_{ii}} - \sum_{j=1}^{i-1} \frac{A_{ij}}{A_{ii}}\phi_j^{(k+1)} - \sum_{j=i+1}^{n} \frac{A_{ij}}{A_{ii}}\phi_j^{(k)} \tag{7.56}$$

对比上述两种迭代方法,高斯-赛德尔法要比雅可比法快两倍。在多次应用式(7.55)和式(7.56)后,可以采用很多方法确定计算是否收敛。一个便捷的可确定迭代终止的条件是每次迭代的最大变化值,即 $\phi_j^{(k+1)} - \phi_j^k$ 小于某一预先设定值。如果相对变化随着每次迭代不断增加,则数值解是发散的。

7.3.3　求解一维定常扩散方程

TDMA 方法:本节将介绍 7.2.3 节中的具有均匀热源的大平板间稳态导热问题的求解方法。具有 4 个网格单元的离散化矩阵方程组为

$$\begin{bmatrix} 3\,000 & -1\,000 & 0 & 0 \\ -1\,000 & 2\,000 & -1\,000 & 0 \\ 0 & -1\,000 & 2\,000 & -1\,000 \\ 0 & 0 & -1\,000 & 3\,000 \end{bmatrix}\begin{bmatrix} T_1 \\ T_2 \\ T_3 \\ T_4 \end{bmatrix} = \begin{bmatrix} 203\,000 \\ 3\,000 \\ 3\,000 \\ 803\,000 \end{bmatrix}$$

其中,边界温度 T_L 和 T_R 分别为 100 ℃ 和 400 ℃。考虑到上述矩阵是三对角矩阵,将以此例阐述 TDMA 的算术运算方法。将温度 $T_L = 100$ ℃ 和 $T_R = 400$ ℃ 代入方程的后侧,得到

$$\begin{bmatrix} 3\,000 & -1\,000 & 0 & 0 \\ -1\,000 & 2\,000 & -1\,000 & 0 \\ 0 & -1\,000 & 2\,000 & -1\,000 \\ 0 & 0 & -1\,000 & 3\,000 \end{bmatrix} \begin{bmatrix} T_1 \\ T_2 \\ T_3 \\ T_4 \end{bmatrix} = \begin{bmatrix} 203\,000 \\ 3\,000 \\ 3\,000 \\ 803\,000 \end{bmatrix}$$

先把方程的第一行两侧同时除以 3 000,将 A_{11} 第一行归一化。矩阵的第一行乘以 A_{21},然后用第二行减去这个乘积。

$$\begin{bmatrix} 1 & -\dfrac{1}{3} & 0 & 0 \\ 0 & 1\,666\dfrac{2}{3} & 1\,000 & 0 \\ 0 & -1\,000 & 2\,000 & -1\,000 \\ 0 & 0 & -1\,000 & 3\,000 \end{bmatrix} \begin{bmatrix} T_1 \\ T_2 \\ T_3 \\ T_4 \end{bmatrix} = \begin{bmatrix} 67\dfrac{2}{3} \\ 70\,666\dfrac{2}{3} \\ 3\,000 \\ 803\,000 \end{bmatrix}$$

重复第一步,但对于第二行,A_{22} 变化为 1(第二行左右两侧同时除以 $1\,666\dfrac{2}{3}$)。矩阵的第二行乘以 A_{32},然后用第三行减去这个乘积。

$$\begin{bmatrix} 1 & -\dfrac{1}{3} & 0 & 0 \\ 0 & 1 & -\dfrac{3}{5} & 0 \\ 0 & 0 & 1\,400 & -1\,000 \\ 0 & 0 & -1\,000 & 3\,000 \end{bmatrix} \begin{bmatrix} T_1 \\ T_2 \\ T_3 \\ T_4 \end{bmatrix} = \begin{bmatrix} 67\dfrac{2}{3} \\ 42\dfrac{2}{5} \\ 45\,400 \\ 803\,000 \end{bmatrix}$$

对于矩阵其余部分重复同样的步骤,得到

$$\begin{bmatrix} 1 & -\dfrac{1}{3} & 0 & 0 \\ 0 & 1 & -\dfrac{3}{5} & 0 \\ 0 & 0 & 1 & -\dfrac{5}{7} \\ 0 & 0 & 0 & 2\,285\dfrac{5}{7} \end{bmatrix} \begin{bmatrix} T_1 \\ T_2 \\ T_3 \\ T_4 \end{bmatrix} = \begin{bmatrix} 67\dfrac{2}{3} \\ 42\dfrac{2}{5} \\ 32\dfrac{3}{7} \\ 835\,428\dfrac{4}{7} \end{bmatrix}$$

TDMA 的第二阶段仅为简单的逆向替代过程。采用式(7.52)进行逆向计算,上面的方程组解为

$$T_1 = 140.5, T_2 = 218.5, T_3 = 293.5, T_4 = 365.5$$

对于这个简单的问题,可以采用高斯消元法而非托马斯算法求解。对于小型矩阵,在获得 0 元素上所需的额外的算术运算,高斯消元法可能不比托马斯法显著增多。然而,当采用大量的网格点来更好地预测平板上的温度分布时,情况就不一样了。这是因为必须要在矩阵元素上执行额外的、更烦琐的乘除法运算。一旦矩阵的阶数变高(>10),运算速度就

会退化,变得低效。

雅可比法:为了演示雅可比法,把前面推导出的代数方程组重写,即

$$3\,000T_1 - 1\,000T_2 + 0 \cdot T_3 + 0 \cdot T_4 = 203\,000$$

$$-1\,000T_1 + 2\,000T_2 - 1\,000T_3 + 0 \cdot T_4 = 3\,000$$

$$0 \cdot T_1 - 1\,000T_2 + 2\,000T_3 - 1\,000T_4 = 3\,000$$

$$0 \cdot T_1 + 0 \cdot T_2 - 1\,000T_3 + 3\,000T_4 = 803\,000$$

重新排列组合上面的方程组,把需要计算的变量放在方程左边,得到

$$T_1 = (T_2/3) + (203/3)$$

$$T_2 = (T_1/2) + (T_3/2) + (3/2)$$

$$T_3 = (T_2/2) + (T_4/2) + (3/2)$$

$$T_4 = (T_3/3) + (803/30)$$

利用最初的猜测值:$T_1^{(0)} = T_2^{(0)} = T_3^{(0)} = T_4^{(0)} = 100$,计算第一次迭代时的节点温度,如下:

$$T_1^{(1)} = (100/3) + (203/3) = 101.000$$

$$T_2^{(1)} = (100/2) + (100/2) + (3/2) = 101.500$$

$$T_3^{(1)} = (100/2) + (100/2) + (3/2) = 101.500$$

$$T_4^{(1)} = (100/3) + (803/3) = 301.000$$

上述第一次迭代的值 $T_1^{(1)} = 101$,$T_2^{(1)} = 101.5$,$T_3^{(1)} = 101.5$ 和 $T_4^{(1)} = 317\frac{2}{3}$,代回到方程组中;第二次迭代得出

$$T_1^{(2)} = (101.5/3) + (203/3) = 101.500$$

$$T_2^{(2)} = (101/2) + (101.5/2) + (3/2) = 102.750$$

$$T_3^{(2)} = (101.5/2) + (301/2) + (3/2) = 202.750$$

$$T_4^{(2)} = (101.5/3) + (803/3) = 301.500$$

重复 10 到 20 次迭代后,节点温度发展到

$$\begin{bmatrix} T_1^{(10)} \\ T_2^{(10)} \\ T_3^{(10)} \\ T_4^{(10)} \end{bmatrix} = \begin{bmatrix} 137.247 \\ 208.837 \\ 286.388 \\ 361.080 \end{bmatrix}, \begin{bmatrix} T_1^{(20)} \\ T_2^{(20)} \\ T_3^{(20)} \\ T_4^{(20)} \end{bmatrix} = \begin{bmatrix} 140.363\,2 \\ 218.092 \\ 293.200 \\ 365.313 \end{bmatrix}, \begin{bmatrix} T_1^{(40)} \\ T_2^{(40)} \\ T_3^{(40)} \\ T_4^{(40)} \end{bmatrix} = \begin{bmatrix} 140.500 \\ 218.500 \\ 293.500 \\ 365.500 \end{bmatrix}$$

在之前的例子中,通过 TDMA 得到了精确的直接解。同时观察到,经过 20 次迭代后,迭代节点温度值逐渐接近节点温度精确值。

高斯-赛德尔法:同雅可比法一样,从下面这组方程开始

$$T_1 = (T_2/3) + (203/3)$$

$$T_2 = (T_1/2) + (T_3/2) + (3/2)$$

$$T_3 = (T_2/2) + (T_4/2) + (3/2)$$

$$T_4 = (T_3/3) + (803/30)$$

采用同样的初始猜测值,第一次迭代结果为

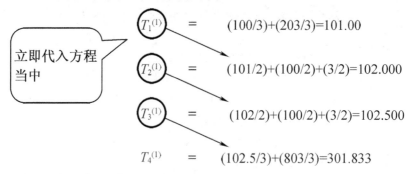

$$T_1^{(1)} = (100/3)+(203/3)=101.00$$

$$T_2^{(1)} = (101/2)+(100/2)+(3/2)=102.000$$

$$T_3^{(1)} = (102/2)+(100/2)+(3/2)=102.500$$

$$T_4^{(1)} = (102.5/3)+(803/3)=301.833$$

经过 10 次、20 次迭代后,节点温度发展到

$$
\begin{bmatrix} T_1^{(10)} \\ T_2^{(10)} \\ T_3^{(10)} \\ T_4^{(10)} \end{bmatrix} =
\begin{bmatrix} 140.021 \\ 217.737 \\ 292.944 \\ 365.315 \end{bmatrix},
\begin{bmatrix} T_1^{(20)} \\ T_2^{(20)} \\ T_3^{(20)} \\ T_4^{(20)} \end{bmatrix} =
\begin{bmatrix} 140.499 \\ 218.499 \\ 293.499 \\ 365.500 \end{bmatrix}
$$

此时高斯－赛德尔法得到的温度值与雅可比法在 20 次迭代后得到的温度值是相当的。从这个例子能够得出高斯－塞德尔法的计算速度是雅可比法的两倍。由于只要获得新的温度,就可以立即替换方程右侧的温度值,因此采用高斯－塞德尔法收敛速度更快。到目前为止,还没有讨论如何终止这个特定问题的迭代过程。数值解的收敛程度完全由人为决定。如果把最大的绝对迭代差值 $|\phi_j^{(k+1)} - \phi_j^{(k)}|$ 作为迭代终止条件,那么解的精度就取决于期望获得的温度值的有效数字位数。可接受的误差越小,迭代次数就越多,但数值解的精度越高。

7.3.4 压力－速度耦合

前文介绍的离散方法是针对单一方程的。如果考虑二维不可压缩定常层流的控制方程,可得

$$0 = \frac{\partial u}{\partial x} + \frac{\partial v}{\partial y} \quad \text{连续性方程}$$

$$\underbrace{\frac{\partial u}{\partial t}}_{\text{当地加速度}} + \underbrace{u\frac{\partial u}{\partial x} + u\frac{\partial u}{\partial y}}_{\text{对流}} = \underbrace{-\frac{1}{\rho}\frac{\partial p}{\partial x}}_{\text{压力梯度}} + \underbrace{v\frac{\partial^2 u}{\partial x^2} + v\frac{\partial^2 u}{\partial y^2}}_{\text{扩散}} + \underbrace{\sum F_B}_{\text{体积力}} \quad x-\text{方向动量方程}$$

$$\underbrace{\frac{\partial u}{\partial t}}_{\text{当地加速度}} + \underbrace{u\frac{\partial u}{\partial x} + u\frac{\partial u}{\partial y}}_{\text{对流}} = \underbrace{-\frac{1}{\rho}\frac{\partial p}{\partial x}}_{\text{压力梯度}} + \underbrace{v\frac{\partial^2 u}{\partial x^2} + v\frac{\partial^2 u}{\partial y^2}}_{\text{扩散}} + \underbrace{\sum F_B}_{\text{体积力}} \quad y-\text{方向动量方程}$$

其中,有三个未知量 u、v 和 p 以及其他由流体自身特性决定的物理参数如 v 和 ρ。如果压力场已知(因为动量方程存在压强梯度项),则其输运方程(即上文的 x 和 y 方向上的动量方程)离散化后可以得到速度场 u 和 v。然而,在不可压缩流动的假设下,控制方程中缺少一个针对压力的独立方程。附加连续性方程以后,方程组就封闭了。对于三个独立变量 u、v 和 p,方程组存在三个方程,但是不能通过连续性方程直接获得 p。为了连接不可压缩流中的压力与速度,现为压力场引入一个校正来确保连续性方程和动量方程均被满足。

在这一节,将讲述一种最流行的求解不可压缩流动的压力 - 速度耦合方法背后的基本原理。它是一种迭代法,称为 SIMPLE 方法,其中"SIMPLE"这个缩写代表压力关联方程的半隐式求解。

此方法是由 Patankar 等(1972)为解决实际工程问题而提出并且被广泛地应用于大多数计算流体力学(CFD)代码中的。这个方法先用一个猜想的压力场去求解动量方程,从而得到速度 u、v。求解由连续性方程导出的压力修正方程可得到压力修正场,然后再用它更新速度场和压力场。按顺序求解方程,意味着每一个未知的变量每次都会用其他变量的已知值来求解,因此每次只改变一个变量。猜想的压力场不断地进行迭代,同时动量方程和连续性方程不断地改变来确保质量守恒。

网格上的变量分布:在讲述 SIMPLE 方法之前,先介绍一下交错网格。对于 CFD 计算来说,采用交错网格的目的是在控制体面上布置速度分量,而其他流场变量如压力、温度和湍流量,则储存在控制体的中心节点上。结构化有限体积网格上的一种典型的变量排列,如图 7.23 所示。从图中可见,从 x 方向的动量方程获得的离散速度分量 u 被计算和存储在控制体的东(E)西(W)表面上。

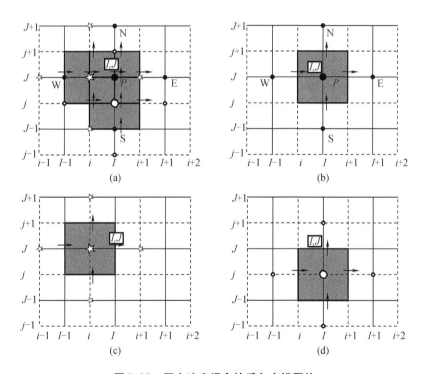

图 7.23　压力速度耦合的后向交错网格

可采用控制体剩余表面上的 y 方向、z 方向的动量方程计算其他速度分量。这些速度分量可用来直接计算质量通量,用于压力修正方程。因此,这种布置方式在速度量和压力量之间建立了强耦合,有助于避免某些收敛问题或是速度场、压力场的振荡。交错网格通常是不可压缩流动计算的最简单策略,本章中将采用这种网格演示压力 - 速度耦合方法。

我们先建立把标量变量(如压力)储存在网格节点上、把速度分量储存在网格控制体表面上的交错网格。在交错排列中,压力和其他标量变量 ϕ 储存在节点 $P(I,J)$。这个控制体用于存储压力项。由于其他标量变量也储存在这个控制体,因而有时它也被称作标量控制体。速度矢量 $\boldsymbol{u}$ 被储存在网格节点 $u(i,J)$,v 被储存在网格节点 $v(I,j)$。这意味着向量被储存在相互交错的位置,并且涉及三个部分重叠的控制体。尽管向前交错网格也可能被使用,但图 7.23 展示的是向后交错网格。

SIMPLE 方法:SIMPLE 方法本质上是通过求解压力修正方程来计算猜测 – 修正压力的过程。以求解交错排列的结构网格中的二维稳态层流问题为例,如图 7.23 所示。首先,在交错网格采用有限体积法离散二维不可压缩流动的动量方程,则 u 和 v 控制体中的压力梯度项分别为

$$\frac{\partial p}{\partial x} = \frac{p_P - p_W}{\Delta x} = \frac{p_{I,J} - p_{I-1,J}}{\Delta x}$$

$$\frac{\partial p}{\partial y} = \frac{p_P - p_S}{\Delta y} = \frac{p_{I-1,J} - p_{I,J}}{\Delta y}$$

其中,Δx、Δy 分别为控制体的长度和高度。离散动量方程,得到以下公式

$$a_{i,J}^u u_{i,J} = a_{i,j}^u u_{i,j} + a_{i,j+1}^u u_{i,j+1} + a_{I-1,J}^u u_{I-1,J} + a_{I,J}^u u_{I,J} - \frac{p_{I,J} - p_{I-1,J}}{\Delta x}\Delta V + b^u \Delta V$$

$$a_{I,j}^v v_{I,j} = a_{I,J-1}^v v_{I,J-1} + a_{I,J}^v v_{I,J} + a_{i,j}^v v_{i,j} + a_{i+1,j}^v v_{i+1,j} - \frac{p_{I-1,J} - p_{I,J}}{\Delta y}\Delta V + b^v \Delta V$$

其中,b^u、b^v 是可能包括重力和其他影响量的源项;压力项的下标符号继续采用罗盘点符号标记,以此突出显示压力项和其他标量值都储存在标量控制体中。上述方程可改写为

$$\begin{cases} a_{i,J}^u u_{i,J} = \sum a_{\mathrm{nb}}^u u_{\mathrm{nb}} - \dfrac{p_P - p_W}{\Delta x}\Delta V + b^u \Delta V \\[3mm] a_{I,j}^v v_{I,j} = \sum a_{\mathrm{nb}}^v v_{\mathrm{nb}} - \dfrac{p_P - p_S}{\Delta y}\Delta V + b^v \Delta V \end{cases} \tag{7.57}$$

系数 a_{nb} 由所选的离散格式决定(中心差分,迎风格式,QUICK)。SIMPLE 方法是一种"鲁棒性"很好的计算不可压缩流的压力和速度的方法。当与其他控制变量如温度和湍流度相耦合时,由于 SIMPLE 方法是迭代算法,所以需要循序地进行计算。在典型 CFD 迭代过程中,SIMPLE 方法的详细操作步骤如下。

第一步:通过给出一个猜测值 p^* 来求解动量方程,SIMPLE 方法迭代计算先初始化流场。将 p^* 带入离散方程(7.57)可得

$$\begin{cases} a_{i,J}^u u_{i,J}^* = \sum a_{\mathrm{nb}}^u u_{\mathrm{nb}}^* - \dfrac{p_P^* - p_W^*}{\Delta x}\Delta V \\[3mm] a_{I,j}^v v_{I,j}^* = \sum a_{\mathrm{nb}}^v v_{\mathrm{nb}}^* - \dfrac{p_P^* - p_S^*}{\Delta y}\Delta V \end{cases} \tag{7.58}$$

其中,邻域系数 u_{nb}^* 和 v_{nb}^* 为基于 p^* 计算得到的邻域节点速度分量,星号表示这些变量是猜测值。

第二步:求解动量方程得到的 u^* 和 v^* 通常不满足连续性方程。需要在每个节点上用 u' 和 v' 对速度场进行修正,从而使速度满足连续性方程。由此一来,把期望的速度 u 和 v 与

猜测的速度 u^* 和 v^* 联系起来,类似地,把正确的压强 p 和猜测量 p^* 联系起来,如下:

$$\begin{cases} p = p^* + p' \\ u = u^* + u' \\ v = v^* + v' \end{cases} \tag{7.59}$$

注意:在这个阶段 u^* 和 v^* 均是由猜测量 p^* 确定的,但不满足连续性方程。修正量 u' 和 v' 是未知的,需要计算。用式(7.57)减去式(7.58)可得

$$\begin{cases} a_{i,J}^u (u_{i,J} - u_{i,J}^*) = \sum a_{nb}^u (u_{nb} - u_{nb}^*) + \dfrac{(p_W - p_W^*) - (p_P - p_P^*)}{\Delta x} \Delta V \\ a_{I,j}^v (v_{I,j} - v_{I,j}^*) = \sum a_{nb}^v (v_{nb} - v_{nb}^*) - \dfrac{(p_S - p_S^*) - (p_P - p_P^*)}{\Delta y} \Delta V \end{cases} \tag{7.60}$$

将修正方程(7.59)带入式(7.60)中,可得修正项

$$\begin{cases} a_{i,J}^u u'_{i,J} = \sum a_{nb}^u u'_{nb} + \dfrac{p'_W - p'_P}{\Delta x} \Delta V \\ a_{I,j}^v v'_{I,j} = \sum a_{nb}^v v'_{nb} - \dfrac{p'_S - p'_P}{\Delta y} \Delta V \end{cases} \tag{7.61}$$

现在通过省略 $\sum a_{nb}^u u'_{nb}$ 和 $\sum a_{nb}^v v'_{nb}$ 项来对方程进行近似,这就是 SIMPLE 方法的本质。方程可化为

$$\begin{cases} u'_{i,J} = d^u (p'_W - p'_P) \\ v'_{I,j} = d^v (p'_S - p'_P) \end{cases} \tag{7.62}$$

其中, $d^u = \dfrac{\Delta V}{a_{i,J}^u \Delta x}$, $d^v = \dfrac{\Delta V}{a_{I,j}^v \Delta y}$ 。

需要注意的是,该方法是一种迭代方法,数值表达式不需要与物理表达式完全一致。因此,允许建立这样一个公式——它采用简单的数值计算技巧,目的是加快满足连续性方程的速度场数值解的收敛速度。因为收敛解意味着压力和速度修正量将收敛于 0,所以省略 $\sum a_{nb}^u u'_{nb}$ 项不会对最终解产生影响。式(7.62)是速度修正方程,将其回代入式(7.59)中来调整猜想的速度值 u^* 和 v^* ,可得

$$\begin{cases} u_{i,J} = u_{i,J}^* + d^u (p'_W - p'_P) \\ v_{I,j} = v_{I,j}^* + d^v (p'_S - p'_P) \end{cases} \tag{7.63}$$

尽管式(7.63)用来修正控制体中心节点的猜测速度,但这个修正公式一般也适用于速度分量位于计算网格内任何位置的情况。如图 7.23 所示,速度可能位于中心节点 P 、控制体的面、控制体的顶点。

到目前为止,已经定义了速度场,但仍缺少一个能调整最初的猜测压力项的压力修正项公式。需要注意的是,如式(7.63)所示,需要压力修正项来计算期望的 u 和 v 值。对式(7.63)在相应的速度方向微分,如 u 对 ∂x 、v 对 ∂y ,然后将它们相加,得到压力修正方程如下:

$$-\frac{\partial}{\partial x}\big[d^u(p'_W-p'_P)\big]-\frac{\partial}{\partial y}\big[d^v(p'_S-p'_P)\big]+\underbrace{\frac{\partial u^*}{\partial x}+\frac{\partial v^*}{\partial y}}_{\text{猜想的速度梯度}}=\underbrace{\frac{\partial u}{\partial x}+\frac{\partial v}{\partial y}}_{\text{修正后的速度梯度}}$$

其中,$\dfrac{\partial u}{\partial x}+\dfrac{\partial v}{\partial y}=0$。

等式右边的项是连续性方程。当质量守恒时,其值为 0,所以上式可变为

$$\frac{\partial}{\partial x}\big[d^u(p'_W-p'_P)\big]+\frac{\partial}{\partial y}\big[d^v(p'_S-p'_P)\big]=\underbrace{\frac{\partial u^*}{\partial x}+\frac{\partial v^*}{\partial y}}_{\text{质量残差}} \tag{7.64}$$

类似地,式(7.64)可离散化为通用形式

$$a_{I,J}p'_{I,J}=a_P p'_P=\sum a_{nb}p'_{nb}+b'_P \tag{7.65}$$

其中,b'_P 包含 u^* 和 v^* 项。

第三步:简要概括一下,从设定猜测值 p^* 开始,由它计算出猜想的 u^* 和 v^*。因为需要进一步修正这些猜测值,所以需要推导 p'、u' 和 v' 的修正公式。随后通过修正公式(7.59),更新速度和压力分量。如果待求解问题仅涉及层流,则迭代过程可以直接推进到检查数值解是否收敛。如果解不收敛,那么就回到第一步重复上述过程,直到解收敛。出现在压力修正公式(7.64)中的源项,就是通常所说的质量残差,常作为终止 CFD 计算迭代过程的指标。随着质量残差不断减小,压力修正项 p' 将变为 0,从而产生 $p^*=p$、$u^*=u$ 和 $v^*=v$ 的收敛解。

在某些网格包含高度变形的网格单元或者物理问题过于复杂的情况下,修正方程收敛困难且实际上会发散,无法获得收敛解。在这些情况下,需要引入一个欠松弛因子 α,则修正公式被改写为

$$\begin{cases}p=p^*+\alpha_p p'\\u=u^*+\alpha_u u'\\v=v^*+\alpha_v v'\end{cases} \tag{7.66}$$

欠松弛因子介于 0 到 1 之间。使用它的目的是减小变量中可能导致解发散的大的变化。但是如果这个值太小,会使收敛速度变慢导致求解耗时变长。因此,欠松弛因子有一个最优取值——既足够小能够避免解发散,又足够大来保证快速收敛。合适的欠松弛因子的选取与流动相关,在每种情况下它的取值都不同,因此不能使用单一的值。

第四步:如果流体问题包括额外的待求标量变量(ϕ),比如温度($\phi=T$)或湍流量($\phi=k$、ω、ε),那么如果想求解这样的流动体方程,在检查解是否收敛之前需要通过如下方程求解额外的输运控制方程:

$$a_P^u\phi_P=a_W u_W+a_E u_E+a_S u_S+a_N u_N+b^\phi \tag{7.67}$$

从式(7.67)可见,标量在标量控制体中被离散化,如图 7.23 中的压力控制体。如果解不收敛,那么回到迭代第一步并重复迭代过程,直到获得收敛解。

对采用 SIMPLE 格式的四个步骤描述如图 7.24 所示。

读者应该知道还有其他类型的压力 – 速度耦合算法,它们采用与 SIMPLE 算法类似的原理。这些算法所做出的变式都是为了更好地提升迭代计算的"鲁棒性"和收敛性。我们不打算向读者提供所有可用算法的细节,但会简要描述这些算法对原始 SIMPLE 算法所做的修改。

SIMPLEC(SIMPLE – Consistent)算法遵循着与 SIMPLE 算法相同的迭代步骤,两者的主要区别在于 SIMPLEC 算法对离散化的动量方程进行了处理,所以 SIMPLEC 算法的速度修正公式省略部分不比 SIMPLE 算法中省略部分显著。另一种常用的压力修正方法是压力隐式算子分割法(PISO 算法)。这种压力 – 速度计算方法最初是为非迭代求解非定常可压缩流发展的。尽管如此,它已被成功地应用于稳态问题的迭代求解。PISO 算法被简单地认为是一种增加了额外修正步骤的 SIMPLE 扩展算法,即增加一个附加的压力校正方程来增强收敛性。类似于 PISO 算法,SIMPLER(SIMPLER – Revised)算法也存在两个校正步骤。在求解离散化动量方程之前,由一个压力离散化方程提供过渡的压力场,然后对压力项进行求解,其中速度通过类似于 SIMPLE 算法中的修正方程获得。还有其他类似于 SIMPLE 的算法,如 SIMPLEST(SIMPLE – ShorTened)、SIMPLEX 或 SIMPLEM(SIMPLE – Modified),这些算法中的本质相同。

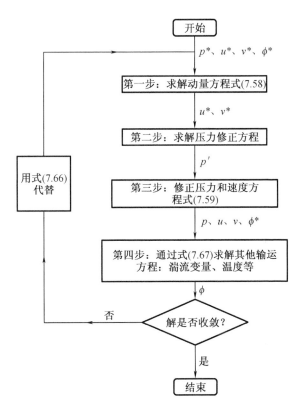

图 7.24　SIMPLE 格式流程图

7.4 求解常微分方程

拉格朗日粒子跟踪方程(式(6.10))是常微分方程(ODE)的形式,可写为

$$\frac{\mathrm{d}u}{\mathrm{d}t} = f(u,t) \tag{7.68}$$

常微分方程式(7.68)通过右侧的项定义了任意点处的速度梯度或变化率。有许多求解上述方程的数值方法,但在这一节中,将介绍一些常见的方法,旨在阐述常微分方程数值解的主要思想。

7.4.1 向前欧拉法

欧拉法是求解常微分方程的最简单的"一步"数值方法。它通过时间 t 到时间 $t+h$ 的速度项的变化来求解常微分方程,其中 h 是时间步长,$h = \Delta t$。在 t 时刻的下一时刻,通过泰勒级数展开,$u_{t+\Delta t}$ 可表示为

$$u_{t+\Delta t} = u_t + \frac{\mathrm{d}u}{\mathrm{d}t}\Delta t + \underbrace{\frac{\mathrm{d}^2 u}{\mathrm{d}t^2}\frac{\Delta t^2}{2} + \cdots}_{\text{截断误差}} \tag{7.69}$$

导数 $\mathrm{d}u/\mathrm{d}t$ 由式(7.68)右边的项代替,向前欧拉法可以理解为

$$新值 = 当前值 + 梯度 \times 时间步长$$

因为最高阶项是一阶的,所以欧拉法具有一阶精度。求解的基本方法是逐步进行的:从某个已知的初始值 (u_0, t_0) 开始,随着时间的推移递增,确定下一个值 (u_1, t_1)、(u_2, t_2) 和 (u_3, t_3) 等。

为了阐释向前欧拉法,以一维气体-粒子流动为例:静止状态的 $1~\mu m$ 大小的粒子($\tau = 35 \times 10^{-6}$ m/s)被具有均匀速度($u^f = 1$ m/s)的流动引入流场。如果仅考虑曳力,粒子运动方程为

$$\frac{\mathrm{d}u^p}{\mathrm{d}t} = \frac{1}{\tau}(u^f - u^p) \tag{7.70}$$

基于 $t=0, u=0$ 的初始值,其精确解是

$$u^p = u^f - u^f \exp(-t/\tau) \tag{7.71}$$

利用向前欧拉法,设定时间步长 $h = 0.000\ 01$ s。在时间上向前运算,可得

t	$\mathrm{d}u^p/\mathrm{d}t$	$(\mathrm{d}u^p/\mathrm{d}t)h$	$u^p + (\mathrm{d}u^p/\mathrm{d}t)h$	解析解	误差
0.000 00			0.000 00	0.000 00	0.000 00
0.000 01	28 571.4	0.285 714	0.285 71	0.248 52	0.037 192(15%)
0.000 02	20 408.2	0.204 082	0.489 80	0.435 28	0.054 514(13%)
0.000 03	14 577.3	0.145 773	0.635 57	0.575 63	0.059 941(10%)

与解析解进行比较,表明数值解在第一个时间步长的误差为 15%。随着时间的推移,数值解的误差逐渐减小。在 $t \approx 0.000\ 2$ s 后,数值解收敛,如图 7.25 所示。

欧拉法中的误差主要是由截断误差引起的,因为曲线在一个区间上的梯度基于区间开始时的信息,并且假定它是常数。对于给定的步长,此误差通常比其他方法大得多。减少时间步长将显著减少这种截断误差。欧拉法的另一个问题是它容易产生数值不稳定性。在本例中,所用的时间步长为 $h = 0.000\ 01$ s。如果时间步长设为 $h = 0.000\ 06$ s,则可以观察到数值解在精确解析解附近振荡,如图 7.26 所示。

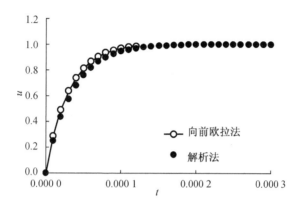

图 7.25　基于显式向前欧拉法的数值解和精确解析解的比较(时间步长 $h = 0.000\ 01$ s)

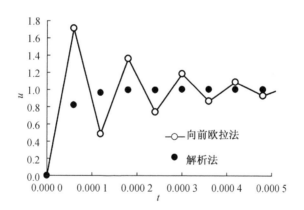

图 7.26　基于显式向前欧拉法的数值解和精确解析解的比较(时间步长 $h = 0.000\ 06$ s)

有许多方法可以确定梯度(即导数),其中一个更先进的方法是龙格－库塔法,它采用了更复杂的梯度,以考虑变量在步长间隔内的变化。

7.4.2　龙格－库塔法

龙格－库塔法是欧拉法的一个高阶近似。根据用来计算梯度的项的数量不同,这种格式具有不同的阶数。在本节中,将介绍四阶龙格－库塔(RK4)法,因为它是应用最广泛的求解常微分方程的算法之一。一个区间的梯度是通过该区间内四个不同点上的梯度进行近似来确定的(图7.27)。

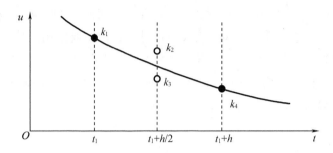

$$O \qquad t_1 \qquad\qquad t_1+h/2 \qquad\qquad t_1+h \qquad\qquad t$$

图7.27　RK4 法的几何表示

参照式(7.68),采用四项加权系数计算方程右侧项,如下:

$$\begin{cases} u_{t+1} = u_t + \dfrac{1}{6}(k_1 + 2k_2 + 2k_3 + k_4)h \\[2mm] k_1 = f(t,u) \\[2mm] k_2 = f\left(t + \dfrac{h}{2}, u + \dfrac{k_1 h}{2}\right) \\[2mm] k_3 = f\left(t + \dfrac{h}{2}, u + \dfrac{k_2 h}{2}\right) \\[2mm] k_4 = f(t + h, u + k_3 h) \end{cases} \tag{7.72}$$

采用位于起点的 $u(0) = u_t$ 初始值启动该算法。依次求解第 k 项并对它们求和,然后加到 u_t,得到 u_{t+1}。为了阐释 RK4 法,采用前面相同的示例,按如下方式求解方程(7.70)。

初始值是 $t(0) = 0, u(0) = 0$,对于第一个时间步长,各项表达式为

$$k_1 = f(0,0) = \frac{1}{\tau}(1-0) = 28\ 571.4$$

$$\begin{aligned} k_2 &= f\left(0 + \frac{0.000\ 01}{2}, 0 + \frac{28\ 571.4 \times 0.000\ 01}{2}\right) \\[2mm] &= \frac{1}{\tau}\left(1 - \frac{28\ 571.4 \times 0.000\ 01}{2}\right) \\[2mm] &= 24\ 489.8 \end{aligned}$$

$$\begin{aligned} k_3 &= f\left(0 + \frac{0.000\ 01}{2}, 0 + \frac{24\ 489.8 \times 0.000\ 01}{2}\right) \\[2mm] &= \frac{1}{\tau}\left(1 - \frac{28\ 571.4 \times 0.000\ 01}{2}\right) \\[2mm] &= 25\ 072.9 \end{aligned}$$

$$\begin{aligned} k_4 &= f(0 + 0.000\ 01, 0 + 25\ 072.9 \times 0.000\ 01) \\[2mm] &= \frac{1}{\tau}(1 - 25\ 072.9 \times 0.000\ 01) \\[2mm] &= 21\ 407.7 \end{aligned}$$

把各项加在一起,得到

$$u_{t+1} = 0 + \left(\frac{28\ 571.4}{6} + \frac{24\ 489.8}{3} + \frac{25\ 072.9}{3} + \frac{21\ 407.7}{6} \right) \times 0.000\ 01 = 0.248\ 508$$

重复接下来的时间步骤,得到如下值:

t	u	k_1	k_2	k_3	k_4	u_{t+1}	解析解	误差
0.000 00	0.000 00	28 571.4	24 489.8	25 072.9	21 407.7	0.248 51	0.248 52	0.006%
0.000 01	0.248 51	21 471.2	18 403.9	18 842.1	16 087.8	0.435 26	0.435 28	0.005%
0.000 02	0.435 26	16 135.5	13 830.4	14 159.7	12 089.8	0.575 60	0.575 63	0.004%
0.000 03	0.575 60	12 125.7	10 393.4	10 640.9	9 085.4	0.681 07	0.681 09	0.004%

可以看出,对于相同的时间步长,RK4 法比欧拉法精度更高。在示例中,由于解随时间的变化很快,所以用了一个小的时间步长 h,并且时间步长是固定的。另一种方法采用的是与数值解相适应的自动步长,因此时间步长是变化的。这就是所谓的时间步长自适应方法。

其他方法:欧拉法和 RK4 法都是一阶显式方法。显式方法是从 u_t 的函数显式地推导出其解 u_{t+1} 的方法。另一种方法是在 7.4.3 节中介绍的隐式方法。还存在其他方法如预测 - 校正方法,这种方法先对初始预测值进行粗略近似,然后用某个函数修正预测值来改进数值解,因此这种方法是"两步"方法。这类方法包括梯形法、Adams - Bashforth 法和 Heun 法。

7.4.3 刚性常微分方程组的隐式解法

刚性常微分方程含有不同于方程中的其他项的一个快速变化项。如果时间步长不够小,数值解将变得不稳定(即数值解振荡)。如前所述,流体中的微米粒子的空气动力学项变化迅速,因为其弛豫时间为 10^{-6} s 量级。因此,需要非常小的时间步长来捕捉如此快速的变化。如果为了获得稳定的数值解,显式欧拉法在其步长上有约束,则意味常微分方程是刚性的。如图 7.26 所示,随着时间步长的增加,欧拉法会产生不稳定的解。通常来说,对于显式方法,可以通过减小时间步长来提高数值稳定性。另一种方式是采用隐式方法,该方法允许更灵活地选择时间步长。隐式方法利用了这一时间步长和下一时间步长的变量信息,即 u_{t+1} 和 u_t。为了说明隐式方法的结构,以向后欧拉法为例:

$$u_{t+1} = u_t + h \cdot f(t_{t+1}, u_{t+1}) \tag{7.73}$$

值得注意的是,在式(7.73)的左边和右边,隐式向后欧拉法都有 u_{t+1} 项,并且 u_{t+1} 没有显式解。相反,需要求解方程获得 u_{t+1} 解。这一步骤导致隐式格式比显式格式更耗时。如果微分方程很复杂,那么很难采用隐式格式。以一直使用的示例为例,将式(7.73)改写为

$$u_{t+1} = u_t + h \cdot \frac{1}{\tau}(u^f - u_{t+1}) \tag{7.74}$$

将上述方程重新排列并代入 $h = 0.000\ 06$ s 后,第一个改进速度为

$$u_{t+1} = \frac{u_t + \frac{h}{\tau}u^f}{1 + \frac{h}{\tau}} = \frac{0 + \frac{0.000\,01}{0.000\,035}}{1 + \frac{0.000\,01}{0.000\,035}} = 0.631\,58$$

如果连续地重复上述计算,并将其与显式向前欧拉法一起画在图中,可以看到隐式方法是稳定的(图7.28)。

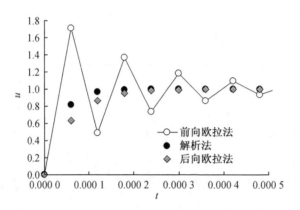

图 7.28 隐式向后欧拉法、显式向前欧拉法及精确解析解的比较(时间步长 $h = 0.000\,06$ s)

本节已经介绍了一些求解常微分方程的数值方法,希望能够帮助读者应付一些 CFD 软件包中常用的拉格朗日粒子跟踪模型。对于感兴趣的读者来说,任何关于数值分析的教科书都会对这一领域提供更深入的讲解。

7.5 分析数值解

7.5.1 一致性、稳定性、收敛性和准确性

把偏微分形式的控制方程离散成代数方程组,然后通过数值方法求解。这个过程产生了控制方程的近似解,也称作计算解。对于 CFPD 模拟解的质量要求取决于如何使用模拟结果。在工程和工业实践中,一般趋势和大体流动特征可能就足够了,而出于学术研究的目的,可能需要知道详细的微观尺度(甚至低至 Kolmogorov 尺度)。无论哪种要求,都可以通过考虑与 CFD 解有关的一致性、稳定性、收敛性和准确性等概念,进行大量分析来证明计算解的相关性和可信度。在本节中,将对这四个概念进行简要介绍,并为感兴趣的读者提供其他参考文献,以供读者进一步阅读。

一致性的概念涉及偏微分方程的离散化,其中如果有限量(如时间步长 Δt 和网格间距 Δx、Δy、Δz)趋于零,则离散近似差别应该减少或近似变得更加精确。对于在 7.2.1 节介绍的有限差分法,"截断误差"用于度量离散近似,它是对单个节点进行泰勒级数展开获得的。本质上,截断误差代表离散方程与精确方程之间的差。因此,在离散方程上增加余项能恢

复原始的偏微分方程。该误差可度量离散近似的准确性,并决定随着时间步长和/或网格间距减小,误差能够减小到什么程度。

除了一致性以外,数值解的另外一个性质——稳定性也是决定数值解的重要因素。此属性与在计算过程中的任何阶段引入误差的增长或衰减有关。请注意,此处提到的误差是由于计算机硬件只能容纳有限的数据的有效数字,而需要在每个计算步骤舍去数据导致的。因此,如果数值解方法没有放大数值求解过程中出现的误差,则认为该方法是稳定的。迭代方法的稳定性能确保数值解不会发散。

如果数值方法能同时满足一致性和稳定性这两个重要特性,那么通常情况下数值过程是收敛的。因此,数值解的收敛可看作代数方程组的解逼近了具有相同初始条件和边界条件的偏微分方程真解。在大多数商业 CFD 代码中,代数方程组通常是迭代求解的。处理这些代码时,为了迭代收敛要遵循三个重要规则。第一,在每个节点位置,当所有离散方程(动量方程、能量方程等)残差减少到特定值时,这些方程都被视为收敛的。第二,数值解不再随附加迭代次数而改变。第三,质量、动量、能量和标量方程达到平衡。在数值求解过程中,将监控离散方程的失衡(误差),这些失衡通常称为代数方程组的残差。这种监控就是测量由离散方程产生的失衡程度,当残差达到特定的公差时终止数值计算。为了满足收敛,随着数值过程推进,残差应减小。相反,残差增加,不平衡加剧,数值解发散。注意,迭代收敛与网格收敛不同。网格收敛寻求的是一种与网格无关的数值解。

先前关于收敛性、一致性和稳定性的讨论主要涉及有限量(如时间步长 t 和网格间距 x、y、z)减小时的数值解行为。由于支配流量和能量传递的输运方程的离散方程始终在有限的网格尺度上进行数值求解,因此获得的解总是近似的,故相应的准确性问题成为另一个重要因素。

在有限网格上评估数值方法准确性的一种方式是将其应用于具有精确解的相关但简化的问题中。但是,准确性通常取决于所面对的问题。对于一个模型问题准确的算法对另一个复杂问题不一定一样准确。评估精度的另一种可能方法是在逐次细化的网格上进行求解(网格无关性分析),并检查随着网格不断地细化,数值解满足某个预定条件,不再变化。该技术假设随着网格大小的减少,近似解将收敛到精确解,然后最细网格上的近似解可用来代替精确解。假定可以评估近似解的准确性,那么重要的是考虑怎么改善准确性。读者应意识到收敛的数值解并不一定是准确解。在代数方程的数值计算过程,可能出现一些数值解误差的来源。如果要最小化这些误差,则可以执行一些系统性的步骤来进行误差的数值分析。

总之,从偏微分控制方程开始,直至代数方程的近似解,将一致性、稳定性、收敛性和准确性的各个方面联系起来的概念框架如图 7.29 所示。

有关这些概念的更深入的研究,有兴趣的读者可以参考以下文献:一致性(Ferziger et al. , 1999;Fletcher, 1991);稳定性(Tu et al. , 2008;Yeoh et al. , 2009);收敛性(Roy, 2003;Tannehill et al. , 1997);准确性(AIAA, 1998;Wendt et al. , 2009)。

7.5.2　数值解误差

误差被引入是因为流体流动和传热问题的数值解仅仅是近似解。与数值解相关的一些普遍误差来源包括以下几类：

- 离散误差；
- 舍入误差；
- 迭代或收敛误差；
- 物理建模误差；
- 人为错误。

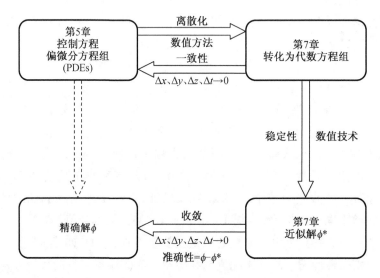

图7.29 在获得输运方程数值解过程中，一致性、稳定性、收敛性和准确性的各个方面联系起来的一个
概念框架图

应该指出的是，根据美国航天航空学会(AIAA)的《计算流体力学模拟的验证与确认指
南》(AIAA，1998)，误差和不确定性之间存在一定差异。AIAA指南将误差定义为不是由于
缺乏知识而导致的可识别的缺陷，而不确定性可以定义为由于缺乏知识而导致的潜
在缺陷。

离散误差：这种误差是由于模型方程的精确解与有限时间和空间分辨率的数值解之间
的差异引起的。之所以会出现这种情况，是因为无法求解方程获得精确解，而是通过数值
近似获得近似解。对于一致离散化的代数方程，随着网格单元数量的增加，期望计算结果
更接近于模型方程的精确解。然而，计算结果会受到网格密度和网格节点分布的强烈
影响。

舍入误差：这种误差是由于计算机的机器精度与变量的真实值之间存在差异而产生
的。每台计算机表示的数字都有有限的有效数字长度。许多计算机的有效数字位数的默
认值为7，通常称为单精度。但是，也可以采用15个有效数字来执行计算，这被称为双精
度。由于是保留物理存储允许的有限位数的计算机数字而引起的误差，因此被称为舍入误
差。该误差是随机的，没有简单的预测方法。它取决于计算数量、舍入方法、舍入类型，甚
至是计算顺序。

迭代或收敛误差：这种误差是由完全收敛的数值解与尚未完全收敛的数值解之间的差

异而产生的。大多数商业 CFD 代码采用稳态求解方法迭代求解离散方程。对于在给定的时间步长需要准确的中间解的过程,可以通过瞬态方法迭代求解。可以预测,随着迭代步骤推进,将逐步产生更好的计算值,并且理想地满足每个局部网格单元中以及整个域中施加的边界条件和控制方程要求。但是,如果过早终止迭代过程,则会出现误差。因此,急于获得数值解而过早地终止迭代计算,或者采用过大的收敛容差致使 CFD 数值解可能仍远未达到其收敛状态时终止迭代过程,都会发生收敛误差。

物理建模误差:这些误差是由于数学模型公式化的不确定性和对模型的刻意简化而引起的。此处,强调一下前面不确定性的定义,其中可以认为 Navier - Stokes 方程是精确的,但是由于缺乏足够的知识用于建模,因此对于大多数工程问题来说,直接解析求解 Navier - Stokes 方程是不可能的。物理模型不确定性的来源如下:

- 物理现象未得到充分理解;
- 用于物理模型的参数具有一定程度的不确定性;
- 对合适的模型进行简化,从而引入了不确定性;
- 模型无法进行实验验证或者验证不完整。

人为错误:基本上有两类与人为错误相关的错误。第一,由程序员直接造成的计算机编程错误。通过系统地执行对整个代码和代码子程序的验证,查看写入代码中的详细信息以及对执行代码的校验,则可以消除这类错误。第二,不够准确或不适当地使用代码造成的使用错误。CFD 代码的经验不足可能造成设置错误的计算域(如不正确的几何构造或网格生成)或不合适的边界条件。选择不恰当的数值格式或计算模型来模拟某种流动问题也会造成使用错误。读者应当注意,使用错误的可能性随着 CFD 中可用选项数量的增多而增加。尽管如此,使用错误能通过适当的培训和分析以及经验的积累,被最小化和被控制。

7.5.3　验证与确认

除误差外,在执行数值模拟时还会出现不确定性,这可能是由不正确的物理建模导致的。例如,对物理现象的错误理解导致错误假设,或对计算流体力学的参数进行了错误的近似和简化等。为了保证 CFD 解可靠,需要进行详细的分析,以量化数值仿真中的建模和数值不确定性。验证和确认程序是通过定量估计固有误差和不确定性来正确评估 CFD 数值解的方法。

验证和确认具有完全不同的定义。尽管在这些定义的细节上缺少普遍共识,但在使用上却有一致的标准。在本书中,将采用那些关注不能被轻视或者忽略的数值误差和不确定性的定义。

关于验证和确认,需要记住的一点是:它们属于两种截然不同的方法。

确认可以定义为一种评估数值模拟不确定性的过程。当条件允许时,可以评估数值模拟误差的符号、大小以及该估计误差的不确定性。该过程主要涉及几何模型、初始条件和边界条件的输入参数,需要仔细检查这些参数并进行系统记录。同样重要的是,要广泛地进行网格和时间步长敏感性分析以限制误差。无论这些误差是由什么原因引起的,包括空间离散化不足、时间步长过大、迭代收敛次数不足或是计算机编程错误等,它们都与偏微分方程所采用的离散近似有关。验证可以定义为使用标准实验数据评估仿真模型不确定性的过程,并在条件允许的情况下估算计算仿真误差本身的符号和大小。该过程仅意味着通过数值计算中获得一系列物理条件,并将具有相同条件的实验与 CFD 代码获得的结果进行比较。

7.6 求 解 过 程

到目前为止,本书已经涵盖了求解呼吸系统中 CFPD 流动的大部分内容。总结流程,如图 7.30 所示,它展示了 CFPD 分析的三个主要部分的关联。

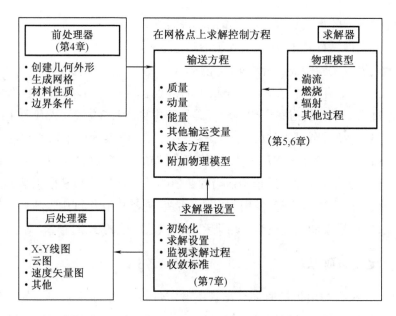

图 7.30 CFPD 分析框架中三个主要程序的流程图

7.6.1 预处理阶段

任何 CFD 分析的第一步都是定义和创建目标区域的几何图形,即 CFD 计算的计算域。以两种流动情况为例:在两个固定的平行板之间流动的流体,以及在开放环境中越过两个圆柱体的流体。重要的是,读者应始终牢记在相应的物理域内所要求解问题的实际物理表示。对于典型的呼吸流,几何模型是具有单个或多个入口和出口的管道。

第二步则是网格生成。这是预处理阶段中最重要的步骤之一。将计算域划分为许多更小的、不重叠的子域,允许在计算域内应用流动物理模型,进而导致覆盖整个计算域的网格单元(控制体)的网格生成。每个单元所描述的基本流体流动特性通过数值方法求解,以便确定流场流动特性,例如速度、压力、温度和其他感兴趣标量的离散值。这样就产生了所要解决的流动问题的 CFD 数值解。CFD 数值解的准确性取决于计算域内的网格数。通常来说,采用大量的计算网格单元能获得精确数值解。但是实际上,数值解的准确性强烈地依赖计算成本和计算周转时间的制约。

流体性质和物理模型的选取决定了流体和粒子流动的控制方程。例如,如果所求的只是一个大概流动而且可以忽略局部转捩变化,则呼吸可以简化为定常流动。一般认为吸入的空气是黏性流体,存在层流或湍流状态。另外,传热对流动过程也会有很大影响。传热具有三种模式——传导、对流和辐射,尽管热辐射不太可能发生在呼吸系统中。就模拟粒子相而言,必须要决定是采用拉格朗日离散方法,还是全耦合的欧拉多相流方法。因此,CFD 使用者必须充分理解其背后的流动物理性质。对每个特定的流动问题来说,它都是独一无二的,如图 7.31 所示。

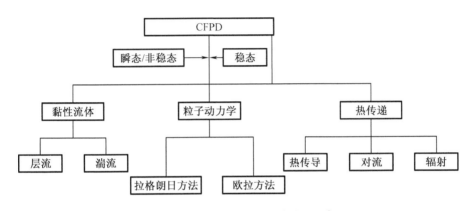

图 7.31　CFPD 中的各种流动物理现象

流体流动行为的复杂性质和流动问题指定的边界条件有很重要的关系。模拟流动的真实物理状态需要选取合适的边界条件。

本节将简要地介绍关于边界条件的设置和规定。在流体流入或流出计算域的边界,入流和出流边界条件是合适的,也需要给包围流动域的外部固壁和流域内可能存在的障碍物壁面确定边界条件。流域的边界也可能是开放的。尽管复杂的开放边界条件至今存在理论争议,但是这种开放的边界条件是最简便的形式。一些可能的边界条件设置如图 7.32 所示。

通用 CFD 程序中也允许指定入流和出流压强或者质量速率作为边界条件。通过设定确定的压强值,可以计算出边界处的质量源汇,确保准确地计算域内的质量流入和流出情况。直接用质量流率而不是压强设定边界处的质量源汇来保持流域的质量平衡也是可行的。为了利用求解域可能具备的特定几何特征,可以使用对称和周期边界条件来缩小计算域,转而允许在简化几何上增加更多网格单元,然后提高计算精度。

7.6.2　数值求解器

本章介绍的数值方法和数值求解是 CFPD 仿真模拟的第二个主要模块的基础。求解器背后的数值方法的核心思想是必须要获得可靠的结果。求解器的求解步骤如图7.33 所示。

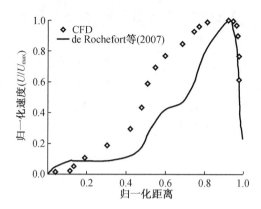

图7.32　一些可能的边界条件设置示例

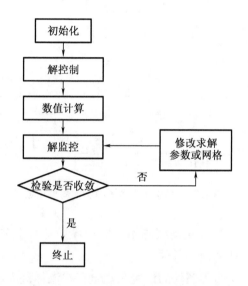

图7.33　CFD 软件求解步骤概述

　　启动迭代过程需要初始化流域的边界值。在计算开始之前,先在每个计算单元内定义流动性质的离散值(如速度、压力、温度和其他重要输运变量),即进行流场的初始化。理论上,初始条件可以是任意的。但是在实践中,合理的初始化能较快地获得收敛解。值得注意的是,如果设置的初始条件十分离谱,会导致求解过程发散无法得到收敛解。

　　求解控制阶段包括选择合适的离散(插值)格式和迭代求解器。在很多 CFD 软件包中,都采用了有限体积法,尽管有些软件可能使用有限差分法、有限元法或者无网格法如格子玻尔兹曼法(LBM)、光滑粒子动力学法。本章已经介绍了有限体积法和有限差分法,以及基于这两种格式的压力 – 速度耦合方法。类似地,介绍了选取粒子相的数值方法。对于欧拉模型,有相界面耦合格式,而对于拉格朗日法,有很多关于粒子运动方程的数值积分方法。

　　软件中的迭代求解器,即进行数值计算的数字处理引擎,被用来求解代数方程组。在很多商业代码中,稳健的求解器如代数多重网格算法和共轭梯度法是标准求解器。在商业代码中,趋向于优化配置求解器的控制参数以实现高效的矩阵计算。通过代码规定的默认设置,通常可以实现数值计算的预期性能。

在实际的数值计算中,使用者应该监控数值解,包括检查迭代过程收敛性和执行网格无关性分析。收敛性通常可以通过追踪源于初始边界条件的不稳定因素来评估。它是流动性质整体守恒性的度量。在理想情况下,精确解的残差应该为零;但是在实际情况下,残差只要足够接近零即可。需要监控残差并确保其逐渐变小,这意味着消除残差获得收敛解;反之累积任何不想要的残差,数值解都会发散。当残差降到迭代求解器控制参数中预设的收敛性判别准则值以下时,就可认为数值解收敛了。除了检验残差,还可能通过其他的控制变量如升力、阻力或力矩来确定数值计算的收敛性。谨慎选择不同的欠松弛因子非常有助于数值解的收敛进程。大部分商业代码都采用某种形式的欠松弛因子来提高数值方法的稳定性并确保迭代过程的收敛。把欠松弛因子嵌入控制流体流动的代数方程系统,是为了通过限制每一个输运变量从一个迭代步到下一步间的改变量来显著增加迭代过程的稳定性。没有如何选择欠松弛因子的直接准则。通常,正确选择这些参数的经验只能通过对各种流动问题的广泛研究来获得。

7.6.3　后处理

后处理阶段涉及对所得计算数据的分析。这些计算数据的原始形式只是存储在网格单元坐标上的一系列数据集合。把原始数据转化为有意义结果的过程称为后处理阶段。CFPD 能生成各种图像和精确详细的数据。在这一节,先介绍一些常用的处理 CFPD 数据的后处理技术;然后介绍结果分析的一部分,即结果校验部分。

X － Y 线图:这些二维图像通常用来表示一个独立变量相对另一个独立变量的变化情况。它们通常是很容易辨识的,读者不需要借助任何脑力或者算术操作就能轻松读懂结果。这是一种很受欢迎的比较数值数据和实验测量数据的方法。另外,可以采用对数刻度来识别发生在固体边界附近的重要流动效应。这种图还经常用于表示速度曲线和绘制面上的物理量如压力和表面摩擦力。

矢量图:矢量图使用箭头显示离散点的某一矢量值(通常是速度),箭头指向为矢量方向,长度代表矢量的大小。它一般表示二维流场的透视图。对于三维流场,可以在不同的方向生成包含矢量的不同二维平面切片,以便更好地观察全局流动现象,如图 7.34(a)所示。如果网格密度非常高,那么可采用插值或者减少输出位置点的数量的方法来防止箭头太密而覆盖了图项。

云图:相比于 *X － Y 线图*,云图将整个流动精炼为一个视图,类似于矢量图(图 7.34(b))。通常,当相邻等值线上独立输运变量的数值解之差保持为常数时,云图便完成了。应用云图不是为了精确求得各等值线上物理量的数值,而是为了定量给出一个分析依据。等值线可以描述为空间内一些物理量的值相同的点的集合线。三维情况下与之对应的是等值面。实际上,等值线通常是按线性刻度画的。然而,为了更好地捕捉流场内一些小尺寸区域内隐藏的细节,读者可能需要更细的刻度来单独显示这些流动行为。对于等值线间隔值相同的等值线图,等值线密集代表流动物理量变化很快。

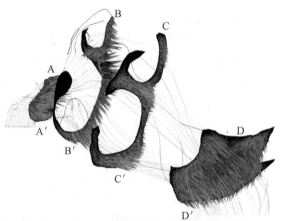

(a)右鼻腔内经过不同冠状截面上速度云图的流线(也展现了
每一个冠状截面上的速度矢量(Inthavong et al.,2008a)

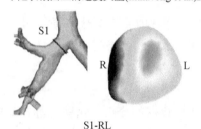

S1-RL

(b)CFD仿真得到的等速度线图和相应的标准(速度剖面与
de Rochefort等(2007)的工作进行对比)

图7.34   后处理的不同例子

粒子轨迹和沉积图:当采用拉格朗日法时,可以绘制粒子轨迹图。在更加复杂的流动如涉及固体粒子输运的多相流流动中,关于射入流场的某一直径和质量的离散粒子的轨迹就属于这种情况。在这里,可以充分提取粒子停留时间、粒子速度大小和其他粒子运动性质等重要信息。当一个粒子撞击壁面时,粒子轨迹会中断,粒子对壁面的碰撞作用会被记录下来。把这些空间坐标绘到计算域的几何外形上,就可以得到沉积图像。图7.35显示了粒子经过鼻腔、沉积在鼻腔表面的最终位置。在这种情况下,需要注意的是假定了粒子和壁面没有质量和动量交换且在撞击壁面时,粒子没有反弹和飞溅。另外生成粒子沉积位置图时,受制于计算机图形处理能力的上限,所能显示的粒子数目也是有限的。一般目前的1 GB显卡的标准台式机可以显示10 000个粒子。

其他图示:流线用于检查二维或三维的流动性质,如图7.34(a)所示。根据定义,流线平行于平均速度矢量,其中采用无质量粒子追踪流形态。通常通过积分三维笛卡儿坐标系中的三个速度分量 $dx/dt = u$,$dy/dt = v$ 和 $dz/dt = w$,获得流线。流线也称为痕线、烟线和轨线。

动画:CFD数据非常适合动画演示——动态观察CFD模拟产生的数据的图片。与其他图像显示工具一样,动画不仅是表示定量结果的技术手段,而且是一种艺术手段。如今,在许多互联网网站上都可以找到短动画视频或影片。这些视频或影片具有多帧色彩鲜艳的

CFD 模拟图像。对于教育和营销而言,动画无疑是一个有效的可视化载体。

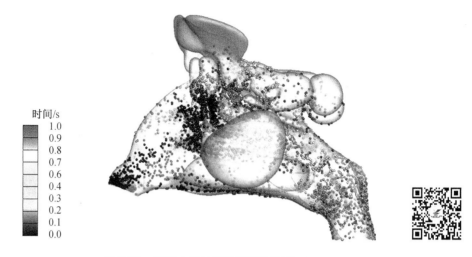

图 7.35　鼻腔中的纳米粒子沉积模式

注:对于 10 nm 的粒子,沉积率为 29.8%。在流速为 10 L/min 时,在撞击到鼻腔表面之前,鼻腔内的粒子位置,以粒子运动时间着色。

7.7　本 章 小 结

　　本章介绍了求解流体力学控制方程的基本计算技术。获得计算解的第一步是将控制方程转换为代数方程组,这通常被称为离散化阶段。本章已经讨论了一些离散化工具如有限差分法和有限体积法,奠定了理解离散化的基本特征的基础。这两种方法广泛地用于 CFD 应用中。

　　第二阶段为数值求解代数方程组,可以采用直接法或迭代法求解这些方程组。本章介绍了高斯消元法和托马斯法等基本的直接算法。对于三对角矩阵方程组,托马斯法是非常经济的,并且它是求解结构化网格中流体流动方程的一种标准算法。也介绍了简单的迭代法如逐点 Jacobi 法和 Gauss - Siedel 法。

　　在求解连续性和动量方程时,讲述了流体变量的输运,即对流输运和扩散输运。由于缺少显式的压力方程,因此必须采用压力 - 速度耦合格式。针对不可压流动,介绍了一种基于 SIMPLE 格式的压力场和速度场迭代算法。这个格式背后的基本原理是先猜测离散动量方程中的压力场,以产生猜测速度;随后求解压力修正形式的连续性方程,然后用它来修正速度场和压力场;不断改进猜测的流场,直到流场收敛。不同于流体流动控制方程是偏微分方程组,拉格朗日粒子跟踪方程是常微分方程。本章还介绍了许多可用求解常微分方程的一些常用技术。

　　在执行 CFPD 问题的一般流程背景下,本章最后关联了第 4 ~ 6 章内容。预处理阶段(主要见第 4 章)是流动求解过程的第一个主要部分。这个阶段为待解的流动问题做好准备工作。下一个主要部分是数值求解器,它包括选择必要的方程和求解算法(第 5 ~ 7 章)。在数值计算中,用户需要监控结果,并在需要的地方进行调整,以确保获得收敛解。最后,后处理阶段涉及将原始数据转换为图形表示。本章总结了求解 CFPD 流动问题的各个阶段。在下一章中,将介绍一些呼吸气体颗粒流实例,将讨论所选实例产生的物理问题和计算问题。

7.8 习　　题

1. 解析求解与数值求解流体流动问题有何区别? 每种方法的优缺点是什么?

2. 采用有限差分法离散控制方程的主要优缺点是什么?

3. 有限差分法更适合于结构化还是非结构化网格,为什么?

4. 以简化流动的有限差分公式 $\dfrac{\phi_{n-1} - 2\phi_n + \phi_{n+1}}{\Delta x^2} = 0$ 为例,说明流动是定常的还是瞬态的? 是一维的、二维的还是三维的? 网格节点间距是不变的还是变化的?

5. 利用有限差分法说明一维热传导方程 $q = k\dfrac{\Delta T}{\Delta x}$ 可变为 $\dfrac{T_{n-1} - 2T_n + T_{n+1}}{\Delta x^2} = 0$。

6. 下面的一阶导数的中心差分近似的第二项称作什么? 它用于衡量什么?

$$\left(\frac{\partial \phi}{\partial x}\right) = \frac{\phi_{i+1,j} - \phi_{i-1,j}}{2\Delta x} + O(\Delta x^2)$$

(前差分、后差分和中心差分,哪个格式是最准确的,为什么?)

7. 通过有限体积法离散控制方程的主要优缺点是什么?

8. 有限体积法更适合结构化还是非结构化网格,为什么?

9. 在有限体积离散时,对控制方程在控制体上的积分有什么意义?

10. 对于下面的控制体,说明如何对一维稳态扩散项 $\dfrac{\partial}{\partial x}\left(\Gamma\dfrac{\partial \phi}{\partial x}\right)$ 进行离散以获得其中心网格节点 P 的离散方程 $\left(\Gamma\dfrac{\partial \phi}{\partial x}\right)_e A_E - \left(\Gamma\dfrac{\partial \phi}{\partial x}\right)_w A_W$?

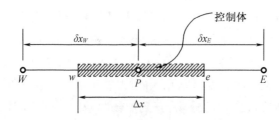

11. 在有限差分格式中,在节点处进行求解,这与有限体积格式有何不同?

12. 定常对流扩散过程与纯扩散过程有何不同?

13. 为什么迎风格式对强对流来说很重要?

14. 为什么高阶迎风格式比一阶迎风格式更有用?

15. 对于非定常对流扩散过程,显式和隐式时间推进法有什么区别?

16. 采用直接法和迭代法求解离散方程有什么区别?

17. 直接法和迭代法哪种更适合求解大型非线性方程组?

18. 为什么 Gauss – Siedel 迭代法比 Jacobi 法可以更快地收敛到数值解?

19. 什么是逐次超松弛技术? 为什么采用这种技术?

20. 流场变量位于同位网格的什么位置? 这与交错网格中的位置有何不同?

21. 写出在 x 方向上"U"速度的中心差分格式。用 Δx 表示,它的截断误差是多少? 这个离散格式是几阶?

22. SIMPLE 法的用途是什么? 它是一种直接给出数值解还是依赖迭代的方法?

23. 高斯消元法基于什么理论? 能使用这种方法求解非线性代数方程组吗?

24. 利用高斯消元法求解下列方程组:

$$
\begin{bmatrix}
100 & 100 & 0 & — \\
200 & 100 & — & — \\
300 & — & — & — \\
— & 200 & 300 & —
\end{bmatrix}
\begin{bmatrix}
T_1 \\
T_2 \\
T_3 \\
T_4
\end{bmatrix}
=
\begin{bmatrix}
400 \\
100 \\
-300 \\
400
\end{bmatrix}
$$

25. 使用托马斯法求解下列方程组:

$$
\begin{bmatrix}
100 & — & 200 & — \\
200 & — & 300 & — \\
100 & 100 & 100 & 0 \\
100 & — & 400 & 300
\end{bmatrix}
\begin{bmatrix}
T_1 \\
T_2 \\
T_3 \\
T_4
\end{bmatrix}
=
\begin{bmatrix}
800 \\
-2\,000 \\
-200 \\
400
\end{bmatrix}
$$

26. 使用高斯 – 赛德尔法求解下列方程组:

$$
\begin{bmatrix}
-1\,000 & — & -100 & 200 \\
-100 & -1\,100 & — & -100 \\
200 & -100 & 1\,000 & — \\
0 & 300 & -100 & —
\end{bmatrix}
\begin{bmatrix}
T_1 \\
T_2 \\
T_3 \\
T_4
\end{bmatrix}
=
\begin{bmatrix}
600 \\
-2\,500 \\
1\,100 \\
1\,500
\end{bmatrix}
$$

27. 使用雅可比法求解问题 26 中的矩阵。比较 Jacobi 法和 Gauss – Seidel 法的收敛迭代次数。

28. 使用高斯 – 赛德尔法求解下列方程组:

(a)

$$
\begin{cases}
3x_1 - x_2 + 3x_3 = 0 \\
-x_1 + 2x_2 + x_3 = 3 \\
2x_1 - x_2 - x_3 = 2
\end{cases}
$$

（b）

$$\begin{cases} 10x_1 - x_2 + 2x_3 = 6 \\ -x_1 + 11x_2 - x_3 + 3x_4 = 25 \\ 2x_1 - x_2 - 10x_3 - x_4 = -11 \\ 3x_2 - x_3 + 8x_4 = 15 \end{cases}$$

29. 按照下面的网格排列，导出以下表达式：

$$\left(\frac{\partial^2 u}{\partial x \partial y}\right)_{i,j} = \frac{u_{i+1,j+1} - u_{i+1,j-1} - u_{i-1,j+1} + u_{i-1,j-1}}{4\Delta x \Delta y}$$

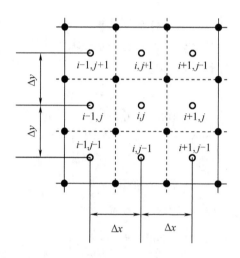

30. 阐述隐式和显式求解常微分方程之间的区别。

31. 阐述使用向前欧拉法、龙格－库塔法和向后欧拉法获得曲线梯度的差异。

32. 使用显式向前欧拉法求解以下常微分方程 $\left(\frac{\partial u}{\partial t}\right) = -u$，其中 $u(0) = 1$，$h = 0.2$ s。并比较数值解与解析解 $u = \frac{1}{\exp(t)}$ 的误差。

33. 采用显式向前欧拉法、龙格－库塔法和隐式向后欧拉法求解常微分方程 $\left(\frac{\partial u}{\partial t}\right) = \sin(u)$，其中 $u(0) = 1$，$h = 0.2$ s。并比较数值解与解析解 $u = 2 \arctan^{-1}(\exp(t + \ln(\tan(1))))$ 的误差。

第8章 人体呼吸系统的案例研究

8.1 引　　言

在生物医学应用中采用 CFD 方法已经成为传统铸造模型和人体实验方法的合理替代方法。随着计算机硬件、生物医学成像仪器和 CFD 技术的发展，针对人体呼吸系统，已经出现了新的、令人兴奋的研究可能性——在第 1 章已经介绍了某些内容。在前面的章节中，讲述了与开发呼吸系统的计算模型相关的重要基本步骤。第 2 章概述了呼吸系统的形态和生理特性，表明生物医学中 CFD 应用更加复杂。例如，小尺度、表面不规则和高曲率都是鼻腔、喉和上肺气道的外形特征。这些问题凸显了多学科融合的必要性，如生物医学成像、CAD 中的逆向工程设计和 CFD。第 3 章讨论了重建呼吸道所需步骤。事实上，这些步骤可以被视为构建任何复杂几何模型的先决条件。基于重建的 CAD 模型，CFD 模拟可以先创建一套计算网格(见第 4 章)，然后采用合理的物理模型来求解问题。例如，流体流动问题(如吸入空气的加湿)需要考虑流体力学的基本原理(见第 5 章)，而涉及吸入性药物或悬浮在大气中的有害颗粒物问题需要额外的粒子方程和模型(见第 6 章)。然后，被正确定义的问题可以通过计算模拟来求解。第 7 章中介绍的数值格式和算法是所有 CFD 分析的基础，特别是对守恒方程和数值近似的根本理解是得到有效数值解的前提。

建立坚实的理论基础后，本章将以把理论应用到代表性实际案例中的方式结束基础知识部分的学习。从实践的角度来看，本章所选择的详细案例将使读者有信心将这些技术应用于广泛的生物医学工程领域。在第 3 章、第 4 章中介绍的人体鼻腔和上肺气道的几何模型将用于本章的案例解析。分析显示结果以告知读者如何理解云图、矢量图和线图所展示的内容以及在出现虚假结果时要注意什么。正如阅读 CT 图像或 MRI 图像的医生需要具备发现异常情况的能力一样，彩色 CFD 结果需要专业知识来解释和区分其重要特征。因此，本章有以下重要目标：

- 将前几章获得的理论知识应用于实际的案例分析当中；
- 演示反映个别案例需求的不同设置过程；
- 演示如何将原始数据转换为可呈现的云图、矢量图和线图；
- 演示如何分析结果以及在不同情况下，应该期待什么样的结果。

8.2 模拟鼻腔的吸气和传热

人体鼻腔具有多种生理功能,是呼吸系统的重要组成部分。吸入空气与黏膜层接触。多个因素如几何形状和流速共同影响鼻腔的生理功能,从而在空气进入肺部之前对其进行加湿和加热。在鼻孔至鼻咽很短的距离内,吸入的空气被加热和加湿(Inthavong et al. , 2009b;Keck et al. ,2000a)。

为了更好理解鼻子的生理功能,左右鼻腔之间的详细的气流性质可以提供与预测气体颗粒流运动和局部组织在吸入空气中暴露有关的数据。由于鼻腔几何形状存在个体间差异,本节将数值结果与文献中的实验数据进行比较,以补充和加强当前的认知。

本章将介绍研究左右鼻腔形态差异对吸入空气的流动和传热的影响所需的基础物理知识及 CFD 设置细节;将探讨左右鼻腔的形状差异及其对流场的影响,特别是在鼻阀和中鼻甲区域,还将与现有文献数据进行比较,以说明鼻腔几何形状的差异;此外,还将介绍流动模式和流动特征的变化,如压降、壁面剪切应力、速度、左右腔之间的流量分布以及不同的几何模型。特别详细地研究鼻阀和鼻腔区域的流动,以便更好地了解该区域的流动特征。

8.2.1 吸气的解剖学和生理学

第 2 章详细地介绍了在吸气的过程中,鼻腔的解剖形态和生理特征变化。本节只总结与 CFD 模拟有关的重要特征。在此后的阐述中,$+x$ 坐标为从鼻孔入口前端指向鼻后部的鼻咽区,称为轴向(图 8.1)。鼻子可沿轴向分为四个区域:前庭区、鼻阀区、鼻甲区和鼻咽区。鼻腔的前四分之三被鼻中隔分隔为左腔和右腔。气体通过椭圆形的外鼻孔进入左右鼻腔。在进入鼻阀区之前,气流流动方向改变 $90°$,变成水平方向。在横截面积最小的区域,气流加速。在鼻阀末端,鼻腔横截面积突然增大。这种扩张意味着鼻甲区域的开始。鼻甲的轮廓是复杂的、不对称的。最后,在鼻咽区,左右鼻腔汇聚在一起导致流动在该区域强烈混合。

鼻腔的几何形状和流量是影响气流模式的主要因素。对于真实的人体鼻腔,由于鼻的外形、鼻呼吸周期和其他生理反应,左右鼻腔的几何形状会随时发生变化。吸气过程是由膈向外展平以增加胸膜腔容积的负压运动引起的(见 2.3.2 节)。成人的呼吸流速为 5 ~ 12 L/min(轻度呼吸)、12 ~ 40 L/min(如在用力和体育锻炼的非正常情况下)。一般在较高的呼吸流速下,呼吸会由单纯的鼻腔呼吸转换为口腔 – 鼻腔同时呼吸。此外,研究发现在极端的强迫吸气条件下,气体流速可以达到 150 L/min (Robert, 2001)。因此,在建立数值模型和解释数值结果时,还应该注意第 2 章所讨论的鼻腔的几何和生理特征方面的相关问题。

8.2.2 边界条件

本案例分析采用第 3 章和第 4 章中重建的人体鼻腔的几何模型,模拟吸气过程提出了一些需要确定的重要条件:

- 流动是层流还是湍流；
- 是稳定还是不稳定流动；
- 在鼻孔入口和鼻咽,入口/出口的边界条件类型是什么；
- 考虑热传递的附加方程。

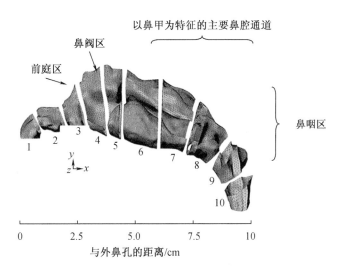

图 8.1　用于局部沉积分析的分为 10 个区域的左侧鼻腔侧视图

层流和湍流:通常层流的特征是流体平滑地运动,其中流体的黏度占主导地位,分子扩散较强,并抑制流动中的所有扰动。这导致相邻的流体层就像一层层的薄层一样有序地滑动。然而,在拥有高度复杂几何形状的鼻腔内,存在流动分离和回流区,特别是在横截面面积快速增加的从鼻阀到主鼻通道的区域,这提高了流动的不稳定性。必须指出,虽然流动分离和回流区是湍流的典型特征,但这些特征的存在并不意味着该流动一定是湍流,因为在层流中也可能发现这些流动结构。

无量纲参数雷诺数是确定流动形态的常用参数。对于较高流速的流动,随着流场中速度脉动的出现,湍流扰动的影响变得显著;而对于速度较低的流场,黏度起着抑制所有流动脉动的作用。由于气道形状的复杂性,很难简明地定义临界流速,以及从层流到紊流的雷诺数,这导致了在数值模拟时采用什么类型的流动流型存在争议。Kelly 等(2000)的实验研究表明,在 10 L/min 左右的低流量下,层流流型占主导地位。虽然 Hahn 等(1993)的结果也与此一致,但作者提到该流动是一种受到扰动的层流状态。Churchill 等(2004)研究了10 个铸造鼻腔模型,发现在最低流量为 1.5 L/min 时,存在小的局部湍流特性。然而,他们指出,某些观察到的湍流反映的是局部流动特征,对通过鼻子的整体流动几乎没有影响。在 10 个铸造模型的实验中,流动从转捩流转变为湍流的平均流速为 11 L/min。为了让读者对流动流型设置有一个初步认识,表 8.1 总结了在相关文献中研究人员所做的选择。表8.1 中的调研表明对于流量小于 20 L/min 的流动,研究人员一致地选择层流。在本研究中,流速为 7.5 L/min 和 15 L/min,采用层流模式。这些流量代表每分钟从两个鼻孔吸入的总气体体积,因此每个鼻孔的流速将是总流速的一半,即分别为 3.75 L/min 和 7.5 L/min。

表8.1　某些人体鼻腔模拟的黏性模型和流动设置总结

研究者	流速/(L/min)	黏性模型	稳定/不稳定	传热	网格数量
Pless 等(2004)	30	湍流	稳定	是	360 000
Weinhold 等(2004)	12～84	湍流	稳定	否	—
Zhao 等(2006)	14～55	兼有	稳定	否	—
Lindemann 等(2005)	18	湍流	稳定	是	360 000
Naftali 等(2005)	15	层流	不稳定	是	300 000
Schroeter 等(2006)	15	层流	稳定	否	156 000
Croce 等(2006)	21	层流	稳定	否	1.3×10^6
Garcia 等(2007b)	15	层流	稳定	是	1.3×10^6
Xiong 等(2008)	21	层流	稳定	否	1.8×10^6
Doorly 等(2008)	6	—	稳定	否	3.6×10^6
Lee 等(2010)	35(峰值)	湍流	不稳定	否	2.9×10^6
Liu 等(2010a)	30～90	湍流	稳定	否	4.0×10^6
Horschler 等(2010)	9～47	—	兼有	否	4.5×10^6
Zhu 等(2011)	10	层流	稳定	否	3.9×10^6
Xi 等(2011)	20	湍流(过渡期)	稳定	否	1.75×10^6
Inthavong 等(2011)	20	湍流(过渡期)	稳定	否	3.5×10^6

稳定或不稳定：吸气过程明显是不稳定的振荡过程。为了评估流动的非定常性对定常求解获得的平均或者稳定流动特征的重要性，我们采用了沃默斯利数(α)和斯特劳哈尔数(S)。沃默斯利数是非定常力与黏性力的比值，以约翰·R. 沃默斯利(1907—1958)命名，定义为

$$\alpha = \frac{D}{2}\left(\frac{\omega}{\nu_g}\right)^{0.5} \tag{8.1}$$

其中，D 是特征长度，取为鼻孔的水力学直径，$D = 0.01$ m；ν_g 是空气的运动黏度；呼吸频率 $\omega = 2\pi f = 1.57$ s^{-1}；在平均流速为 15 L/min 情况下，通过鼻道的平均流速 $= 0.9$ m/s。当 α 较小时(1 或更小)，振荡效应足够低，使得入口条件如抛物型速度剖面在每个循环中都有足够时间发展，流动与压力梯度在相位上非常接近。当 α 较大时(10 或更大)，振荡效应足够大，速度分布不随时间发展，平均流动特性滞后于压力梯度约90°(Womersley,1955)。斯特劳哈尔数是非定常力与惯性力之比，以文森克·斯特劳哈尔(1850—1922)的名字命名，定义为

$$S = \frac{\omega D}{u_{ave}} \tag{8.2}$$

其中，u_{ave} 为平均气流速度。对于较大的 S(>1)，振荡变得重要。对于较小的 S($\ll 1$)，速度主导振荡。在本案例分析中，计算出的鼻部 α 和 S 分别为 1.68 和 0.01。虽然 α 大于1，但并不是大很多，而小 S 表明可以假设流动是准稳定的。然而，实验表明，当 $\alpha < 4$ 时振荡效应不存在(Isabey et al.，1981)。其他研究也得出结论，在大多数情况下，特别是在低流速下，可认为鼻腔内的气体流动是准定常的(Chang, 1989;Hahn et al.,1993;Sullivan et al.，1991)。

进口/出口条件:对于计算域边界面,需要定义边界条件。从定义边界条件的角度出发,计算域的表面壁面设为刚性壁面边界(见第 9.2 节关于弹性壁的处理)更容易被理解。在鼻孔入口和鼻咽出口,用户有更多的定义边界条件的选择。本案例分析中,在鼻孔入口,流动被设置为垂直于入口平面的均匀流动。这一假设基于 Keyhani 等(1997)的数据。该数据表明,与实验数据相比,对于给定流量,鼻孔处的速度剖面对于下游流场没有显著影响。另外,通常还假设气流在左右鼻孔的流速相同。由于气体流动是由肺部运动把空气"拉入"鼻孔而引起的,受到左右鼻腔间的几何差异的影响,导致在左右鼻腔内的流速不同,因此上面这些假设并不能很好地模拟人体的真实呼吸。

然而,在本案例分析中,重点在于介绍 CFD 捕捉稳态模式下的左右鼻腔内的微流体结构的能力,同时将这些结果与现有的实验数据进行比较。现有的实验数据是基于单个鼻腔的固定流速测量的(Keyhani et al.,1995;Subramaniam et al.,1998)。因此,保持数值模拟与实验测量具有相同的设置和将左右两个鼻腔的流动速度设为相同是非常重要的。

为了使读者对如何应用边界条件有更全面的了解,下面将介绍如何设置循环呼吸的压力边界条件。呼吸周期是由膈肌松弛/收缩而增加/减少胸膜腔容积所引起的压差产生的。因此,很自然地在鼻孔入口和鼻咽出口设置压力条件。入口压力条件是在流动入口处定义总压和其他标量变量。当入口的压力已知(鼻孔与外界大气相连),但流量和/或流速未知时,压力边界是理想的边界条件。压力出口边界条件定义流动出口处的静压(以及发生回流时其他标量变量)。然而,压力出口的问题是它与鼻孔入口的关系未知而无法产生所需的流动流量。解决这一问题的模拟策略是先采用质量流率条件模拟已知的质量流率下的流场(图 8.2),在模拟完成后,能够获得鼻孔入口与鼻咽部的压力差,从而确定出口压力。

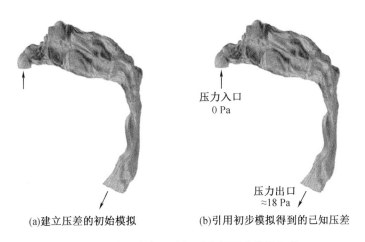

压力入口
0 Pa

压力出口
≈18 Pa

(a)建立压差的初始模拟　　　(b)引用初步模拟得到的已知压差

图 8.2　当压力出口未知时应用压力边界条件

传热的设置:吸入的外界空气有两种大气条件:第一种是空气温度为 25 ℃,相对湿度为 35%,与活体研究中采用的环境温度相似(Garcia et al.,2007a;Holden et al.,1999;Keck et al.,2000a)。这种情况称为正常空气条件。第二种是空气温度为 12 ℃,相对湿度为 13%,被称为"干冷空气条件"。这些空气特性被应用于入口边界条件。湿黏液层所覆盖的黏膜内壁被假定为完全蒸汽饱和的,可以无限地提供热量和水分。Lienar 等(2003)测量了暴露于不同气候条件下的局部鼻黏膜壁温度——在正常空气条件下,温度为 33.2~34.7 ℃;在干冷空气条件下,温度为 30.6~33.7 ℃。因此,对于正常空气和干冷空气,壁面边界条件分别设置壁面温度为 33.5 ℃ 和 32.1 ℃。

除连续性、动量和能量方程以外,还定义了以下变量

$$E = h - \frac{p}{\rho} + \frac{u^2}{2} \tag{8.3}$$

其中,E 为式(5.16)中的能量项,与可感热焓(h)、压力和动能有关。水蒸气的传质方程可写为

$$\frac{\partial(\rho Y u_i)}{\partial x_i} = -\frac{\partial J_i}{\partial x_i} \tag{8.4}$$

其中,Y 为蒸汽质量分数;J 为由于浓度梯度而产生的蒸汽扩散通量。对于层流,有

$$J_i = -\rho D \frac{\partial Y}{\partial x_i} \tag{8.5}$$

其中,D 为随温度变化的扩散系数,用 Vargaftik(1975)的半经验公式表示,有

$$D = 2.16e^{-5}(T/273.15)^{1.8} \tag{8.6}$$

在 CFD 软件包中,一般式(8.3)到式(8.5)被自动定义。式(8.6)是一种通常由常数定义的流体性质。在扩散系数随温度变化的情况下,需要一个定制函数。

8.2.3　几何比较

在 x 方向上创建均匀间隔的 14 个截面用于几何和流动分析。图 8.3 比较了左鼻腔和右鼻腔的截面积随到鼻尖距离的变化。在鼻腔的前部($x < 26$ mm)和后鼻甲区($x > 44$ mm),右鼻腔截面积大于左鼻腔截面积;而在鼻腔的中间区域,右鼻腔截面积小于左鼻腔截面积。

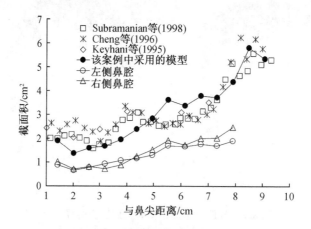

图8.3　不同几何模型下鼻腔截面积随与鼻尖距离变化的比较

将本案例分析建立的几何模型与可查到的现有资料中的其他鼻腔进行比较。虽然鼻腔几何结构存在个体间差异,但是从宏观层面上能观察到总的趋势。例如,所有横截面的面积的局部最小值都出现在鼻阀区域的后面。本案例分析中的模型的最小横截面的面积

为 1.4 cm^2,而 Subramanian 等(1998)、Cheng 等(1996)和 Keyhani 等(1995)所采用模型的最小横截面的面积分别为 1.6 cm^2、1.9 cm^2 和 2.0 cm^2。在前鼻甲区域,气道扩张以容纳嗅觉细胞和突出的鼻甲骨。在鼻阀区域后部,能观察到横截面面积立即增加。对于本案例采用的几何结构,鼻阀区域位于距鼻尖约 2.0 cm 的位置;而对于其他模型,鼻阀区域均位于距鼻尖约 3.0 cm 的位置(图 8.3)。

8.2.4　壁面剪切应力

在识别施加于呼吸道上皮内衬上的应力水平的生理反应方面,分析壁面剪切应力十分重要。例如,研究表明,受到刺激(如壁面剪切应力)时,黏膜会分泌黏液(Kim et al.,1997;罗杰斯,1994)。另外,由力和热感受器和神经末梢检测到的鼻感觉也可能受到壁面剪切应力的影响。Elad 等(2006)讨论了另外两个重要的临床观察结果,并总结如下:

- 当鼻中隔和鼻甲的黏膜表面非常接近时,在某些特定点处存在高剪切应力。这被认为是引起慢性紧张性头痛的主要原因(Apodaca,2002;Behin et al.,2005)。

- 在鼻整形术后,病人常会出现鼻塞。这可能归因于随着鼻壁剪切应力的二次升高,鼻阀横截面积减小。这对鼻黏膜(包括下鼻甲和中鼻甲)造成物理压力,并导致异常反应,即鼻甲肥大(Caughey et al.,2005)。

每个细分区域的平均壁面剪切应力(图 8.1)由各表面的局部剪切应力之和除以每个区域内的表面总数计算得到。对于牛顿流体,气体在气 – 壁界面流动引起的平均壁面剪切应力为

$$\tau_{\text{ave}} = \frac{\sum\limits_{i=1}^{x} \left(\mu \dfrac{\partial U}{\partial \boldsymbol{n}} \right)_i}{x} \tag{8.7}$$

其中,μ 为气体黏度;x 为壁面上的网格单元数;$\boldsymbol{n}$ 为垂直于空腔表面的单位矢量。在不同流速下,壁面剪切应力的总趋势是相似的(图 8.4)。当吸气峰值是 20 L/min 时,最大剪切应力位于穿过下鼻甲的隔膜壁上,约为 0.2 Pa (Elad et al.,1993)。相比之下,大动脉均匀分布区域的应力为 1.5 ~ 2 Pa(Nucci et al.,2003)。

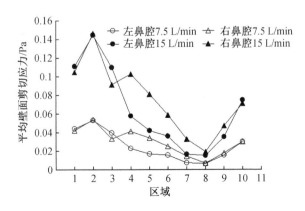

图 8.4　在流速分别为 7.5 L/min 和 15 L/min 时不同区域壁面的平均壁面剪切应力(各个区域的定义如图 8.1 所示)

鼻阀所在的区域 2 的壁面剪切应力最高。此外,流动在该区域从垂直方向改变为水平

方向,这导致了高的壁面剪切应力。当流速为 7.5 L/min 和 15 L/min 时,该区域平均壁面剪切应力分别为 0.056 Pa 和 0.144 Pa。图 8.5 中所示的局部壁面剪切应力最大值要高得多。在 7.5 L/min 的流速下,最大值可达 0.18 Pa。最大值出现在鼻阀附近和主鼻道的起始处。在中间区域,气道扩张,气流速度减小,相应地壁面剪切应力逐渐减小。最小值出现在区域 8,之后再次上升。壁面剪切应力再次增加的原因是左右两个鼻腔合并和气流在鼻咽处改变方向,空气在鼻咽向下进入肺部。壁面剪切应力,特别是局部最大剪切应力可能刺激上皮细胞,从而诱导杯状细胞分泌(Rogers, 1994)。

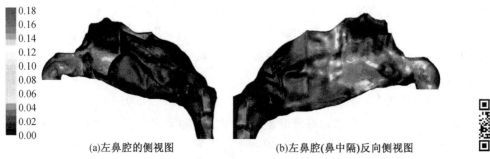

(a)左鼻腔的侧视图　　　　　　　　(b)左鼻腔(鼻中隔)反向侧视图

图 8.5　当流速为 7.5 L/min 时左鼻腔局部壁面剪切应力

由于剪切应力与局部速度是线性相关的,随着呼吸强度的增加,这些值显著增加。局部集中的高剪切应力可能刺激该区域的血管。主要出现在鼻阀区而较少出现在主鼻道的最大壁面剪切应力,可能导致感觉气流的鼻功能失调,因此最大剪切应力对鼻呼吸的健康起到关键作用。通过绘制出外部应力在鼻腔壁面的分布,可以预测力感受器的反应。

8.2.5　流动可视化

流线通过跟踪在鼻孔入口处释放的无质量的粒子,重现吸入空气的流动路径,定性地可视化流场。当流动速率为 7.5 L/min 时,左侧鼻腔流线显示在正位于最窄鼻阀的后方存在流动分离和逆向流动(图 8.6(a))。在鼻腔的上方部位存在一个明显的涡结构。这个涡结构的产生是由于从鼻阀到鼻主通道的横截面面积突然增大而形成的逆压梯度造成的。Weinhold 等(2004)和 Kelly 等(2000)的研究也发现了类似的趋势。随着流量增加到 15 L/min(图 8.6(c)),涡向鼻甲中部移动并减小。在流速为 7.5 L/min 时,右侧鼻腔的流线(图 8.6(b))没有显示涡结构,大部分流线集中在鼻腔中下部区域。当流量为 15 L/min 时(图 8.6(d)),在右侧鼻腔内出现两个漩涡。大尺寸的涡结构位于鼻阀后方,小尺寸的涡结构位于后鼻甲区域。这两个漩涡均位于鼻腔的上部。

然后将模拟结果与 Keyhani 等(1997)的数据(图 8.7)进行对比。他们报道了气道下游存在循环流动区域。涡旋向上延伸至中鼻甲的前端,但未到达嗅觉狭缝。大涡出现在气道上部,小涡出现在气道底部附近。较小的漩涡紧接着鼻阀的后面出现,在此处逆压梯度促进了流动分离。在当前流线不稳定的模拟中,也发现了这些扰动,但没有达到 Schreck 等(1993)发现的涡流的相同强度。Subramaniam 等(1998)的模拟结果最不同的是,在鼻前庭存在明显的循环流动,而在鼻咽区域存在复杂的旋转流动,在鼻腔内不存在回流流动区域。

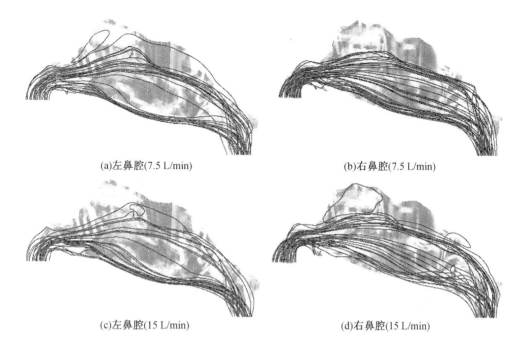

(a)左鼻腔(7.5 L/min)　　　　　　　　　(b)右鼻腔(7.5 L/min)

(c)左鼻腔(15 L/min)　　　　　　　　　(d)右鼻腔(15 L/min)

图8.6　当前鼻腔中的代表性流线

注:对比图8.7中的文献结果,流线显示了类似的趋势。

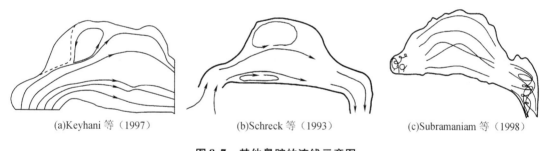

(a)Keyhani 等（1997）　　　(b)Schreck 等（1993）　　　(c)Subramaniam 等（1998）

图8.7　其他鼻腔的流线示意图

气流分析:左右鼻腔的不对称性对气流动力学特性的影响如图8.8所示。此图显示了轴向速度的云图(速度的 x 分量)和二次流流线(速度的 $y-z$ 分量)。由于流动沿着 x 轴方向,红色区域的图像表示主流流动区域,而蓝色区域的云图表示 x 方向的低速流动。如图8.8所示,在 A 截面气流刚流入鼻腔,空气向上流动,流线指向 y 正方向。在垂直的 z 方向,没有出现横向流动。由于气道横截面面积在鼻阀区域开始缩小,故气体流动在 B 截面处加速。在这个截面上,气流改变了方向,与入口方向成90°;再加上较窄的区域,在 y 和 z 方向的横向流动更为普遍,特别是对于左侧的鼻腔内的流动。此外,流动开始分成两个方向,其中大部分流体向上流动,少部分流体向下流动。随着鼻腔继续变窄,通过截面 C 中心的主体流动加速。从 C 截面中心流出的流动远离隔膜壁并向上和向下运动。这与在垂直方向扩张的几何形状特征相吻合。随着鼻道的几何形状持续变窄,这种流动特征继续到 D 截面。在鼻甲区域的 E、F、G 截面,主要的轴向流动仍保持在靠近隔膜壁的位置,到达外鼻道区域的气流很少。当鼻腔的几何形状开始向下弯曲时,流线的方向指向 y 的负方向。

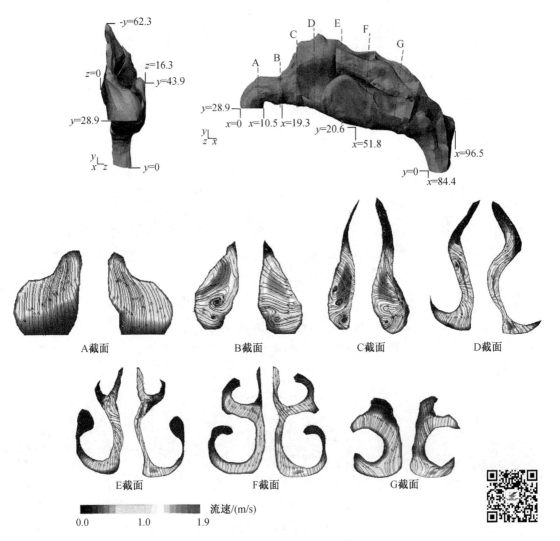

图 8.8　轴向速度(x 方向)云图和横向流线(y-z 方向)

注:云图的红色区域代表最大值,蓝色区域代表最小值。

8.2.6　鼻阀内的流动特征

由于前鼻阀位于前鼻孔后 2 cm 的地方($x=2$ cm),因此选择靠近前鼻阀的距鼻孔 2.6 cm 和 3.2 cm 的两个横截面($x=2.6$ cm、$x=3.2$ cm),以突出显示流场的快速变化。按照本书的命名习惯,按照解剖位置命名为左、右鼻腔。图 8.9 中所示的横截面是正视图(空气正向地流入页面),因此右侧的鼻腔被画在图的左侧。类似于图 8.8,图 8.9 显示轴向速度云图(速度的 x 分量)和二次流流线(速度的 y-z 分量)。

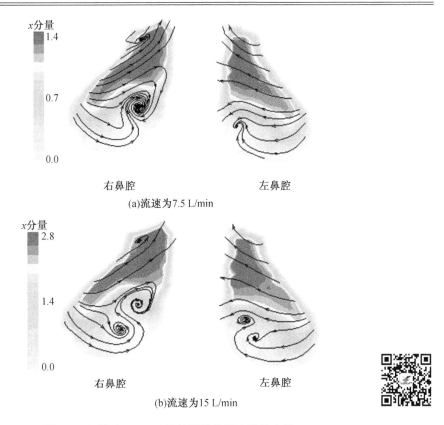

图 8.9　距鼻尖 2.6 cm 处的冠状截面上的速度场

　　通过带方向箭头的流线,可以显示二次流特征如漩涡结构。空气以垂直方向进入鼻前庭区。随着距离鼻孔前端的距离增加,鼻腔的几何结构会随着气流的后转变窄,大约向鼻咽方向旋转了 90°。这种几何外形的过渡加上变窄的几何结构迫使气流从隔膜的外壁流出,并向内流动。壁面和位于上部区域的流动一起限制了下部区域的流动(浅蓝色),并迫使流动回转运动从而形成漩涡。对于距鼻尖 2.6 cm 处的横截面,当流速为 7.5 L/min 时,在右鼻腔发现两个漩涡,在左鼻腔发现一个漩涡(图 8.9(a))。当流速增加到 15 L/min 时,两个鼻腔中的涡数量在低流量区域都增加,流线更加发散(图 8.9(b))。

　　在距离前鼻尖 3.2 cm 处的横截面处,主体流动更加集中(图 8.10)。当流速为 7.5 L/min 时,左鼻腔中存在两个涡结构,而在右鼻腔中存在一些回流流动,形成较弱的涡结构(图 8.10(a))。A 截面上流线的方向都指向涡旋中心,这表明沿着轴向速度梯度为正,压力梯度为负(Escudier, 1988；Stabl, 1992)。当流速增加到 15 L/min 时,回流流动增强,漩涡数量增加(图 8.10(b))。除了左鼻腔上部的漩涡外(B 截面的漩涡),所有涡的方向都指向内侧。B 截面的漩涡显示涡旋的外部流线向内,而内部流线从中心向外。

　　鼻阀是鼻通道的一个区域而不是一个斜横截面。类似于收缩扩张区域,它会引起气流阻力。前鼻阀内的气流流线都从外壁指向内隔膜壁(图 8.9),而在右鼻腔则相反(图 8.10)——气流从内侧向外流动。当空气发生 90°转向进入鼻阀区域时,这种方向的变化狭窄的几何结构迫使大部分气流来自鼻隔膜壁的另一侧。这与右侧鼻腔出现较大的高速云图区一致。当气流流动方向一致以后,气道开始扩张,壁面上的阻力会引起气流反弹,并向相反方向流动。在后面的案例分析中,可以看到这种流动特征对于预测颗粒沉积非常重要。最初从外壁加速的气流将促进吸入颗粒物沉积在鼻中隔内壁侧,而不是鼻腔的外侧壁面。

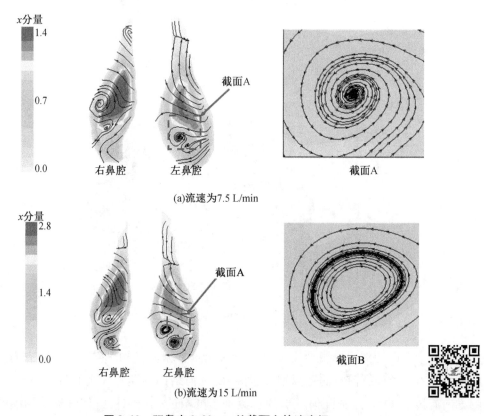

图 8.10 距鼻尖 3.20 cm 处截面上的速度场

8.2.7 中鼻甲的流动特征

在距离前鼻孔 6.1 cm 的中鼻甲区域,绘制相同的云图 – 流线图。流线显示气流向下流动引起大部分流动集中在靠近鼻隔膜的更上部和更下部区域。在此横截面,可能由于几何形状狭窄,没有可见的漩涡,但会有一些微弱的循环流动,如图 8.11 所示。随着横截面积变大,该区域的流动速度低于鼻阀区域。气流的流动方向向下是由于气道朝向鼻咽区。因此,整体的气流流动路径呈现 U 形转弯——在入口处气流向上流动,在中间区域气流沿水平移动,最终向下流向肺部。

为了进一步研究气流在中鼻甲区的分布,并与文献中的其他工作进行比较,中鼻甲区的横截面被细分为不同的区域,标记为 A 到 E,这样可以度量局部气流分布,如图 8.12 所示。通过对每个区域横截面上垂直于平面的速度分量进行积分,能够确定局部体积流量。在流速为 15 L/min 时,左右两侧鼻腔的气流分布见表 8.2。

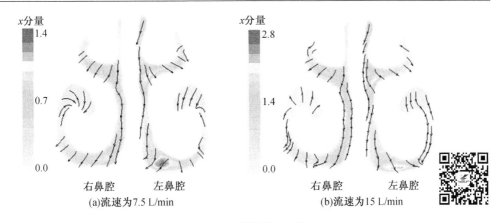

(a)流速为7.5 L/min　　　　　　　　　　(b)流速为15 L/min

图8.11　距鼻尖6.1 cm处横截面上的速度场

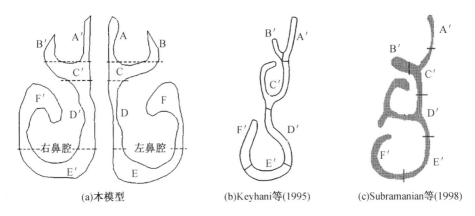

(a)本模型　　　　　(b)Keyhani等(1995)　　　　(c)Subramanian等(1998)

图8.12　冠状切面被划分为不同小截面

注:右侧鼻腔的切面用字母 A′～E′ 表示,左侧鼻腔的切面用字母 A～E 表示。(a)所示为本案例中的鼻腔模型,距鼻尖6.1 cm处的横截面;(b)所示为 Keyhani 等(1995)采用的鼻腔模型,距鼻尖6.2 cm处的横截面;(c)所示为 Subramaniam 等(1998)采用的鼻腔模型,距离鼻尖6.0 cm处的横截面。

表8.2　鼻甲中部平面上的流动分布(流速为15 L/min)

区域	左鼻腔					右鼻腔				
	A/mm^2	$Q/(mL/s)$	$\%Q_{tot}$	$U/(m/s)$	$U_x/\%$	A/mm^2	$Q/(mL/s)$	$\%Q_{tot}$	$U/(m/s)$	$U_x/\%$
A′	13.7	13.9	11.6	1.3	78.1	10.4	3.1	2.5	0.42	70.5
B′	9.7	1.4	1.2	0.2	62.6	8.6	1.6	1.3	0.24	75.6
C′	23.2	25.6	21.4	1.4	79.2	29.1	28.5	23.7	1.12	87.1
D′	21.6	24.4	20.3	1.2	90.8	36.9	34.7	28.8	1.00	94.2
E′	50.3	52.4	43.7	1.1	95.8	50.5	50.2	41.7	1.06	93.8
F′	42.8	2.2	1.8	0.1	80.0	53.5	2.5	2.1	0.11	41.8
总计	161.3	119.9				189.0	120.5			

Keyhani 等(1995)、Subramaniam 等(1998)的鼻腔几何形状与本案例中的当前模型之间

存在明显差异(图 8.12)。最显著的区别是,当前的模型只有两个鼻通道扩展部位(B′和
F′),而其他模型有三个鼻通道扩展部位:对于 Keyhani 等(1995)的模型,在 B′、C′、F′区域有
气道扩展;对于 Subramanian 等(1998)的模型,在 B′、D′、F′区域有气道扩展。图 8.12 中鼻
腔模型的所有横截面都位于鼻气道的一个相似区域——鼻甲的中部位置。对于此案例分
析采用的模型,截面位于距鼻尖 6.1 cm 处,而对于 Keyhani 等(1995)和 Subramaniam 等
(1998)的鼻腔模型,截面位置分别为距鼻尖 6.2 cm 和 6.0 cm。%Q_{tot} 表示流动流量占总流
量的百分比。

　　对于复杂的几何形状如鼻子,难以确定主流方向。因此,采用平均速度量 $U = (u_x^2 + u_y^2 + u_z^2)^{1/2}$ 和 x 方向(轴向)的 U_x 对流场进行分析。通过对左鼻腔的流量分析(表8.2)显示,85%
的空气通过上内侧气道(C 区)、中内侧气道(D 区)和下内侧气道(E 区)。这些区域占整个
横截面的 59%。右鼻腔稍宽,C′、D′、E′区占右切面总面积的 61.6%,但流量占比高达
94%。尽管覆盖面积差异不大,但左鼻腔中的 D 区域具有较小的收缩截面,这会引起较大
的气流阻力,因此较小比例的气流流经 C、D 和 E 区域。对于 Keyhani 等(1995)的模型,大
部分气流流经区域为 C′区和 E′区(共有 56% 的流动),这两个区域位于鼻腔的中间和下部
鼻通道处。对于 Subramanian 等(1998)的鼻腔模型,类似地,流动也在 D′和 E′区域占主导
地位。这两个区域的流量加起来约占总流量的 71%(表 8.3)。

表 8.3　鼻甲中部右侧平面上的流动分布(流速为 1.5 L/min)

区域	Keyhani 等(1995)					Subramaniam 等(1998)				
	A/mm^2	$Q/(mL/s)$	%Q_{tot}	$U^*/(m/s)$	$U_x/(m/s)$	A/mm^2	$Q/(mL/s)$	%Q_{tot}	$U/(m/s)$	$U_x/\%$
A′	15.6	14.1	11.4	—	0.91	7.9	2.1	1.9	0.51	52.9
B′	6.0	3.8	3.0	—	0.63	15.4	2.1	1.9	0.24	58.3
C′	35.5	34.2	27.3	—	0.96	20.8	12.9	11.3	0.78	79.5
D′	27.9	22.8	18.3	—	0.82	54.8	53.0	46.7	1.20	87.5
E′	27.9	35.9	28.7	—	1.29	20.5	27.8	24.4	1.39	97.8
F′	26.5	14.1	11.3	—	0.53	28.9	15.8	13.9	0.79	69.6
总计	139.4	124.9				148.3	113.9			

注:*数据不可得。

　　左鼻腔内气体流动主要靠近壁面,与此同时流动主要分布在中间段,下段流动占比较
大而上段流动占比较小(11.6%)。在右侧空腔中,流动集中在中间段。左侧嗅区(A 区)的
流量比右侧嗅区(A′区)的流量大。在轴向的空气流量由 x 方向的速度分量 U_x(%)表示,
由于 U_x 占总速度值 U 的百分比较大,因此 x 方向上流动占主导地位。在所有的鼻腔模型
中,低流速 B′和 F′区域具有更低的轴向流动速度。由于远离主体流动区域,这些区域的流
动容易受到循环流动的影响。

　　出现在 A 和 A′区域的高速流动会导致嗅觉区域损伤。通常情况下,嗅觉区域的气流流
动速度低,因为这是一种生理防御机制,防止外来颗粒沉积到敏感的嗅觉神经上(颗粒运动

依赖于流动模式)。与此同时,水蒸气却可以通过扩散效应进入嗅觉区。

鼻甲骨区由一根伸入主气道的狭窄卷曲的骨头组成。中鼻甲和下鼻甲是过滤、加热和加湿空气的重要结构。在此区域,黏膜壁表面积增加。但是,只有一小部分空气到达鼻道区的外表面。就加热和加湿而言,与气流接触的鼻甲表面积对流场的影响不到 2%,这表明鼻甲调节空气的功能可能不仅仅依赖于表面接触,还可能受鼻甲引起的气流性质的影响。气流分布结果证实了这一观点,然而需要更多的几何模型进行进一步研究来证实这一假设。

8.2.8　温度分布

在呼吸速率为 10 L/min 的情况下,计算气道各个截面的平均温度得到温度分布曲线,以便与文献中的其他现有数据进行比较。将正常空气条件下的数值结果与实验结果进行比较(Keck et al.,2000a;Keck et al.,2000b)。这些实验结果是对 50 名志愿者和 23 名志愿者的结果分别取平均值获得的。在鼻气道的前部区域,温度分布显示出良好的一致性,而在靠近鼻咽的后部区域存在小的差异。在距离进气口 40 mm 处,温度分布曲线收敛到一个稳定值,这表明鼻腔的前部区域对气流湿度进行了调节。

左右鼻腔吸入干冷空气的气流速度分布曲线如图 8.13 所示。在远离入口的最后 10 个测量点,温度收敛到 30.7 ℃ 的峰值。与吸入正常空气相比,在这 10 个点的温度测量值为 33.3 ℃。在距入口 71 mm 的位置,温度分布曲线收敛到稳定值,这是左右鼻腔开始合并的位置。

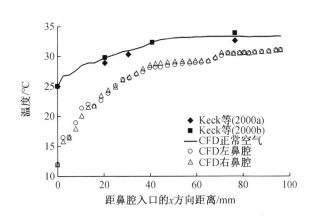

图 8.13　从入口开始横穿鼻腔的气流温度分布图

注:与实验结果相比,实心黑线表示正常的吸入状态,空心符号表示冷干空气的模拟结果。

在正常的空气条件下,气道的前部区域是加热空气的主要部位。前鼻甲区后的温差稳定,热传递最小。血管密集的鼻甲区域有一个广为人知的作用,就是调节吸入的空气。然而在正常条件下,鼻甲区域实际上并没有进行大量的传热,而是以黏膜表面下的、为壁面提供热量的毛细血作为热源。主要温升发生在温差最大的鼻腔前部区域。对于干冷空气,鼻腔内的温度变化曲线遵循相似的分布规律,但曲线会整体向下移动以与低温调和。

假设其他因素,如壁面温度和气流稳定性在本研究中保持不变,可以把鼻形态的差异以及由此产生的流场差异分离出来进行单独分析。计算和比较不同横截面处的平均温度,如图 8.14 所示。在 B 截面($x \approx 19$ mm)后,气道扩张之前,在前部区域,左鼻腔内的气流温度更高;而在气道扩张后,右腔的气流温度更高。

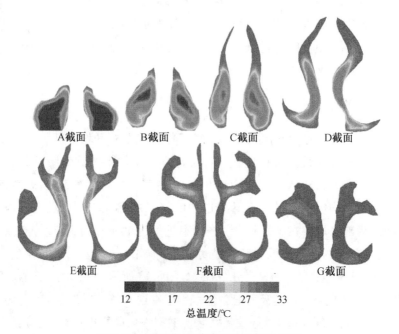

A截面　　　B截面　　　C截面　　　D截面

E截面　　　　　F截面　　　　　G截面

12　　17　　22　　27　　33

总温度/℃

图 8.14　贯穿鼻腔横截面的总温度云图

温度云图显示,较冷的空气出现在每个横截面上离壁面最远的中心位置。因为很少有气流到达上部的嗅觉区域,并且该区域的气流被周围的壁面加热,嗅觉区(D 区和 E 区的顶部)的温度仍然很高。这是人体的一个重要特征,因为嗅觉区的上皮细胞分布着精细的嗅觉感受神经元,需要避免这些神经元暴露于任何干冷空气当中,以防止损伤。在 C 截面处,左侧的鼻通道较薄,但大部分气流仍保持在加速通过的中间区域。主体流动区域是最后被加热到30.7 ℃峰值的区域。将图8.14 中的温度等值线与图8.8 中的轴向速度等值线进行比较,可以发现在高轴向速度的流动区域,温度处于最低值。这是由于恒定壁温提供了有限热源,其中对冷空气的加热取决于质量流量,如热力学平衡方程所示:

$$\dot{Q} = \dot{m} C_\mathrm{p} (T_\mathrm{wall} - T_\mathrm{air}) \tag{8.8}$$

假定热源传热是由恒定壁温和吸入空气之间的温度差驱动的,则意味着质量流率 $\dot{m}$ 对于加热吸入空气至关重要。

8.2.9　结语

本节给出了稳定吸气和加热吸入空气的传热过程的建模条件,要特别注意如下关键问题:

- 流动是层流还是湍流;
- 流动是稳定流动还是不稳定流动;
- 鼻咽和鼻孔入口的入口/出口条件类型是什么;
- 考虑传热所需的附加方程式。

综上所述,当流速低于 15 L/min 时,可以将流动假设为层流,当流速高于 25 L/min 时,可以将流动假设为湍流。求解转捩流动更加困难,当按照层流或湍流模型分析这种流动结果时,必须小心谨慎。对于人体鼻腔,当沃默斯利数 α 和斯特劳哈尔数 S 分别小于 4 和 1 时,假设气流拟稳态运动是适用的。出入口边界的呼吸条件需要允许从鼻咽诱导空气流动的压力边界条件。最后,为了考虑热传递,还需要额外的方程,如水蒸气的传质方程。

对第 2 章建立的鼻腔模型内的流动进行了仿真。根据文献中的现有数据,对鼻腔内的流动进行了统计分析和对鼻腔几何形状进行了对比,提供了重要的鼻腔内宏观和微观流动特征。本案例采用的鼻腔与文献中的模型相比的主要不同之处在于鼻阀区较窄,鼻甲较宽,鼻长度较短。与其他模型相比,该模型的鼻阀区截面积最小,鼻甲区截面积最大。

采用不同的后处理技术对流场进行了可视化,如云图和流线图。流线图表明,在嗅觉区和鼻阀区,气流流动条件发生了剧烈变化,循环流动普遍存在。模型间的涡大小和位置的差异归因于几何差异,如气道高度的增加。

由于具有重要的生理功能,鼻腔内两个区域——内鼻阀和中鼻甲区域被进一步研究。流线图揭示了在鼻阀区存在复杂的流动模式(如涡流和加速流动)。这种流动模式可能引起微米级颗粒的沉积——这有利于吸入有毒颗粒沉积,但不利于药物输送。对于中鼻甲区域,通过对气道区域的气流分布分析发现,只有一部分空气保持在鼻隔膜壁附近。因此,鼻甲通过增加通道的表面积来加热和增湿空气的效率非常低。

在传热方面,气流云图和流线图表明,鼻阀区域的几何外形迫使气流靠近壁面,暴露在温度较高的表面,尽管这被该区域的空气加速流动所抵消。温度分布曲线显示,空气在到达鼻甲区域时温度被加热到接近最大值。这表明热传递过程更多地发生在鼻腔前区,而非鼻甲区。在前鼻甲区后面,气流和鼻腔壁面温度差稳定,热传递最小。

由于流场输运颗粒通过气道,本节建立了鼻腔内气流流动的主要流场特征。这为研究鼻腔内的粒子运动奠定了良好的基础。在下一个案例中,将引入毒理学研究涉及的不同颗粒。

8.3　毒性颗粒及其形态的影响

空气中的粒子几乎存在于生活的方方面面,小到生产玻璃颗粒的中小型工业,大到环境污染、沙尘暴和飓风等过程。在正常呼吸过程中,我们不希望吸入有害颗粒物,如灰尘、烟雾和一般污染物等。相反,为了提高鼻腔药物输送效率,我们又致力于药物在气道内沉积的研究。在建模方面,引入粒子牵扯出在主相(通常是气体或液体)中出现的二次相(一般是固体或液体),从而形成多相流场。本节案例介绍了不同的建模策略,以描述各种粒子,包括球形粒子、非球形粒子和纤维粒子。下面先简要描述这些粒子类型。

8.3.1　毒性颗粒的特征

1. 木屑颗粒

木材广泛用于建筑材料和家具(Enarson et al.,1990),木屑是人类接触到的最常见的有机粉尘类型之一。据国际癌症研究机构估计,全世界至少有 200 万人工作在存在木屑的环境中(IARC/WHO,1995)。这常见于多种类型的工作中,特别是在初级木材行业如伐木业、木材加工厂和纸浆厂。在二级木材加工业如橱柜制造、家具制造、木模和车间以及其他制造业中更是如此(Enerson et al.,1990)。使用大功率往复式工具(如砂光机和锯木厂)加工原木的过程会产生大量可吸入的细木屑(图8.15)。直接接触木屑会造成鼻腔吸入颗粒物。而这些吸入的木屑与呼吸道组织直接接触会危害人体健康。尽管吞食木屑的情况也很常见,但没有报道称这对健康有影响。

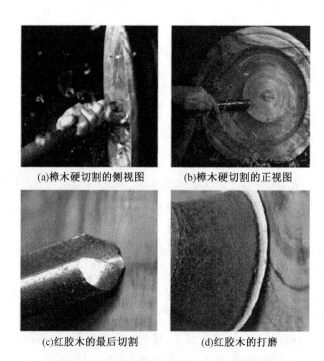

(a)樟木硬切割的侧视图　　　(b)樟木硬切割的正视图

(c)红胶木的最后切割　　　(d)红胶木的打磨

图8.15　不同的木材加工工位产生的木屑

在图8.15所示的例子中,球形粒子模型被应用于木屑颗粒吸入过程,这对经常发生鼻出血等职业损伤的伐木工人具有重要意义。由于假设球形粒子允许采用简单的阻力模型,因此球形粒子模型在数值模拟中被广泛地采用。对于常见的工程问题,因为近似模型就能提供足够的精度,所以采用简单阻力模型已超越了考虑非球形粒子所涉及的所有物理因素的需要。这些数值模拟研究(Zhang et al.,2004,2002,2005b)已经采用球形粒子来表示一般粒子的特性。

Tian等(2007)对松树木屑(软木),轻、重橡树木屑(硬木)进行了模拟,三种木屑的密度分别为560 kg/m³、590 kg/m³和930 kg/m³。Chung等(2000)研究了在松树和橡树锯切和砂光过程中,木屑粒子的尺寸分布。锯切产生的橡木屑比松木屑的粒子尺寸小,而砂磨产生的松木屑和橡木屑的粒子尺寸分布情况相似。因此,此案例仅研究了锯切过程中产生的木屑在鼻腔的沉积。图8.16显示了松木和橡木的测量和模拟粒子的尺寸分布。值得注意的是,粒子尺寸分布是基于粒子数分数,而不是体积分数和质量分数。重橡木屑和轻橡木屑的粒度分布相同。在这项研究中,假设所有的粒子都是球形,尽管这不是严格正确的。然而出于演示的目的,假设粒子是球形已经足够了。下一节将介绍非球形粒子。

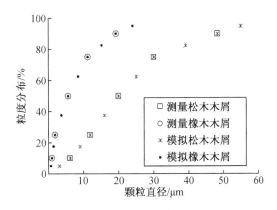

图 8.16 锯切产生的木屑的模拟粒度分布和测量的粒度分布（Chung et al.,2000）

2. 花粉和粗糙表面颗粒

人们已经证实花粉症（过敏性鼻炎）是由空气中的花粉引起的,同时人们还发现哮喘也与花粉症有关系（Bousquet et al.,2001）。花粉具有不同的形状、直径和密度,如图 8.17 所示。不同形态的花粉受到不同的空气动力学特性影响。豚草花粉是一种特别的花粉,极易引起过敏,是导致过敏性鼻炎的主要原因。

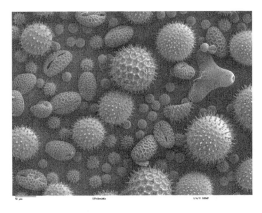

图 8.17 各种常见植物花粉的扫描电子显微镜图像（Zeiss DSM 962 SEM,达特茅斯学院里佩尔电子显微镜设备）

豚草花粉的几何直径一般为 16～27 μm（Crowder et al.,2002）,密度很小,并且在球面基底上有棘状突起。鼻气道作为呼吸系统的空气过滤器,高惯性颗粒容易因撞击而沉积到鼻壁上,从而导致黏膜炎症。较小密度的豚草花粉颗粒会降低其空气动力学直径,但这可能与突出物增加的阻力系数相抵消。

3. 纤维颗粒

纤维材料如石棉是会出现在工作场所的一种吸入性粒子。由于石棉具有耐热、吸声和抗拉强度高等优点,在 19 世纪末受到制造商和建筑商的广泛欢迎。图 8.18 为石棉的电子显微镜图像。然而,研究发现吸入石棉颗粒会导致严重的疾病（如石棉沉着病和间皮瘤）,许多国家已经禁止使用石棉。尽管如此,当拆除旧的建筑物和材料时,石棉纤维会飘浮到空气中,因而石棉暴露风险仍然存在。石棉纤维的替代品是无机材料的人造玻璃纤维(MMVFs),如玻璃、天然岩石和非晶态硅酸盐。其实 MMVFs 本身也具有毒性。纤维的毒性水平随着其长度和在肺部的生物持久性而变化(Lippman,1990;Timberl,1982)。

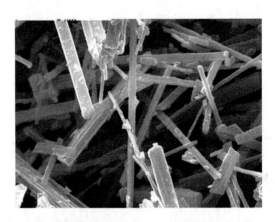

图 8.18　石棉的电子显微镜图像(U. S.　Geological Survey – www. usgs. gov)

4. 柴油废气、蒸汽、烟雾和纳米粒子

空气污染物由非常细小的粒子组成,例如柴油机的废气、蒸汽、烟雾等。它们对呼吸系统的健康有不利影响。长期吸入柴油废气会导致咳嗽和多痰,即患上慢性支气管炎(Morgan et al. ,1997),并干扰大脑功能和信息处理(Crüts et al. ,2008)。在高度城市化、繁忙的都市,这是一个严重问题。

最新的纳米技术已经用于许多商业和医疗应用中,来制造工程纳米颗粒,例如靶向药物输送和基因治疗。工程纳米颗粒具有大的表面积和尺寸比,因而具有更高的生物活性。这种生物活性的增加是可取的。例如,磁性纳米颗粒可用于 MRI、靶向药物和基因的投送、组织工程、细胞跟踪和生物分离等(Gupta et al. ,2005;McCarthy et al. ,2007)。然而,生物活性的增加也可能由于毒性、氧化应激诱导或细胞功能障碍等因素而产生不良影响(Oberdörster et al. ,2005)。纳米颗粒的输运主要归因于布朗运动,即气体或液体分子撞击小纳米颗粒的随机运动。传递给粒子的瞬时动量以随机方式变化,导致粒子沿着布朗运动的不规则路径运动。纳米颗粒的电子显微镜图像如图 8.19 所示。

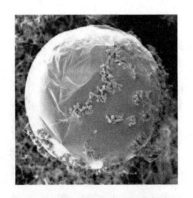

图 8.19　纳米颗粒的电子显微镜图像

废气、蒸汽和烟雾中颗粒的尺寸小,属于亚微米范围。从技术上讲,纳米颗粒的直径小于 10 nm,超细颗粒的直径为 10 ~ 100 nm。亚微米颗粒是指直径小于 1 μm 的任何颗粒。与沉积特性受惯性碰撞沉降控制的微米颗粒相比,纳米颗粒的沉积机制基于流动扩散。纳米颗粒的沉积规律可以用于吸入有毒纳米颗粒可能会对健康产生负面影响的毒理学研究中。

8.3.2　颗粒跟踪的数值考虑

在拉格朗日参考系中模拟离散的“二次相”允许单独跟踪颗粒。第二相由分散在连续相中的球形颗粒(可能被用来表示液滴或气泡)组成。如前面章节所述,当颗粒形态偏离球形时如具有不同形状、表面和尺寸,则需要额外的数学模型加以考虑。因此,本节的目的是提供一些经验方法,以便用户在模拟颗粒轨迹时考虑不规则颗粒(纤维、粗糙表面)以及非常特殊的颗粒(纳米颗粒)。

通过对关于颗粒的力平衡方程进行积分,能计算任何单个颗粒的轨迹,如下

$$\frac{du_p}{dt} = F_D(u_g - u_p) + \frac{g(\rho_p - \rho_g)}{\rho_p} + F_s \tag{8.9}$$

其中,F_D 是单位颗粒质量的阻力,它是一个重要的变量,因颗粒形态的不同而不同。为了确定正确的球形和非球形颗粒的阻力系数,学者们已经进行了大量的研究(Flemmer et al.,1986;Ganser,1993;Haider et al.,1989;Leith,1987;Littman et al.,1995;Tran Cong et al.,2004)。本节将介绍处理不同颗粒形态的数值方法。中间项 $\frac{g(\rho_p - \rho_g)}{\rho_p}$ 表示由重力产生的力,有时可以忽略不计(即与其他项相比 g 较弱时,以及 $\rho_p \approx \rho_g$ 时)。应当注意的是,重力项 g 在地面上为 -9.81 m/s^2,适用于垂直方向。u_p 表示颗粒速度,ρ_p 表示颗粒密度。最后一项 F_s 为附加源项,它包含影响颗粒运动的附加力(力/单位颗粒质量),并能根据所讨论的颗粒类型需要而添加。

对于球形颗粒,F_D 由下式得出

$$F_D = \frac{18\mu_g}{\rho_p d_p^2} \frac{C_D Re_p}{24} \tag{8.10}$$

其中,d_p 是颗粒体积当量直径。阻力系数 C_D(Morsi et al.,1972)为

$$C_D = a_1 + \frac{a_2}{Re_p} + \frac{a_3}{Re_p^2} \tag{8.11}$$

其中,a_1、a_2、a_3 是在光滑球形颗粒在不同雷诺数范围内的经验常数。Re_p 是颗粒雷诺数,其定义为

$$Re_p \equiv \frac{\rho_p d_p |u_g - u_p|}{\mu_g} \tag{8.12}$$

对于球形颗粒,具有不同的阻力公式(如 6.2.1 节中介绍的模型)(Clift et al.,1978),但是每种球形颗粒的阻力公式都应该代表图 6.7 中的阻力系数曲线。因为没有其他附加力,所以式(8.9)中的 $F_s = 0$。在几乎所有的商业 CFD 代码中,都能发现式(8.9)作为跟踪单个颗粒的默认选项。CFD 程序之间的变化通常是由处理阻力 F_d 和 F_s 内的附加力引起的。为了实现不同的或者自定义模型来表示任何一种力,商用 CFD 软件通常允许用户使用计算机编程语言(如 FORTRAN 或 C 语言)编写附加函数来修改 CFD 程序的某些部分。

　　如前文所述,由于假设球形颗粒允许采用简化的阻力公式,因此球形颗粒模型被普遍地采用。球形颗粒模型将应用于三种不同的木屑:松木屑和轻、重橡木屑。

　　对于非球形颗粒,阻力系数曲线将与前面图6.4所示的球形颗粒的标准阻力系数曲线有很大不同。式(8.9)中的阻力与式(8.10)的阻力具有相同的表达形式,但是为了考虑颗粒的非球形性,需要修正 C_D 的定义。对于非球形颗粒,一个明显的问题是实际颗粒形状可以是任何形状或形态。因而,对任何形状和任何方向的颗粒建立单一阻力公式的研究有了相当大的进展。Haider 等(1989)提出了一个能准确代表某些不规则形状颗粒的阻力公式。这个阻力公式将 C_D 定义为颗粒雷诺数和形状因子的函数,如下:

$$C_D = \frac{24}{Re_p}(1 + aRe_p^b) + \frac{cRe_p}{d + Re_p} \tag{8.13}$$

式中系数为

$$a = \exp(2.328\ 8 + 6.458\ 1\phi + 2.448\ 6\phi^2)$$
$$b = 0.096\ 4 + 0.556\ 5\phi$$
$$c = \exp(4.905 - 13.894\ 4\phi + 18.422\ 2\phi^2 - 10.259\ 9\phi^3)$$
$$d = \exp(1.468\ 1 + 12.258\ 4\phi - 20.732\ 2\phi^2 + 15.885\ 5\phi^3)$$

形状参数 ϕ 定义为

$$\phi = \frac{A_s}{A_p} \tag{8.14}$$

其中, A_s 是与非球形颗粒体积相同的球体的等效表面积; A_p 是颗粒的实际表面积。Haider 等(1989)提出的方法的优点在于它采用一个简单的公式来拟合各种形状的颗粒,但是其通用性使其不够准确,并且不适用于与球形差异很大的非球形颗粒。

　　之后发展起来的非球形颗粒技术是采用聚集球体团来表示不同的颗粒形状(Tran-Cong et al.,2004)。利用两个等效直径——球面等效直径 d_A 和公称直径 d_n,以及称为“颗粒圆度”(Wadell,1933)的形状因子来计算阻力公式。球面等效直径定义为

$$d_A = \sqrt{4A_p/\pi} \tag{8.15}$$

其中, A_p 是球体的投影面积。公称直径也称为球体积等效直径,定义为

$$d_n = \sqrt[3]{6V/\pi} \tag{8.16}$$

其中, V 是颗粒体积。形状因子基于表面球形度,定义为

$$c = \pi(d_A/P_p) \tag{8.17}$$

其中, P_p 是颗粒在其运动方向上的投影周长。阻力系数的经验公式定义为

$$C_D = \frac{24}{Re_p}\frac{d_A}{d_n}\left[1 + \frac{0.15}{\sqrt{c}}\left(\frac{d_A}{d_n}Re_p\right)^{0.687}\right] + \frac{0.42\left(\frac{d_A}{d_n}\right)^2}{\sqrt{c}\left[1 + 42\ 500\left(\frac{d_A}{d_n}Re_p\right)^{-1.16}\right]} \tag{8.18}$$

　　对花粉颗粒应用这个模型,假设非球形颗粒为聚集球体团,形成一种称为“近球体”的颗粒。表8.4给出了代表性花粉颗粒的 d_A/d_n 项和 c 项。

表 8.4　采用球体团簇体模拟花粉颗粒

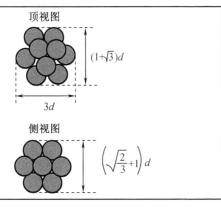

球面等效直径与公称直径之比

$$\frac{d_{A}}{d_{n}} = \frac{\sqrt{2}}{13^{1/3}}\left(2 + \frac{3\sqrt{3}}{\pi}\right)^{1/2}$$

颗粒圆度

$$c = \frac{\sqrt{2}}{3}\left(2 + \frac{3\sqrt{3}}{\pi}\right)^{1/2}$$

在花粉季节,根据花粉发育的不同阶段,空气中的花粉可以是湿润的,也可以是干燥的。干燥、缺乏水分的花粉的密度为 550 kg/m³(Crawford,1949),而含水的湿花粉密度为 1 320 kg/m³(Harrington et al.,1963)。在目前的模拟中,只考虑了干花粉,因为根据成熟花粉飘浮在空气中的情况,采用干花粉更为合理。更高粒子密度将增加粒子空气动力学直径,提高了粒子的冲击能力。

对于纤维,因为据报道,Haider – Levenspiel 方法(见式(8.13))的精度随着形状因子的减小而降低(Gabitto et al.,2007),所以此处再次采用了 Tran – Cong 等(2004)的方法。纤维用聚集成圆杆形状的聚集球体团表示。对于长度为 7d、直径为 d 的代表性纤维,满足式(8.18)中阻力系数的 d_A/d_n 和 c 见表 8.5。

表 8.5　采用模拟直径为 d、长度为 7d 的聚集球体团模拟纤维粒子样本

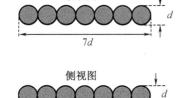

表面等效球体直径与公称直径之比

$$\frac{d_{A}}{d_{n}} = 7^{1/6}$$

颗粒圆度

$$c = \frac{1}{\sqrt{7}}$$

对于等效空气动力学直径(d_{ae}),纤维的标准化可通过文献 Stöber(1972)中的公式进行计算,即

$$d_{ae} = d_{ve}\sqrt{\frac{\rho}{(1\,000 \cdot \kappa)}} \qquad (8.19)$$

其中,d_{ve} 为体积等效直径;ρ 为纤维密度;κ 为长椭球的动态形状系数。假设长度朝向垂直于流动方向,则动态形状系数为

$$\kappa_{\perp} = \frac{\frac{8}{3}(\beta^2 - 1)\beta^{\frac{1}{3}}}{\frac{2\beta^2 - 3}{\sqrt{\beta^2 - 1}}\ln(\beta + \sqrt{\beta^2 - 1}) + \beta} \qquad (8.20)$$

假设长度朝向平行于流动方向,则动态形状系数为

$$\kappa_{/\!/} = \frac{\frac{4}{3}(\beta^2 - 1)\beta^{\frac{1}{3}}}{\frac{2\beta^2 - 1}{\sqrt{\beta^2 - 1}}\ln(\beta + \sqrt{\beta^2 - 1}) - \beta} \tag{8.21}$$

其中,β 为纵横比,定义为纤维长度与直径之比。当纤维随机取向时,形状因子是两种取向的组合,其计算公式为

$$\frac{1}{\kappa_R} = \frac{1}{3\kappa_{/\!/}} + \frac{2}{3\kappa_{\perp}} \tag{8.22}$$

假设动态形状系数为随机取向,则长度为 $10 \sim 300~\mu m$ 的碳纤维的等效空气动力学直径范围为 $7.6 \sim 12.8~\mu m$。

亚微米和纳米颗粒在这里被认为是球形的。如前面第 6.4.1 节所述,它们的尺寸非常小,因而需要用到额外的力来解释它们的不同运动规律。下面总结式(8.9)中用来模拟亚微米的各项。采用斯托克斯阻力定律形式(Ounis et al.,1991)的阻力,定义为

$$F_D = \frac{18\mu}{d_p^2 \rho_p C_c}(u_i^g - u_i^p) \tag{8.23}$$

与式(8.10)的比较,还有一个附加项 C_c,即坎宁安滑移修正系数(Cunningham,1910)。当颗粒尺寸在纳米范围时,需要采用这个系数。此时颗粒与周围流体(主相)的分子平均自由程大小相当。因此,流体不能再被认为是连续流体。这就导致了"分子滑移",即颗粒在主相中的移动不再是连续运动,而是作为离散分子在主相分子中移动。附加力项包括布朗力 F_B $\left(F_B = \zeta\sqrt{\frac{\pi S_0}{\Delta t}}\right)$、升力 F_L $\left(F_L = \frac{2K\nu^{\frac{1}{2}}\rho d_{ij}}{\rho_p d_p (d_{lk}d_{kl})^{\frac{1}{4}}}(\vec{v} - \vec{v}_p)\right)$,以及热泳力 F_T $\left(F_T = -D_T\frac{1}{m_p T}\frac{\partial T}{\partial i}\right)$。由于纳米颗粒运动受流动扩散驱使,因此可以应用欧拉模拟方法。该方法将纳米颗粒作为化学组分混合在单一流体中。把表示化学组分(纳米颗粒)浓度的标量 c 应用于输运方程,可得

$$\frac{\partial(u_j c)}{\partial x_j} = \frac{\partial}{\partial x_j}\left[\left(\tilde{D} + \frac{\nu_T}{S}\right)\frac{\partial c}{\partial x_j}\right] \tag{8.24}$$

表 8.6 总结了不同颗粒的形态特征、典型平均值和数值模型。

表 8.6 不同颗粒的形态特征、典型平均值和数值模型汇总

木屑颗粒			
形状	尺寸范围	密度	阻力模型
球形	粒径分布(Chung et al.,2000) 松木:$3 \sim 55~\mu m$ 重橡木:$1 \sim 24~\mu m$ 轻橡木:$1 \sim 24~\mu m$	松木:$560~kg/m^3$ 重橡木:$930~kg/m^3$	◯ (Morsi et al.,1972)

表 8.6（续）

豚草花粉

形状	尺寸范围	密度	实物拍照	模型图
粗糙表面球体	直径为 16～30 μm（Crowder et al.，2002）	550 kg/m³（Crawford，1949）840～1 320 kg/m³（Harrington et al.，1963）	（图片由达特茅斯学院里佩尔电子显微镜设备提供）	（Tran‐Cong 等（2004）提出的聚集球团）

纤维

形状	尺寸范围	密度	实物拍照	模型图
长圆柱体	石棉直径小于 3 μm	石棉:260～400 kg/m³	（图片由美国地质调查局提供）	圆杆法（Haider et al.，1989）
	MMVF 直径为 2～15 μm	MMVF:1 830 kg/m³（Su et al.,2005）		
	纤维长度大于 5 μm 纵横比大于 3			

柴油废气、蒸汽、烟雾和纳米颗粒

形状	尺寸范围	密度	阻力模型
球体	1～100 nm	1 000 kg/m³	（Ounis et al.，1991）

8.3.3　吸入颗粒物的沉积模式

1. 木屑颗粒的沉积模式

图 8.20 比较了木屑颗粒在鼻腔区域的局部沉积率（参见图 8.1），而图 8.21 显示了锯切产生的不同木屑颗粒在鼻腔中的沉积模式。所有粉尘都高度沉积在鼻前段（1～5 区）。这与 Keck（2000a）、Fry 等（1973）的实验结果一致。

鼻瓣具有最小的横截面积，导致复杂的流动特征。这会提高由惯性冲击造成的颗粒沉积率。鼻瓣区的阻力约占鼻气道总阻力的一半。它一直被认为是影响鼻喷雾剂给药效果的主要因素（Schroeter et al.，2006）。在鼻阀后方，颗粒物沉积在区域 3 的鼻腔两侧的隔膜壁上。木屑颗粒沉积浓度第二高的部位是区域 6 的中鼻甲前部，而一小部分颗粒沉积在鼻腔后部,在此处气流方向由水平方向变为垂直方向。鼻咽区气流方向的改变像一个惯性撞击装置一样再次过滤掉高惯性粒子。

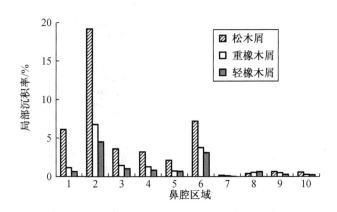

图 8.20　鼻腔区域内各种木屑颗粒的局部沉积率

吸入的木屑颗粒在鼻腔中的清除机制主要有两种:黏液纤毛机制和物理清除。沉积在鼻腔纤毛上皮的颗粒通过黏液纤毛作用被清除,即纤毛摆动来移动黏液分泌物,把颗粒物移向咽部。鼻子的前三分之一没有纤毛上皮覆盖,而是被像皮肤一样的皮肤上皮覆盖。沉积在这个区域的木屑颗粒的清除机制是物理方式,如打喷嚏、擦除和吹气(Swift et al.,1996)。这导致颗粒在此区域的清除速度比在纤毛上皮区域的清除速度要慢。在一项关于家具生产工人鼻腔中木屑颗粒沉积的研究中(Hadfield,1972),发现木屑颗粒主要聚集在两个区域:①鼻中隔前部靠近鼻底的一小块椭圆形区域;②中鼻甲前部。值得注意的是,此CFD 研究也发现在这些区域存在较高的颗粒沉积率。沉积的吸入木屑颗粒停留在这些区域,可能包含的有毒物质与这个部位的上皮的接触时间比纤毛上皮覆盖的其他区域的接触时间长(Fry et al.,1973),因此会损坏暴露的软组织层。

在球形颗粒假设下,不同类型木屑颗粒具有不同的密度,可通过等效空气动力学直径 d_{ae} 对其空气动力学特性(惯性和沉降特性)进行比较,d_{ae} 定义为

$$d_{ae} = d_p \sqrt{\rho_p / 1\ 000} \tag{8.25}$$

如果 d_{ae} 相同,重的小直径粒子具有与轻的大直径粒子相同的空气动力学特性。

碰撞主导的粒子沉积的一个标准化参数是惯性参数 IP,由以下公式给出

$$IP = Q d_{ae}^2 \tag{8.26}$$

其中,Q 为空气流速,单位为 cm^3/s;d_{ae} 为空气动力学直径,单位为 μm。直径为 $1 \sim 30\ \mu m$ 颗粒被动地释放在流速为 5 L/min、7.5 L/min、10 L/min 和 15 L/min 的鼻腔内的流动中。球形颗粒的沉积率随着惯性参数的变化,并与标准化实验结果进行比较,如图 8.22 所示。

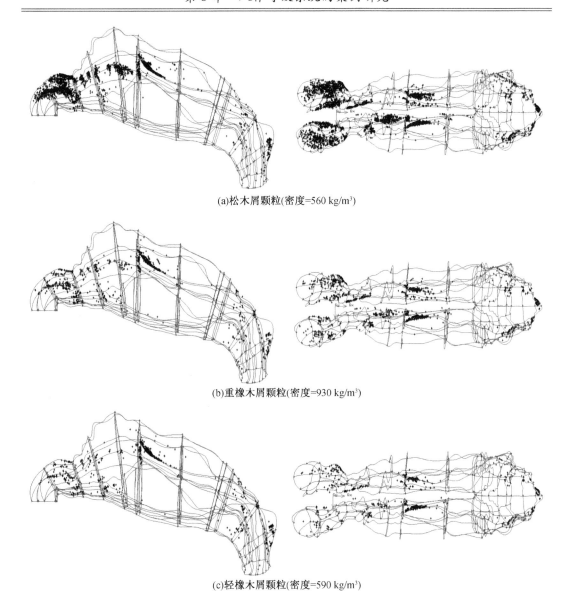

(a)松木屑颗粒(密度=560 kg/m³)

(b)重橡木屑颗粒(密度=930 kg/m³)

(c)轻橡木屑颗粒(密度=590 kg/m³)

图 8.21　不同粒径分布的木屑颗粒沉积模式

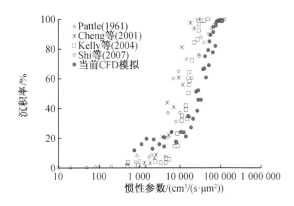

图 8.22　微米球形颗粒的沉积率与惯性参数的关系(Pattle，1961；Shi et al.，2007)

在已知空气动力学直径和流量的情况下,图8.22中的沉积率曲线是预测颗粒沉积率的便捷工具。沉积曲线的差异可归因于研究方法(实验测量和数值模拟)的差异和鼻腔几何形状的差异。然而,通过进一步的研究,可以观察到颗粒沉积的一般变化趋势,并且可能更好地概括颗粒沉积率。Shanley 等(2008)提出了一个能拟合模拟数据的沉积率的经验表达式。这个经验公式结合了颗粒直径和密度、呼吸流速和解剖结构的影响,其表达式为

$$E_d = 1 - \exp(-\beta(Stk)^2) \tag{8.27}$$

其中,Stk 为粒子 Stokes 数;常数 β 取 250。

对木屑颗粒吸入危险性研究的一个延伸是研究产生木屑颗粒的周围环境。在一些典型的工作区域,会采用通风系统来清除木屑。CFD 模型可以扩展到呼吸区域的流场和通风系统的有效性研究(Inthavong et al. ,2009a)。典型模拟的计算域截面图如图8.23所示。该图展示了 CFD 模拟具备提供更多数据信息、防止吸入有毒颗粒的能力。

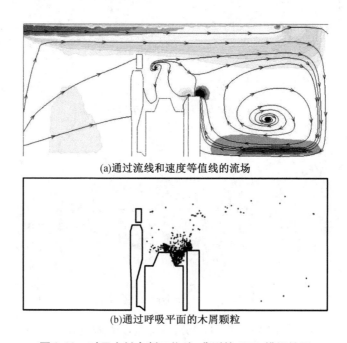

(a)通过流线和速度等值线的流场

(b)通过呼吸平面的木屑颗粒

图8.23 对于木材车削工作站,典型的 CFD 模拟结果

2. 花粉颗粒的沉积模式

本案例研究了 16 μm 和 30 μm 两种尺寸的花粉颗粒,并分别跟踪了每种花粉颗粒的运动轨迹,结果发现,花粉颗粒沉积最多的部位是鼻腔的前面区域,如图8.24所示。如前所述,区域 2 和 3 之间的区域是鼻阀区——导致流体流动加速的最小截面区域。在鼻阀区后面,离开鼻瓣的颗粒动量会使颗粒沉积在鼻腔上方区域。在区域 6 的颗粒沉积也可能是引起黏膜壁受到刺激和出现炎症的原因。再沿着鼻腔前进,沉积模式(图8.25)表明颗粒物沉积在鼻咽处,在此处气流方向发生 90°变化(即惯性撞击)。

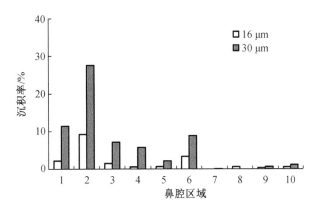

图 8.24　16 μm 和 30 μm 花粉颗粒的累积沉积率和区域沉积率

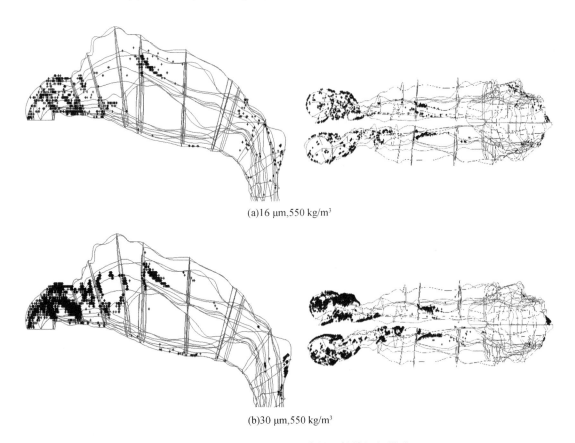

(a)16 μm,550 kg/m³

(b)30 μm,550 kg/m³

图 8.25　16 μm 和 30 μm 花粉颗粒的沉积模式

　　通过惯性参数,比较两种花粉颗粒与空气动力学直径相同的标准球形颗粒的沉积率,见表 8.7。从此表可看出,与近球形颗粒相比,球形颗粒的沉积率更高。这是因为对于非球形花粉,采用的阻力系数不同。通过跟踪颗粒的阻力系数,可以在 CFD 软件中对沉积率的差异原因进行进一步的分析。

表 8.7　比较 16 μm 和 30 μm 花粉颗粒与空气动力学直径相同的标准球形颗粒沉积率

密度/(kg/m³)	d_p	d_{ae}	惯性参数（IP）	球形沉积率/%	花粉颗粒沉积率/%
550	16	11.86	23 443	30.3	19.9
550	30	22.25	82 500	86.0	66.2

阻力系数比较结果（图 8.26）表明,在气道入口附近,这两种颗粒物的阻力系数都低,阻力系数逐渐增大并在鼻咽附近达到较大值。阻力系数增大有助于降低颗粒动量,减少颗粒在流场中完成突然改变方向所需的弛豫时间（即 Stokes 数）。从阻力系数方程（8.11）和方程（8.18）可以看出,显然阻力系数和颗粒雷诺数 Re_p 之间存在一定的关系,如图 8.26 中的相反趋势的变化曲线所示（即当 Re_p 处于峰值时,C_d 处于相应的低值）。

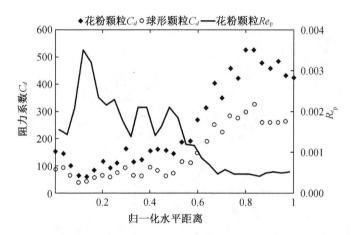

图 8.26　30 μm 花粉颗粒和空气动力学直径相同的标准球形颗粒沿水平轴向距离的局部平均阻力系数变化比较

3. 纤维的沉积模式

对直径为 3.66 mm、密度为 1.83 g/cm³、长度可变的 MMVF 以 7.5 L/min 的流速通过左右鼻腔的案例进行模拟（Inthavong et al.,2008b）。在模拟纤维在空气中运动时,采用了 HL 模型和 TC 模型两种方法。结果表明,实验数据与采用 TC 模型模拟的鼻腔内沉积值相近（图 8.27）。对于短纤维,采用两种模型的模拟结果相似,而对于长纤维,存在 37% 的差异。

HL 模型和 TC 模型之间的差异是一致的。它们通过模型相关性处理阻力系数,导致不同的颗粒运动轨迹。HL 模型使用形状因子定义纤维伸长量。根据式（8.13）的定义,球形颗粒的形状因子等于 1。那么纵横比越大,长径比也就越大,形状因子就越小。对于等距形状的颗粒,形状因子被公认为是描述下落颗粒形状的最佳单一参数,但是在形状因子较小时,精度会受到影响（Haider et al.,1989）。TC 模型采用了一个圆度参数。它的优点是允许流动依赖于颗粒取向,见式（8.17）。另一个导致鼻腔沉积差异的主要原因是受试者之间的鼻几何形状差异以及左右鼻腔的差异。下一节将讨论这个因素。

阻力系数与颗粒雷诺数（Re_p）具有内在的联系。在颗粒形状一定的情况下,颗粒相对流体运动产生的滑移速度是 Re_p 的决定性因素。当速度量纲为 10^1、颗粒直径量纲为 10^{-6}

和流体黏度量纲为 10^{-6} 时，Re_p 在 0.02 到 1 之间。纤维越长，伸长率越高，因此对于非球形颗粒，阻力系数会增加；对于长纤维，形状因子和圆度值会减小。对于长度最大的纤维，由于经验参数变得不准确，两种模型预测的结果差异最大。对于较短的纤维，模型之间的一致性更接近，并且提供了更精确的数据拟合（Haider et al.，1989）。

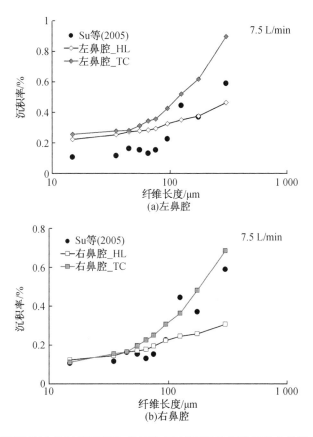

图 8.27 采用两种不同的阻力修正模型（HL 模型和 TC 模型）获得的纤维在鼻腔内的沉积率与实验数据比较

纤维在肺部沉积可能会致癌，纤维的毒性与其长度有关。纤维长度对其在左右鼻腔平均沉积量的影响如图 8.28 所示。石棉纤维在鼻气道的沉积量很低。尽管它的长度发生显著变化，但沉积量的变化很小。石棉纤维在鼻腔内的低沉积率（14%）表明，吸入石棉纤维会在呼吸系统的深处沉积，如在肺部。相反，随着纤维长度从 10 μm 增加到 300 μm，MMVF 的沉积率从 18% 增加到 80%。MMVF 的横截面直径大约是石棉的 3 倍，而密度大约是石棉的 6 倍。因此，由于单位长度的质量更大，MMVF 的长度变得更重要。这一点对于制造业采用纤维材料的替代品具有重要意义，特别是已经发现石棉是石棉沉着病和间皮瘤的罪魁祸首。

对纤维的沉积模拟，采用拉格朗日跟踪法。在这种跟踪方法中，纤维被视为空间中的具有等效空气动力学直径的点坐标。当空间点与壁面间的距离小于等效空气动力学直径的一半时，则认为纤维沉积在壁面上。因此，不考虑其细长形状，也不发生拦截沉积。如果颗粒运动到足够靠近气道表面的地方，当颗粒边缘接触壁面，则可能发生拦截沉积。一般情况下,颗粒的拦截沉积由纤维长度决定。研究发现,直径为 1 μm、长度为 200 μm 的典型纤维会沉积在支气管树中(Sussman et al.,1991)。虽然与气管－支气管气道相比,纤维更可能在鼻气道沉积,但鼻的尺寸要大得多,长纤维沉积产生的影响可能很小。Su 等(2005)的研究也讨论了这一问题,即鼻腔气道中的沉积主要是由于惯性撞击造成的,只要两种纤维的惯性参数在同一范围内,短纤维在特定鼻气道区域或分区内的沉积分数可能与长纤维相同。然而,对于低流速(如 7.5 L/min)下的石棉($d_{ae} \approx 1$ μm),惯性参数较低,并且对于非常长的纤维,拦截沉积效应可能更为显著。

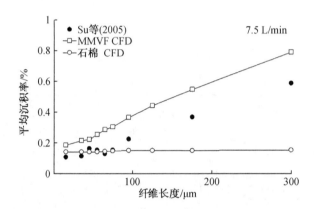

图 8.28　不同纤维长度的石棉和 MMVF 的平均沉积率比较

在一定的惯性参数范围内,将 MMVF 和石棉纤维的沉积率,与先前鼻腔内球形颗粒总沉积率进行比较(图 8.29)。随着惯性参数的增加,沉积率增加。当惯性参数为 20 000(Cheng et al.,2001)到 50 000(Su et al.,2005)时,沉积率可达到 90% 或以上。采用 TC 模型的模拟结果表示的是左右鼻腔内的共同沉积率。对于 $IP < 10\ 000$,此模型沉积率高于 Su 等(2005)的模拟结果。通过在壁面添加粗糙度模型,可能改善较小惯性粒子的较高的模拟值(Shi et al.,2007)。

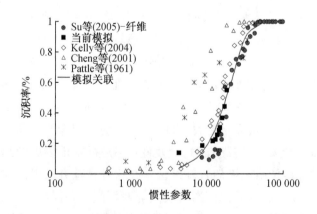

图 8.29　采用惯性参数比较纤维和球形颗粒之间的沉积率

如前所述,对于给定的空气动力学直径和流速,沉积率曲线有助于预测颗粒的沉积规律。在生产人造纤维时,有机会控制纤维的性质如纤维长度。这些性质可能会对健康造成不利影响。对于 MMVF,长纤维有助于增加其在鼻腔内的沉积,从而减少其被吸入深肺区域的量。相反,由于石棉纤维的密度和直径较小,因而它们的沉积与长度无关。密度与横截面积的乘积——单位长度的质量 ρA_{cross}(kg/m),可用于定义 d_{ae} 和沉积率。图 8.30 和表8.8 表示纤维长度对不同沉积率影响的重要性。

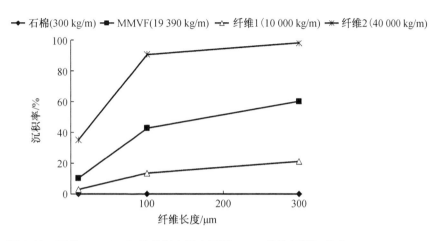

图 8.30　石棉、MMVF 和其他任意具有不同 ρA_{cross} 值的纤维沉积率

表 8.8　比较石棉、MMVF 和其他任意具有不同 ρA_{cross} 值的纤维沉积率

颗粒种类	密度/ (kg/m³)	直径/μm	ρA_{cross} /(kg/m)	长度/μm	d_{ae} /μm	等效 d_{ae} 总沉积量/%
石棉	300	1	300	10	1.09	0.00
				100	1.44	0.01
				300	1.59	0.02
MMVF	1 830	3.66	19 390	10	7.60	10.1
				100	11.38	42.8
				300	12.84	60.1
纤维 1	1 000	3.56	10 000	10	5.49	2.8
				100	8.20	13.5
				300	9.25	21.2
纤维 2	3 190	4	40 000	10	10.69	35.1
				100	16.18	90.7
				300	18.31	98.1

然后,通过将质量/单位长度与第 8.3.2 节中方程(8.19)(Stöber,1972)相结合来预测纤维的沉积率。

随着 ρA_{cross} 的增加,可以预见 d_{ae} 也会增加,但是在小范围长度内比较显著。石棉和 MMVF 纤维的 ρA_{cross} 值分别为 300 kg/m 和 19 390 kg/m。对于相同长度范围内的石棉纤维, d_{ae} 为 1.0 ~ 1.6 μm。这是因为石棉具有低密度和横截面直径小的特性,所以 d_{ae} 与其长度无关。

4. 亚微米和纳米颗粒的沉积模式

Wang 等(2009)模拟了 1 ~ 150 nm 亚微米颗粒在流速为 4 L/min、10 L/min 和 15 L/min 时的扩散沉积规律。将模拟结果与 Cheng 等(1996)报告的数据进行了比较。他们研究了具有不同解剖特征的各种鼻腔。图 8.31 中的实线表示模型预测的沉积量。对于 1 nm 颗粒,沉积率可高达 80%。高扩散沉积适用于尺寸约为 50 nm 以内的颗粒,较大的颗粒沉积量几乎没有变化,50 nm 或更大颗粒的沉积率约为 10%。如此前的讨论,沉积率的差异可能归因于采用不同的鼻腔解剖结构。总之,公开的实验数据和模拟结果之间的良好吻合让我们相信本仿真模型能够准确地分析三维鼻腔内的层流流动和颗粒沉积。

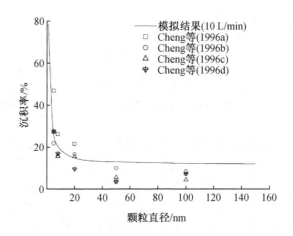

图 8.31 在 10 L/min 的定常吸入速率下 1 ~ 150 nm 颗粒在人体鼻腔中的沉积率

在上一节中,读者可能已经注意到微米颗粒沉积是由于颗粒惯性碰撞。而亚微米颗粒,受不同的沉积机制制约。亚微米颗粒的运动受布朗扩散影响,导致扩散沉积。可以想象一下茶包内的颗粒在热水中的扩散,亚微米颗粒随机扩散运动与此相似。因此,在此比较亚微米颗粒和微米颗粒的沉积模式,以突出它们的差异。

22 μm 和 1 nm 颗粒的沉积率均约为 80%,但是不同的沉积机制必然导致不同的沉积模式,如图 8.32 所示。不仅在整个鼻腔,而且在每个区域内,1 nm 颗粒均匀地沉积在鼻腔壁面上。这种均匀分布是布朗运动的结果,布朗运动使颗粒在随机方向上弥散。相反,22 μm 颗粒的沉积模式图像显示其在局部区域沉积,这是由流动方向改变引起的。如前所述,对于惯性颗粒,流动方向的改变是决定惯性碰撞颗粒沉积的主要因素。因此,流场对于微米颗粒的沉积至关重要。

图 8.33 展示了气流速度对亚微米和微米颗粒沉积率的影响。当颗粒直径小于 10 μm 时,微米颗粒具有较低的沉积率(<15%),然而当颗粒直径大于 10 μm 时,其沉积率迅速增

加。沉积率随着颗粒尺寸和流速的增加而增加。颗粒尺寸和流速是影响惯性参数的主要因素。对于亚微米颗粒,沉积率随着粒径的减小而增加。然而,对于不同的流速,图 8.33(a)中的三条沉积曲线在粒径接近 15 nm 时汇聚。

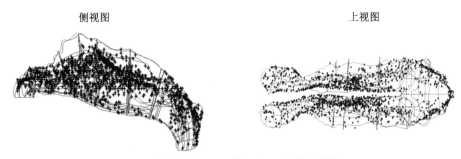

(a)密度为 1 000 kg/m³、直径为 1 nm 的纳米颗粒

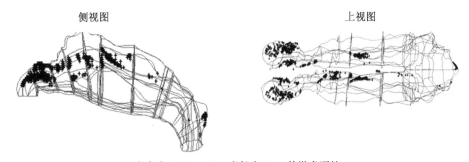

(b)密度为 1 000 kg/m³、直径为 22 μm 的微米颗粒

图 8.32　以 10 L/min 的流速从鼻孔均匀释放的颗粒沉积图谱

注:两种颗粒的沉积率相同,均为 80%。

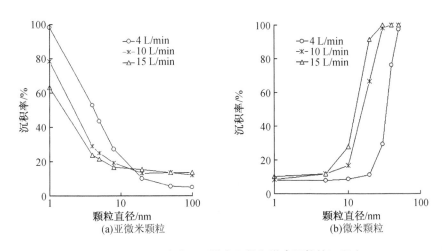

图 8.33　不同流速下亚微米颗粒和微米颗粒的沉积率

当颗粒直径从 1 nm 增加到 15 nm,沉积率反而降低。对于 15 ~ 100 nm 的颗粒,沉积率仅出现轻微的下降。这一结果可能表明,15 nm 粒径是区分颗粒沉积类型的一个临界值,即扩散效应变得不那么显著,惯性效应开始起作用。在纳米颗粒尺寸范围内(< 10 nm),沉积率随着流速的减小而增加,这与微米颗粒有很大不同。较低流速允许纳米颗粒有更多的时间进行扩散,从而导致更强的颗粒弥散和更高的颗粒沉积率。相反,对于微米颗粒,较低的流速降低了颗粒惯性,即缩短了颗粒弛豫时间。这使得颗粒有更多的时间跟随气动流场中的任何气动变化。

施加在亚微米颗粒上的每个力对沉积率的影响如图 8.34 所示。当颗粒直径接近 1 nm 时,布朗力的影响变得更为显著。例如,当施加布朗力时,直径为 1 nm 的颗粒的总沉积率提高了 66% 。在没有布朗力的情况下,总沉积率约为 13% ,阻力本身贡献 11% 的颗粒沉积量。增加萨夫曼(Saffman)升力只会导致颗粒沉积率略微增加。有趣的是,热泳力的增加减少了沉积量。

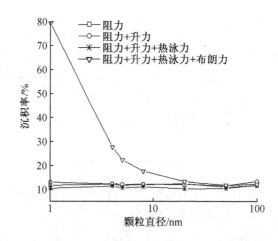

图 8.34　当流速为 10 L/min 时不同作用力对纳米颗粒沉积率的影响

一般来说,纳米颗粒很容易在鼻腔壁面扩散分布。在药物输送的应用中,这点很重要。传统的鼻腔喷雾剂产生的微米液滴易于发生惯性沉积。这种沉积机制导致在鼻腔前部出现高惯性冲击,然后是高沉积率(对于平均直径为 50 μm 的雾化液滴,沉积率可高达 100%)(Inthavong et al. ,2006;Inthavong et al. ,2008a)。然而,为了提高药物的疗效,液滴需要沉积在鼻腔的中间区域,因为这部分区域的鼻腔壁面有很多血管。更小的颗粒如 1 μm 的颗粒受到颗粒惯性特性的影响较小,它们能够绕过鼻腔前部。然而,由于这种颗粒更容易沿着流线运动,因此它们不太可能沉积在鼻腔的任何区域,而是完全绕过鼻腔,导致颗粒在肺部沉积的不良影响。因此,输送纳米颗粒,特别是 1 ~ 5 nm 的颗粒,可以改善颗粒在鼻腔中间区域的沉积,同时最大限度地减少深肺沉积。

5. 纳米颗粒在鼻窦腔中的沉积模式

对人体鼻腔区域的沉积研究,通常忽略了鼻旁窦区域。由于纳米颗粒的高扩散性,预计在鼻窦区可能会发生扩散沉积,会影响通过鼻腔的残留颗粒的沉积比例。由 CT 重建的包括鼻旁窦的鼻腔模型,冠状轴的横截面切片如图 8.35 所示。鼻腔的最前部至后鼻咽部的长度约为 9 cm,而主鼻道底部至额窦上尖的高度约为 7 cm。

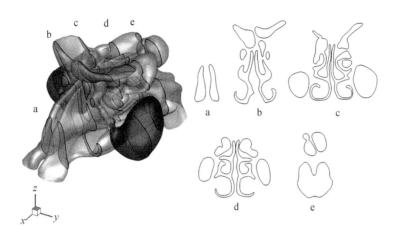

图 8.35　人类鼻腔(包括鼻窦)的几何模型

注:以红色突出显示上颌窦。

出口采用 10 L/min 的层流流动,这是从两个鼻孔入口流入的总吸入空气流量。低流量(即 10 L/min)可以模拟纳米颗粒的扩散过程。在该吸入速率下,鼻腔模型内的流线,如图 8.36 所示。在通过中等高度的鼻主通道前,流线在鼻孔附近处开始加速。有些流线沿鼻腔底部流动,还有些则到达嗅觉区,并向上延伸至蝶窦和筛窦,但气流是低速流动,约为 0.1 m/s。

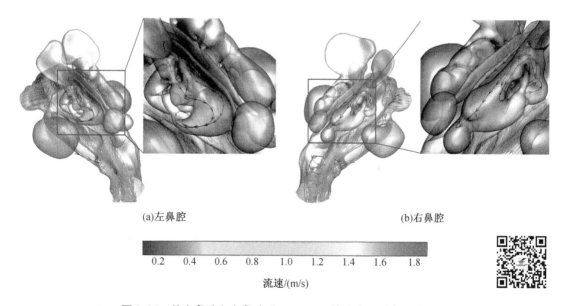

(a)左鼻腔　　　　　　　　　　　　　　(b)右鼻腔

0.2　0.4　0.6　0.8　1.0　1.2　1.4　1.6　1.8

流速/(m/s)

图 8.36　从左鼻孔和右鼻孔以 10 L/min 的速度通过鼻腔的流线

注:放大插图突出显示了到达蝶窦和筛窦区域的流线。

在 10 L/min 的吸入流速下,在两个鼻腔模型中,跟踪粒径分别为 1 nm、5 nm、10 nm、

40 nm 和 100 nm 的纳米颗粒,每种粒径颗粒的数量为 70 000。计算从前鼻孔开口到口咽的区域的总沉积效率,并与现有数据进行比较(图 8.37)。

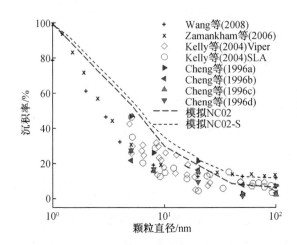

图 8.37　在 10 L/min 呼吸速率下颗粒在无鼻窦的鼻腔内的模拟沉积率比较

对于超细颗粒,随着粒径的增大,扩散沉积的沉积率曲线呈普遍的下降趋势。对于 1 nm 的颗粒,99.9% 的颗粒物沉积在鼻腔内;对于 10 nm 的颗粒,沉积率减少到 30%;对于 40 nm 的颗粒,沉积率降低到 9%;随着粒径增加到 100 nm,沉积率保持在该水平不变。沉积率下降的趋势由于布朗碰撞效应随着纳米颗粒粒径的增加而减弱。较小的布朗碰撞效应产生较小的弥散,然后降低了粒子扩散到窦口和窦区的可能性。

为了证实在较低的流速下,由于扩散作用,1 nm 颗粒受到的碰撞效应更强,跟踪每个单个颗粒的运动轨迹,并记录其撞击到周围物体表面的空间坐标。绘出壁面坐标点的位置,并按在鼻腔内的停留时间对坐标点进行着色,如图 8.38 所示。从 1 nm 颗粒的沉积图像可以看出其发生沉积的时间更早——大部分颗粒在鼻窦内停留时间小于 0.022 s。随着流速的降低,布朗扩散的强度影响增强。当流速为 4 L/min 时,颗粒沉积在鼻窦腔的前半部分,而当流速为 10 L/min 时,沉积位置较分散,在其后半部分发现颗粒沉积。

10 nm 颗粒的沉积模式是更为随机和更均匀的分布模式。10 nm 颗粒在鼻腔内的停留时间是 1 nm 的 10 倍,这表明颗粒在吸入流场中的运动时间更长,因此有能力进入鼻腔深处,甚至可能向下到达肺部区域。对纳米颗粒沉积研究来说,颗粒停留时间很重要,因为它显示了颗粒在鼻腔不同区域沉积的可能性。例如,较短停留时间(1 nm 颗粒)意味着沉积几乎立即发生,沉积区仅限于鼻腔,不太可能在下游进一步沉积。这可以保护敏感的肺部呼吸道免于受到对呼吸道健康有害的危险性纳米颗粒的危害。相反,对于治疗性药物的输送,颗粒物在鼻腔中部或更深处的肺气道沉积的能力可能是很重要的。

上颌窦内的颗粒沉积非常少。只有在涉及对流的情况下,扩散过程才可能占主导地位并足以使颗粒进入鼻旁窦区域的假设成立(例如,颗粒物在蝶窦和筛窦区域的沉积)。上颌窦的开口与主流流场的流动方向几乎成直角。为了进一步研究这个问题,仔细观察上颌窦开口位置,并定位单个 1 nm、10 nm 和 40 nm 颗粒在此区域的沉积,如图 8.38 所示。有一小部分(<0.04%)的颗粒沉积在右上颌窦及其开口的区域。当流速为 4 L/min 时,由于 1 nm 颗粒前期沉积在主鼻道,因此没有出现在此区域。主视图显示如图 8.39 所示。

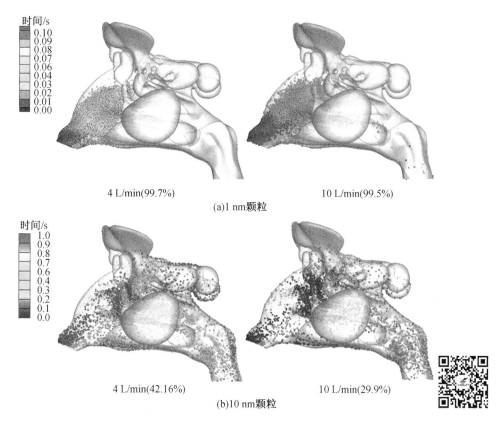

图 8.38　纳米颗粒在鼻窦腔中的沉积模式

注:当入口流速为 10 L/min 时,在颗粒撞击到鼻腔表面之前,鼻腔内的颗粒以其运动时间来着色。

对于这两种流速,10 nm 和 40 nm 的粒子沉积都集中在上颌窦开口处。因此,即使在低流速下,仍然没有颗粒沉积在上颌窦内。

当流速为 10 L/min 时,可以观察到 1 nm 的颗粒在狭窄的开口内被捕捉到,事实上并不能通过上颌窦开口进入上颌窦。对于左上颌窦,没有颗粒物能通过开口部位,但有颗粒物(<0.5%)沉积在开口部位。这主要是由于弯曲的几何形状和较长的开口长度为颗粒扩散沉积提供了一个狭窄的管状通道。这些结果支持了 Hood 等(2009)的研究结果,即窦口通气受限(除非开口非常大),以及上颌窦内和鼻腔之间一氧化氮(NO)的气体交换对总 NO 浓度的贡献不大。

8.3.4　结语

将颗粒物引入气道内的气流运动会产生额外的建模要求。在本案例中,采用拉格朗日建模方法,其中应用代表单个颗粒力平衡的方程来确定颗粒运动速度。然后,这些颗粒变成主相(通常是气体或液体)中的第二稀相(通常是固态或液态)。

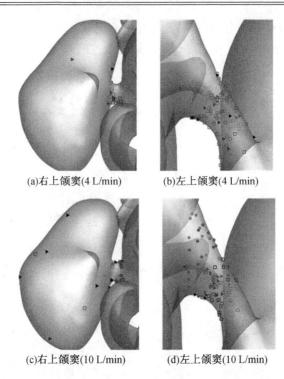

(a)右上颌窦(4 L/min)　　　(b)左上颌窦(4 L/min)

(c)右上颌窦(10 L/min)　　　(d)左上颌窦(10 L/min)

图 8.39　主视图显示

注:不同大小的颗粒颜色为 1 nm 红色圆形;10 nm 蓝色正方形;40 nm 黑色三角形。

本节讲述了模拟不同形态的颗粒策略,如球形、非球形、亚微米和纤维状颗粒。这些不同形态的颗粒物代表了日常呼吸系统可以吸入的颗粒物。例如,球形颗粒适用于低密度药物颗粒;非球形颗粒适用于豚草花粉;亚微米颗粒适用于废气、蒸汽和药物颗粒;纤维适用于石棉和 MMVF。在某些情况下,商业 CFD 软件中的模型可以满足粒子模型的要求。在没有足够的模型的情况下,则需要用户编写额外的自定义模型。

结果表明,对于鼻气道,颗粒形态对沉积模式和沉积率的影响是至关重要的。沉积的主要机制是惯性碰撞,尤其是对于低流速下大于 5 μm 的颗粒。在这些条件下,惯性参数是一个有用的工具,可以用来比较存在于这个惯性框架中的颗粒沉积规律。因此,与颗粒形态有关的气动因素,如形状因子,必须要通过阻力系数来加以考虑。应用球形颗粒模型模拟木材加工过程中常见的木屑吸入问题。模拟结果能够显示局部沉积模式——在前鼻段区域,由于松木屑具有更大的颗粒直径,其沉积率远高于重的和轻的橡木屑。因为橡树屑由直径较小的颗粒组成,所以其沉积量较低。与重橡木屑相比,轻橡木屑的颗粒分布与重橡木屑相同,但其沉积率较低。这是由于轻橡木屑材料密度较低,因此惯性参数较小。

本节也考虑了过敏性豚草花粉和有毒石棉纤维。结果表明,16 μm 花粉颗粒约有 20%,30 μm 花粉颗粒约有 66.2% 沉积在主气道。与具有相同空气动力学直径的球形颗粒相比,这些值较小,表明花粉颗粒的阻力系数大于球形颗粒的阻力系数。对于密度和横截面直径较小的石棉纤维,纤维长度对沉积率影响不显著。当纤维长度从 10 μm 增加到 300 μm 时,沉积量从 8.7% 增加到 9.6%。相反,MMVF 密度更高、横截面直径更大,单位长度质量更大,因此在相同的纤维长度变化范围内,其沉积量从 14% 增加到 50% 。这些结果可以帮助人们设计新型颗粒,并指导临床毒理学试验。

　　本案例建立在之前的鼻腔内气动流场知识案例基础上,表明鼻腔几何形状与其过滤空气中颗粒的功能之间存在联系。除了几何形状之外,鼻子的生理学特征也会对颗粒的沉积产生影响,包括黏液纤毛(鼻毛)运动、捕捉和清除吸入性微米颗粒等。鼻道的这种结构特征是进化发展的产物。有害颗粒最好不要进入鼻腔,但输送到气道的药物颗粒需要沉积在血管丰富的黏液壁面上,以利于药物成分被吸收到血液中。因此,输送药物颗粒必须克服鼻腔的几何结构带来的不利影响。虽然本案例已经简单地介绍了低密度颗粒和纳米颗粒作为药物投递的替代选择,但是下面的案例将进一步介绍鼻喷雾剂装置中的药物制剂的雾化,以及与雾化相关的某些参数是如何影响药物颗粒沉积的。

　　最后介绍了纳米颗粒在鼻 - 窦腔内的沉积模式。由于纳米颗粒在扩散作用下穿过鼻腔,因而创建了包括鼻窦在内的鼻腔几何模型,以确定是否有纳米颗粒沉积在鼻旁窦内。在 10 L/min 的流速下,1 nm 颗粒较早地沉积在鼻腔前半部分,沉积率达 99%。当颗粒尺寸增大到 10 nm 时,纳米颗粒的扩散性质降低,沉积率降低到 30%。然而 10 nm 的粒子的沉积分布更均匀。

8.4　鼻腔给药优化

　　鼻腔给药是传统给药方法(如口服给药)的一种替代方法。口服药容易在消化道内发生不必要的分解,可能会导致某些化合药物的全身投送失败。鼻气道主要由鼻甲构成,鼻甲骨上布满了血管丰富的黏膜,还有通往鼻窦的入口。基于这些特点,如果药物制剂能够沉积在鼻甲区,那么用于抑制肺部疾病、癌症、糖尿病、鼻窦感染等健康问题的鼻腔给药是可行的(Kimbell et al.,2004)。然而,由于喷射颗粒的高惯性性质(Inthavong et al.,2006;Kelly et al.,2004;Zwartz et al.,2001),导致大部分药物颗粒沉积在鼻前庭的前部区域,鼻腔给药往往难以实施。因此,研究局部颗粒沉积对鼻腔给药具有重要意义。为了模拟和优化给药装置(如鼻喷雾器)和改良药物配方,需要了解雾化药物颗粒进入鼻腔时的初始条件。在本案例分析中,介绍了实验结果,并展示了如何将这些数据应用到 CFD 模拟中。

　　Cheng 等(2001)利用多段鼻腔气道复制模型研究了喷雾装置输送的鼻颗粒沉积,并报告了四种不同鼻喷雾剂泵的沉积模式。结果表明,颗粒物主要沉积在鼻前区和鼻甲区,并且随着喷雾锥角和颗粒物直径的增大,鼻前区的沉积量增加。Suman 等(2002)研究了与两种不同性能特征的鼻喷雾泵的体外实验相关的喷雾沉积模式。结果表明,喷雾角度和羽流形状等喷雾特性对雾滴在鼻子内的分布没有影响,两种鼻喷雾泵之间的差异可能是由于鼻喷雾剂应用时存在许多难以通过实验量化的变量(表 8.9)。

表 8.9　与鼻喷雾器激发相关的变量

用户变量	受影响的参数
吸入量增加/减少	空气流量
鼻孔张开数(一个或两个)	气流模式
头向后/向前倾斜	内侧插入角
从隔室壁喷出	侧向插入角
动作强度	颗粒尺寸和速度
动作速度	颗粒尺寸和速度
插入位置	周围几何形状

8.4.1　鼻喷雾剂雾化实验图像

CFPD 模拟鼻腔给药时往往忽略喷雾的初始条件(如液滴速度),而采用吸入气流中夹带颗粒进入鼻腔的方法。本节介绍了一些实验图像,这些图像可以提供定性的观察,并加深对鼻腔喷雾喷射的物理特性的理解。首先让水流定常地流过放置在有机玻璃试验箱中的鼻喷雾器。图 8.40 为装置示意图,显示了加压供水和可视化系统。在上游施加 500 kPa 的压力驱使水流通过鼻喷雾器。一个向下的鼻喷嘴放在有机玻璃测试室内。利用激光高速纹影照明摄影技术,可以捕捉喷嘴附近喷雾区域的高分辨率图像,从而更好地理解喷雾的物理特性。初步测量时,喷雾器指向下方,以避免液滴重力沉降的干扰,如果喷雾器朝上,则这些干扰无法避免。

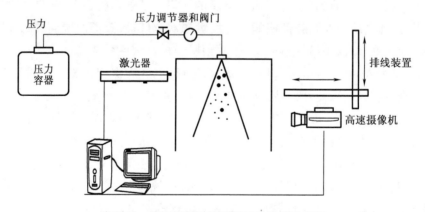

图 8.40　捕捉喷雾雾化颗粒图像装置示意图

在喷嘴处剖开鼻喷雾装置,并使用扫描电子显微镜(SEM)确定所用雾化器的类型。放大 80 倍的压力旋转型内部雾化器电子显微镜图像如图 8.41 所示。

这个雾化器有三个切向端口,迫使药物制剂旋转通过直径为 0.28 mm 的孔。Lefebvre (1989)指出,这种雾化器能产生比平孔式雾化器更宽的喷雾锥角,因为受到旋转运动的影响,所以液体一旦离开喷孔口就展开为圆锥形的液体薄片。

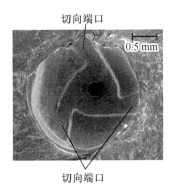

图 8.41　在 80 倍扫描电子显微镜下显示喷口及其切向端口的喷雾器剖面图(孔径为 0.28 mm)

图 8.42 显示了近喷嘴区域的三幅喷雾图像,演示了喷射液体和雾化形成喷雾的物理行为。每个区域的视场宽度为 3.85 mm,高度为 3.08 mm,在空间上相邻,但拍摄时间不同。

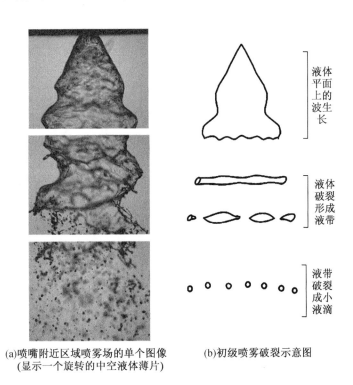

(a)喷嘴附近区域喷雾场的单个图像
(显示一个旋转的中空液体薄片)

(b)初级喷雾破裂示意图

图 8.42　喷嘴附近区域喷雾场的单个图像(显示一个旋转的中空液体薄片)和初级喷雾破裂示意图

从图 8.42 中可以观察到,鼻腔喷雾驱动产生的压力使液体在径向力和轴向力的共同作用下从喷孔中喷射出来,形成了一个旋转的稀薄液体薄片。液体薄片变得不稳定,破裂成液线,并在离喷嘴一定距离处(称为破裂长度)形成液滴。

8.4.2　鼻腔喷雾雾化

在破碎长度处会产生一个中空的喷雾锥,大多数颗粒位于这个空心锥的外围,如图

8.43 所示。这种类型的雾化是典型的位于喷嘴内部的压力旋转雾化器的雾化过程。自 20 世纪以来,压力涡流雾化理论被广泛研究,绝大多数文献集中在该型雾化器的高压应用上,例如汽车工业中的喷油器。

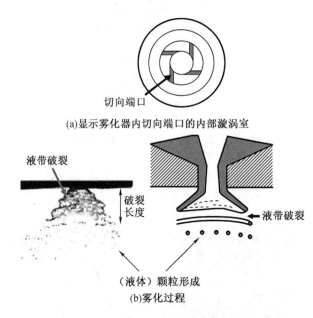

切向端口

(a)显示雾化器内切向端口的内部漩涡室

液带破裂

破裂长度

液带破裂

(液体)颗粒形成

(b)雾化过程

图8.43 压力旋转雾化器特性

对于更多细节,读者可以参考 Lefebvre(1989)的文章。尽管对鼻腔喷雾器的研究较少,但显然地,针对高和低惯性粒子的沉积效率,需要研究可能影响鼻腔药物沉积的参数如喷雾锥角、粒子初始速度、插入角和涡流效应等。除这些参数外,喷嘴直径、粒度分布和破碎长度也可能影响药物沉积规律。

喷雾锥角定义了喷雾进入气道的分散程度。研究表明,喷雾锥角受喷嘴尺寸、上游压力、液体性质和液体喷射进入的介质的密度的影响(Babu et al., 1982;Rizk et al., 1985)。可以调整设计参数以获得设计的喷雾锥角。因此,可以采用数值模拟方法研究喷雾锥角并评估其性能。因为需要在破碎长度处,而不是在喷嘴内某个点处定义液滴性质,所以在计算模型中的粒子初始化方面,破碎长度处的液滴直径非常重要。

液滴直径可以近似地定义为

$$d_{bul} = 2(d_n + L_{bu}\tan\varphi) \tag{8.28}$$

其中,d_{bul} 为破裂长度处的液滴直径;φ 为半锥角,即喷射液片和喷射中心线之间的角度;L_{bu} 为破裂长度;d_n 为喷嘴直径。然而,这种线性近似没有考虑到整个喷雾穿透过程中的任何动量损失,由于 L_{bu} 更向下游,因而可能过高地预测了液滴直径。

由于公司设计专利,诸如设计草图之类的信息往往是保密的,可能很难获得喷嘴直径、压力涡流室和锥角等详细信息。一种获取需要的信息的方法是对喷雾装置进行拍照,并通过图像分析软件测量需要的参数。一些近似测量值见表8.10。可以通过参数研究来评估每个参数的影响。

表 8.10 喷雾装置测量参数

实测参数	测量值
喷嘴直径	≈ 0.5 mm
破碎长度处的直径	≈ 4 mm
喷雾锥角	$\approx 30°$
初始粒子速度	≈ 15 m/s
破碎长度	≈ 3.5 mm

除上述测量数据外,从粒子图像测速仪(PIV)测量的二维速度场中发现,在 600 kPa 的上游压力下,连续喷雾产生的喷嘴出口速度约为 15 m/s。在下游约 0.1 m 处,最大流速为 17 m/s(图 8.44)。

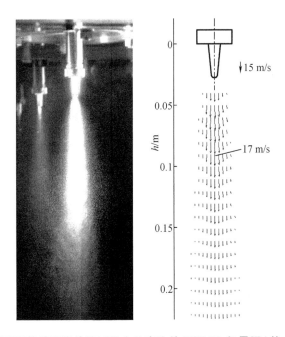

图 8.44 PIV 激光器下喷雾的单图像快照以及由此产生的 PIV 2D 矢量图(其中显示了喷嘴的平均液滴速度场)

应当注意的是,上述值是连续性喷射的结果,它诱导了来自上游压力的连续动量到主喷射区。对于在短时间内施加上游压力且受鼻腔限制的鼻喷雾剂应用问题,不会产生连续动量。然而,测量的初始粒子速度更适用,因为对于连续喷雾和脉冲喷雾,喷嘴附近的雾化是相同的。

除了表 8.10 中的测量值,粒度分布对于 CFD 的设置也很重要。Cheng 等(2001)测量了一种商用喷雾装置(Valois VP7/G 18/415)的粒子粒径分布,如图 8.45 所示。

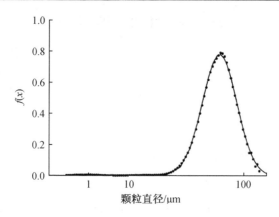

图 8.45　Cheng 等(2001)得出的典型粒度分布结果

8.4.3　设置和验证 CFD 模型

通常,进入气道的颗粒物特性可被直接导入 CFD 软件。如果不能直接导入,那么必须通过自定义函数或文件显式定义每个颗粒性质。在本案例中,将在鼻腔入口设置 10 L/min 的恒定气流速度来演示涡流的影响;将在鼻腔入口设置 20 L/min 的恒定空气入流用于展示喷雾锥角、初始颗粒速度和插入角的影响。20 L/min 的流动情况也用于演示湍流状态,并展示所采用的建模要求。这进一步增加了关于流体流动和颗粒湍流扩散的模型方程(见第 6.2.4 节),这些方程需要通过 CFD 软件进行求解。本案例采用的湍流模型是 realizable $k-\varepsilon$ 模型,尽管此模型的改进模型(如 $k-\omega$ 模型和雷诺应力模型(RSM))可以产生良好的结果。当采用湍流模型时,近壁区域的网格必须非常精细,以求解湍流边界层,或者使用一个黑箱式的壁面函数来模拟湍流边界层中快速变化的速度梯度。此处采用增强型壁面函数来求解边界层(见第 5.3.4 节)。

由于大多数药物制剂都是稀释在水中的,因此这些药物颗粒采用球形水滴的特性进行模拟。鼻腔内壁被设置为"trap"条件,意味着接触到鼻腔壁的颗粒会沉积在该位置。对于 10 L/min、20 L/min、30 L/min 和 40 L/min 的吸入流量,测试了 1~30 μm 的单分散颗粒的沉积量。采用 EIM 处理颗粒的湍流弥散。此外还采用了平均流跟踪方法,此时假设没有湍流颗粒扩散。正如所预期的,当惯性参数(IP) < 10 000 时,EIM 跟踪严重高估了颗粒沉积;当 IP > 20 000 时,它也低估了颗粒沉积。而平均流跟踪高估了 IP < 8 000 时的颗粒沉积,低估了 IP > 10 000 时的颗粒沉积。

解决这个问题需要应用自定义函数来改变湍流脉动,读者可以参考附录 C 来了解函数。通过 EIM 与平均流量跟踪相结合的一种更简单的方法,可获得正确的沉积效率。虽然这并不完全正确,但无须复杂的自定义函数,同时还可为工程问题提供正确的沉积率。因此,应当采用混合跟踪方法,EIM 方法用于跟踪 IP > 10 000 的较大颗粒,而平均流量方法用于跟踪 IP < 10 000 的颗粒(图 8.46)。IP < 10 000 相当于流速为 20 L/min, $d_\mathrm{p} \approx 5.5$ μm 时的情况。这种方法足以用来模拟平均粒径为 50~70 μm 的鼻喷雾颗粒(Cheng et al.,2001)。这个粒径尺寸远大于 EIM 方法适用的临界尺寸。

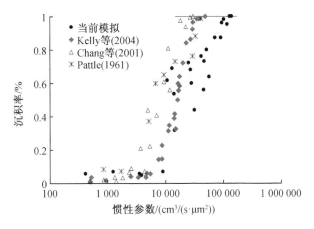

图 8.46　对于 20 L/min、30 L/min 和 40 L/min 的气流采用混合跟踪技术获得的单分散颗粒沉积率

Häußermann 等(2001)讨论了颗粒沉积随着惯性参数变化的差异,例如惯性参数不考虑气道几何变化的局限性。该恒定空气流量是对整个区域内颗粒平均撞击能力的量度,因为它不随着速度变化。当考虑几何外形高度卷曲、狭窄和复杂时,气流在几何结构中的速度变化是显著的。此外,气道较宽的鼻腔铸造模型可能会由于二次流的存在而导致较少的颗粒沉积量(Häußermann et al.,2001)。

8.4.4　漩涡分数

通过设置涡流分数可以研究漩涡的影响。以下将演示流速为 10 L/min 的层流的流场特性。漩涡分数 λ 表示气流旋转速度分量的大小,因此较大的漩涡分数将产生更大的切向速度分量。这增加了颗粒在轴向移动给定距离所需的时间,因为粒子旋转运动越强,停留时间也就越长。另外,空气横向流动的诱导阻力有助于减小颗粒运动的初始高动量,增加颗粒通过鼻腔前部区域的机会。图 8.47 显示了在鼻腔的前部区域(区域 1~3)的高颗粒沉积量。

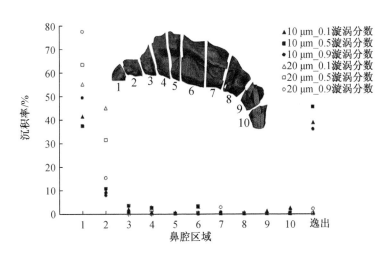

图 8.47　鼻腔不同区域的颗粒沉积率

注:第 1~3 部分为鼻腔的前部,第 4~7 部分为鼻腔中部,第 8~10 部分为鼻腔后部。

对两种不同粒径的颗粒,漩涡量有不同的影响。对于 $\lambda = 0.9$ 的 10 μm 颗粒,在鼻的前部区域的沉积量增加,而对于 $\lambda = 0.5$ 的颗粒,颗粒的逃逸率更高。相反,对于 20 μm 的颗粒,涡流分数的增加会减少颗粒在鼻腔前部区域的沉积。当 $\lambda = 0.9$ 时,在鼻腔的中部会出现一些颗粒沉积,有 2.2% 的颗粒逃逸出鼻腔。通过观察颗粒运动轨迹,能更好地理解局部颗粒沉积模式形成的原因(图 8.48)。众所周知,具有高惯性(即斯托克斯数特性)的较大颗粒需要与流线一致,以避免碰撞壁面。这意味着需要把颗粒物抛射在鼻气道的一条畅通的路径上,而不是抛射在鼻腔壁上。

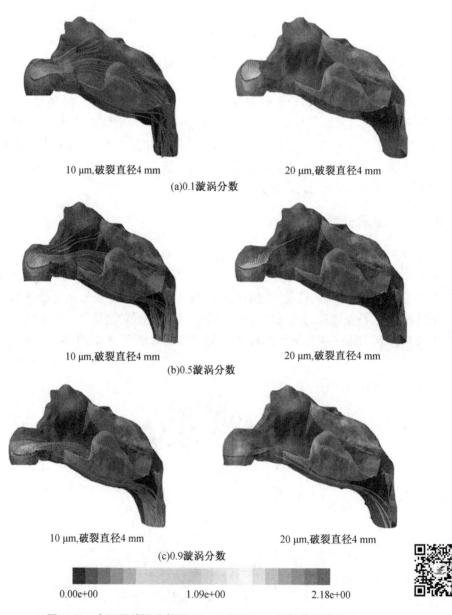

10 μm,破裂直径4 mm   20 μm,破裂直径4 mm

(a)0.1漩涡分数

10 μm,破裂直径4 mm   20 μm,破裂直径4 mm

(b)0.5漩涡分数

10 μm,破裂直径4 mm   20 μm,破裂直径4 mm

(c)0.9漩涡分数

0.00e+00   1.09e+00   2.18e+00

图 8.48   在不同漩涡分数下 10 μm 和 20 μm 颗粒的运动轨迹

当 $\lambda \rightarrow 0$ 时,旋转速度的方向沿着轴向,颗粒被垂直投射。高惯性颗粒向着鼻前庭的顶部运动,没有足够时间来减速并适应气相流线。然而惯性更小的颗粒更容易适应流线。解决这个问题的方法之一是以一定的角度(插入角)插入鼻喷雾器,使之与流线方向保持一致 (Inthavong et al. ,2006a)。然而,这个效果取决于使用者如何操作鼻喷雾装置和喷嘴的精确位置。

当 $\lambda \to 1$ 时,旋转速度的方向沿着切向,颗粒会被在鼻喷雾插入角的切线方向上投射。对于 10 μm 的颗粒,由于更多颗粒被推向壁面,颗粒在鼻腔前部区域的沉积量会增加。对于 20 μm 的颗粒,也是如此。但是,当 $\lambda = 0.1$ 时,颗粒不是撞击到鼻腔上部,而是撞击在鼻腔的侧壁上。一小部分颗粒的水平投射会被携带颗粒沿着鼻腔底部运动的气相流动速度增强。

在没有任何流动阻碍的情况下,颗粒会被输送到鼻咽区。可以观察到鼻咽中部和前部的颗粒沉积量略有增加。在鼻咽部,气流方向改变了 90°,相当于另外一个捕捉撞击后部的高惯性颗粒的过滤器。尽管涡流分数为 1 是极端情况,且在实际雾化器设计中无法实现,但在当前研究中它提供了对涡流分数效应更深入的理解。颗粒运动轨迹表明,由于气流速度和颗粒速度的差异,旋转运动降低了颗粒初始的高惯量。

8.4.5 颗粒初始速度

上一节展示了在 10 L/min 的流速下涡流分数的影响。接下来将演示在 20 L/min 流速的湍流流动情况下,涡流分数的影响。可以通过改变喷嘴直径和驱动机制等多种方式对颗粒初始速度进行控制。为了避免喷嘴位置和方向的变化,将单分散颗粒沿法向均匀地释放到每个鼻孔的入口表面,并记录左右鼻腔内的平均沉积量。采用射入颗粒速度来阐述真实的鼻腔喷雾应用。采用图 8.44 中的鼻喷雾器几何形状和实验数据,根据质量守恒计算颗粒射入速度,发现对高达 600 kPa 的驱动压力,颗粒速度在 10 m/s 到 17 m/s 之间。定量地讲,采用垂直于鼻孔入口的均匀表面射入颗粒所获得的颗粒沉积结果将不同于应用真实的鼻喷雾所获得的结果,后者从一个非常小的孔射入颗粒。然而,定性地讲,它为研究特定颗粒在不同射入速度下的冲击性建立了基础。

射入颗粒具有较高的初始动量。然而,颗粒初始动能被来自气相的阻力迅速消耗。气流对颗粒的影响取决于颗粒的斯托克斯数。颗粒 - 气体速度比与颗粒斯托克斯数的函数关系为

$$u^* = \frac{u_p}{u_g} \approx \frac{1}{1 + St} \tag{8.29}$$

其中

$$St = \frac{\rho_p \, d_p^2}{18 \, \mu_g} \frac{U}{D} = \tau \frac{U}{D} \tag{8.30}$$

这表明,当斯托克斯数很小(即 $St \to 0$)时,颗粒速度很快地接近气流速度。当斯托克斯数很大(即 $St \to \infty$)时,u^* 接近于零,意味着颗粒速度不受气流影响。因此,可以预计颗粒速度会在鼻腔前部发生快速变化。鼻腔前部可以分为三个区域,相应的颗粒运动路径和沉积模式如图 8.49 和图 8.50 所示。

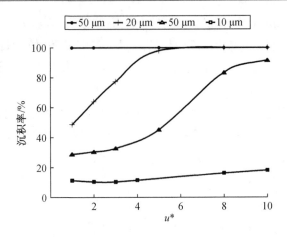

图 8.49　不同颗粒射入速度下鼻腔前两个区域的总沉积率

图 8.49 反映了在不同的颗粒射入速度下,鼻腔前面两个区域的总颗粒沉积情况。各区域的定义如图 8.1 所示。增加颗粒初始速度对 10 μm 颗粒的冲击性影响不大,沉积量略有增加。低斯托克斯数会导致颗粒速度迅速下降,在气流改变方向之前,颗粒的速度和气流速度一致。u^* 的影响随着颗粒尺寸的增大而增大,有较大比例的颗粒沉积在鼻腔的两个前部区域。鼻腔前部的几何形状弯曲 90°,在此区域颗粒斯托克斯数是非常重要的。较大的颗粒具有更高的斯托克斯数,阻碍颗粒沿着弯曲的流线运动。可以观察到,气流中夹带的 50 μm 颗粒($u^* = 1$)就是这方面的一个例子。因此,射入初始动量更大的 50 μm 颗粒($u^* = 10$)只会加剧其线性抛射运动。

当 $u^* = 1$ 时,由于颗粒的冲击性仅由斯托克斯数决定,约 70% 的 15 μm 颗粒能够沿着弯曲的流线运动。然而,当 $u^* > 4$ 时,沉积量会显著增加。斯托克斯数是颗粒弛豫时间与流动特征时间的比值,表示颗粒适应气流流动所需的时间。对于一段固定的距离(鼻孔开口处到前庭顶部),u^* 值的增加将减少颗粒通过这段距离所需时间。这使得颗粒适应气体流动条件的时间和距离更短,并且比仅用斯托克斯数计算的冲击性更高。当气流开始弯曲时,射入颗粒速度仍有影响。当颗粒尺寸增加时,颗粒适应流动变化所需要的弛豫时间也随之增加。因此,对于较大斯托克斯数,当 u^* 值较低时,沉积量显著增加。

图 8.50 显示了两种极端情况,$d_p = 10$ μm 和 $d_p = 50$ μm,以及一般情况,$d_p = 15$ μm 的颗粒,分别在 $u^* = 1$ 和 $u^* = 10$ 时的沉积位置。在 $u^* = 10$ 时,50 μm 颗粒撞击前庭顶部;当 $u^* = 1$ 时,虽然只有一小段距离,但是一小部分颗粒的运动路线在撞击壁面前开始弯曲。相比之下,10 μm 颗粒几乎不受射入速度增加的影响,颗粒集中沉积在鼻阀区和鼻隔膜壁附近。定性地讲,这类似于 Zwartz 等(2001)的研究结果。颗粒沉积的差异发生在鼻腔入口区域。在该区域,气流夹带的近壁颗粒很容易受流动波动的影响而沉积,而速度较高的颗粒则通过了这一区域。对于 $u^* = 10$ 的气体 - 颗粒流动,颗粒能够直线运动得更远,这明显地体现在颗粒适应流动变化要比颗粒在 $u^* = 1$ 时晚。可以想见,与 $u^* = 1$ 时的颗粒相比,这种对气流的较晚适应将使颗粒呈现的流线更接近鼻腔的顶部。除了鼻腔的前两个区域外,局部的颗粒沉积位置相似。

当 $u^* = 1$ 时,15 μm 颗粒的沉积位置主要集中在前庭、鼻阀区和鼻隔膜壁。由于左右鼻腔解剖结构上的不同,两侧的沉积出现差异。在鼻腔中段,15 μm 颗粒物沉积浓度要比 10 μm 颗粒物的沉积浓度低。这是因为颗粒直径越大,它在鼻腔前部的沉积浓度就越高。当 u^* 增加到 10 时,颗粒沉积不仅由它的斯托克斯数决定,而且还受初始射入速度的驱动力影响,这个驱动力增加了颗粒的初始动量。增加的动量被气相和颗粒相的速度差所抵消。颗粒继续沿鼻孔入口的法向进行直线运动,其中 88% 的颗粒撞击到鼻前庭顶部,仅有 12% 的颗粒能够及时适应鼻腔几何形状的曲率变化,并且这些颗粒在流动全程始终保持在鼻腔的上部区域。

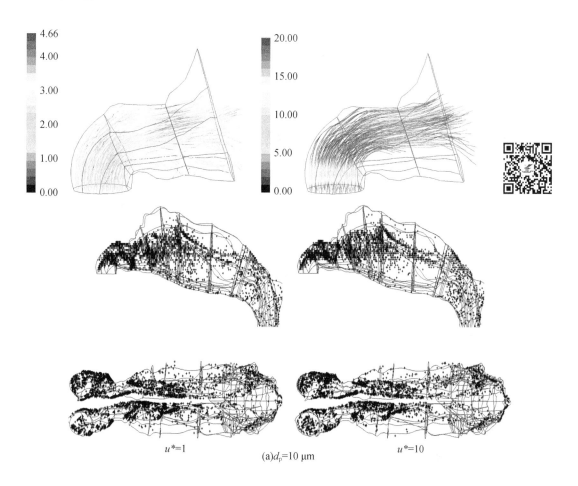

图 8.50　当 $u^* = 1$ 和 $u^* = 10$ 时从垂直于鼻孔开口的入口表面均匀释放的颗粒沉积模式

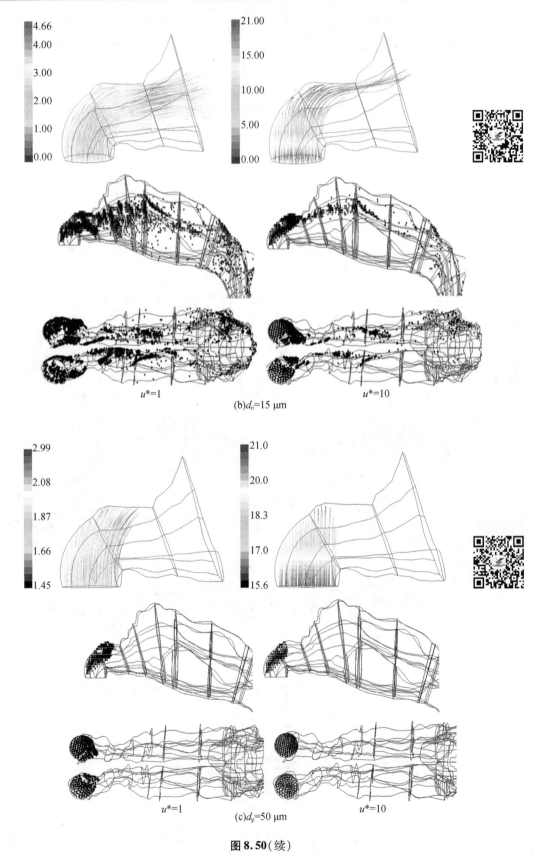

(b)d_p=15 μm

(c)d_p=50 μm

图 8.50(续)

8.4.6　插入角 α

插入角 α 是从人脸侧面观察时,鼻喷雾装置与水平平面($x - y$ 平面上为 0°)之间的角度(图 8.51)。粒径为 10 ~ 20 μm 的颗粒在入口以 10 m/s 的初速度射入,采用均匀的颗粒释放平面来消除诸如喷嘴尖端位置、喷嘴直径和喷雾锥角等因素的影响。

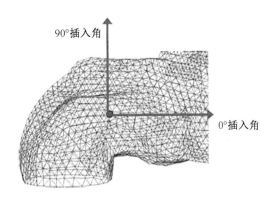

图 8.51　显示插入角的鼻前庭侧视图

由于气流速度无法克服 10 m/s 的颗粒初始射入速度,对于大多数颗粒,较高的颗粒沉积出现在喷雾入射角为 100°时,如图 8.52 所示。这导致颗粒被直接地释放到鼻腔前壁。图 8.53 显示了直径为 15 μm 的颗粒沉积浓度。当 α = 70°时,对于较小的 10 μm 和 15 μm 颗粒,沉积量最少。由于更多的颗粒跟随曲形几何形状内部的流线,70°方向的颗粒增强了"转弯"能力。α 值进一步减小,接近水平时,更高比例的颗粒物沉积在鼻孔壁面,尽管此处的空间较狭小。

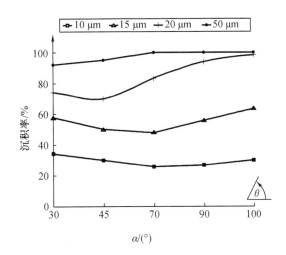

图 8.52　在入口表面以不同插入角均匀释放的单分散颗粒在 1 区和 2 区的沉积率

在 α 较低的情况下,20 μm 颗粒的表现类似。在 α = 45°时,颗粒在两个鼻腔前部区域的沉积量最小。尽管更多的颗粒被导向比邻的壁面,但是同时也有更多颗粒通过鼻腔的弯曲区域,而不是像 α = 90°时那样,颗粒直接冲击到鼻前庭的顶部,因而颗粒数量减少。较大的颗粒需要锐度更大的插入角,以避免撞击前庭顶部,从而促使颗粒运动方向与90°弯曲方向一致,并减少转弯所需的偏移量。颗粒越大(如20 μm 和50 μm),降低α就越有效。还可以考虑另一个插入角度,即在 y–z 平面上向前方观察人脸部时鼻喷雾器的方向。基于颗粒大小依赖于初始流动条件的想法,目前还没有这方面的相关研究。

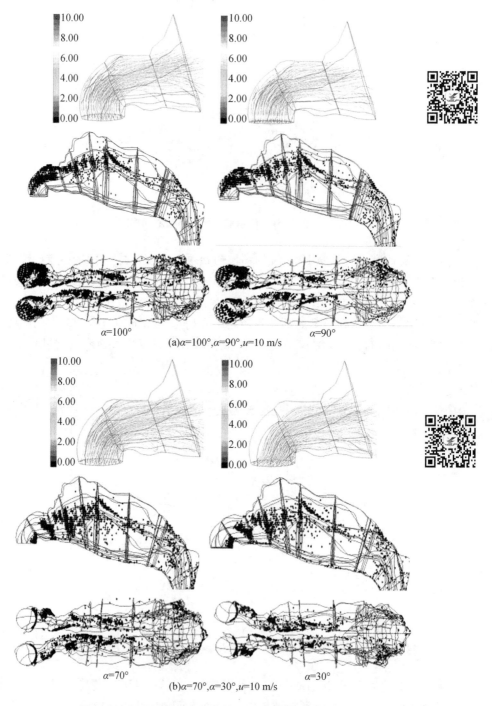

图8.53　以不同插入角释放的 15 μm 颗粒沉积模式

8.4.7　全喷雾锥角 β

全喷雾锥角 β 是从喷嘴尖端喷出的颗粒的扩散角,它是半喷雾锥角的两倍,如图 8.54 所示。与以前的颗粒释放方法相比,颗粒以较小的喷射直径释放,前者在鼻孔开口处使用均匀的平面入口。这种颗粒释放方法允许观察改变 β 时的物理现象差异。颗粒以 10 m/s 的速度从直径为 0.8 mm 的装置内部的固定位置释放, β 的范围是 20°～80°。

10 μm 颗粒在两个鼻前部区域的沉积不受 β 变化的影响(图 8.55)。随着颗粒直径的增大, β 变得更为重要。较小直径的颗粒,更容易跟随气体流动速度,使用较小 β 时能够优化颗粒的跟随性。由于喷雾锥角的范围是 360°,较大的 β 会产生更大的颗粒分散范围。

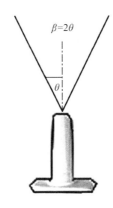

图 8.54　全喷雾锥角(β)与半喷锥雾角(θ)的比较

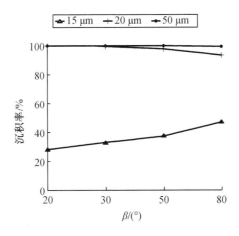

图 8.55　在不同的喷雾锥角下以 10 m/s 的速度从小内径释放的单分散颗粒在 1 区和 2 区内的沉积率

分散较好的颗粒(速度方向指向气流方向的颗粒)与远离气流流线的颗粒的比值较低。图 8.56(a)表明,对于 15 μm 的颗粒,当 β = 20°时颗粒流动较为集中,而当 β = 80°时颗粒流动更加偏离中心。 β = 20°的沉积仍然沿着鼻腔顶部和靠近鼻隔膜壁附近,33% 的颗粒沉积在前两个区域。在 $\beta=80°$ 时,在鼻腔的前部区域观察到更高比例的沉积。

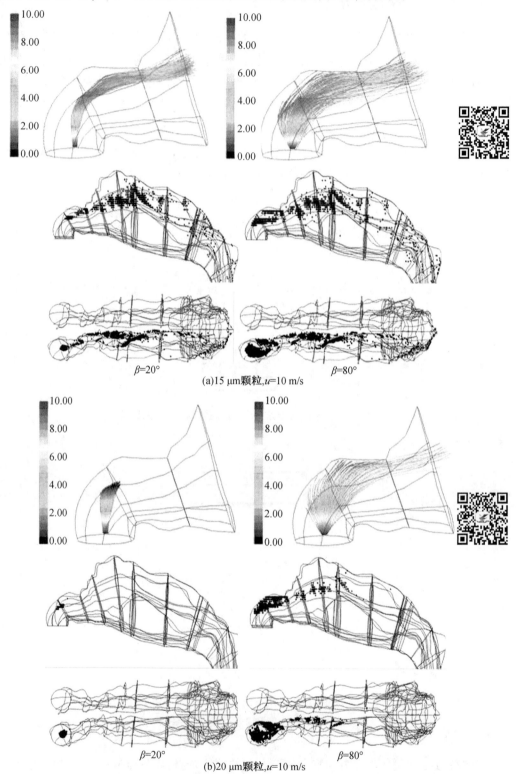

(a)15 μm颗粒,u=10 m/s

(b)20 μm颗粒,u=10 m/s

图8.56 当喷雾锥角在20°和80°之间,从鼻孔入口表面中心的小内径以10 m/s的
速度释放的颗粒沉积模式

颗粒入射的内部位置更靠近鼻前庭的顶部,而不是鼻孔入口。这减少了颗粒将其初始射入条件调整到气体流动条件的允许距离,从而增强了对前庭顶部的冲击。对于较大的 $20 \sim 50\ \mu m$ 颗粒,这种效应更为明显。

如前所见,这些颗粒在鼻腔前面的两个区域有近 100% 的沉积。因此,任何有利的偏差都会将颗粒投射到已弯曲的流线中,让一部分颗粒(尽管比例很小)移动得更远。图 8.56(b)比较了 $20\ \mu m$ 颗粒在 $\beta = 20°$ 和 $\beta = 80°$ 时的两种沉积模式。当 $\beta = 20°$ 时,颗粒会集中撞击入射颗粒释放点的正上方区域。当 $\beta = 80°$ 时,在鼻腔前部区域的沉积面积更大,而那些朝向鼻阀区较好地投射的颗粒能够越过 90° 弯曲的区域。然而,这些颗粒的沉积多发生在鼻腔中部。基于分散较好颗粒的数量和因其粒径而注定会撞击到鼻前庭顶部的颗粒数量之比,$15 \sim 20\ \mu m$ 范围内的颗粒沉积存在对应的 β 最优值。

8.4.8　鼻腔给药的影响

在主鼻道(中间区域)存在弯曲的鼻甲结构(Davis et al. , 2003)。在该区域,血液能最高效地吸收鼻腔药物。靶向给药有非常明显的优点,既能提高疗效,同时也可以减少使用者在吞咽、黏液纤毛作用或进一步嗅吸的强烈运动等过程中感觉到苦味。目前的喷雾装置在垂直方向位置给药(Kublik et al. , 1998)。这与鼻腔通道的方向相反,因为鼻腔通道是水平的,常常导致很多颗粒撞击到鼻孔顶部。这可以通过改良喷雾雾化器的设计来改进,让雾化器产生尺寸更细的液滴,降低颗粒的惯性,从而减少颗粒在鼻孔内的早期撞击。此外,这种设计也可以加强药物的吸收,因为小分子药物水溶液通过黏膜的水通道时吸收更快。

本案例旨在更深入地了解在鼻腔给药装置设计中,哪些参数比较重要。结果显示大量颗粒沉积在鼻腔前部区域。众所周知,鼻子的功能之一是在吸入空气时过滤外来颗粒物,这主要是由鼻内的纤毛(鼻毛)运动所致。然而,过滤功能也是由鼻腔内多个位置的气道几何结构实现的。在鼻腔的前面区域(区域 1 和 2),气流流线发生弯曲。它的行为类似于滤除高惯性大颗粒的惯性碰撞器。另一个过滤区域是将鼻气道收缩成最小的横截面积的鼻阀区域。颗粒在此处加速,惯性增强。最后,鼻咽部还存在一个 90° 的弯曲结构,充当颗粒进入下呼吸道之前的最后的过滤结构。这或许可以解释为什么病人通过鼻腔服药后会产生不良味觉。

鼻腔前部区域的过滤曲率以及狭窄的鼻阀区,对于药物的输送是最重要的,因为这些结构特征阻止了较大的颗粒进入鼻腔的中部区域,沉积到富含血管的黏膜壁上。一种可能的解决方案是指导使用者将喷雾器插入鼻腔更深处,或者开发出能够自然地插入鼻腔更深处的喷雾装置,使颗粒释放的位置越过鼻腔前部区域的弯曲位置。

从鼻孔入口到鼻咽后端的鼻腔总长度约为 97 mm,高度约为 47 mm,且存在非常狭窄的通道——最小横截面积出现在距鼻尖约 2.0 cm 处,约为 $1.4\ cm^2$(Wen et al. ,2008)。喷雾羽流的长度约为 241 mm,直径约为 84 mm,如图 8.44 所示。这意味着喷雾羽流不会像在研究中进行的实验测量那样在鼻腔中自由发展。为了确定喷雾羽流对研究鼻腔给药的重要性,可以进行简单的 CFD 说明性分析,来描述鼻腔喷雾的输送及其形成过程。鼻腔模型是根据人体的 CT 图像创建的(图 5.57)。此模型已经用于 Inthavong 等(2006b)、Inthavong 等

(2008a)的研究。以 15 m/s 的初始速度将高惯性的大颗粒(100 μm)释放到左鼻腔,气流流速为 0.01 L/min,可以忽略不计。由于高惯性的特性,选择了 100 μm 颗粒。除非颗粒撞击到鼻壁面上,否则高惯性颗粒会保持原有的运动速度并且基本上沿直线运动。我们根据测量的喷雾羽流形状描述了颗粒的初始条件。通过跟踪颗粒,可以观察到颗粒通过 A 到 D 的横截面时的壁面沉积模式和颗粒的空间位置。用户可能采用三个喷射角度(如 90°、45° 和 30°)对颗粒沉积进行研究,从而可以通过向后倾斜喷嘴头部来获得更多的水平倾斜角。图 8.57 中的结果表明,当喷射角为 30° 时,喷雾羽流的最大长度可达到 47 mm。

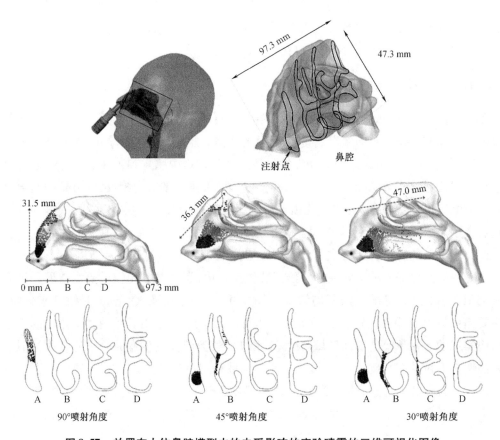

图 8.57   放置在人体鼻腔模型内的未受影响的实验喷雾的三维可视化图像

注:A、B、C、D 四个截面的宽度分别为 8.1 mm、16.5 mm、17.1 mm、15.3 mm,高度分别为 31.3 mm、42.0 mm、42.8 mm 和 42.8 mm。100 μm 的颗粒被输送到刚进入鼻腔的"大黑点"位置,随后沉积到鼻腔壁上由"小黑点"表示,穿过横截切面 A—D 的颗粒也用小黑点表示。

在该长度位置,测得的喷雾直径为 22.6 mm,远大于所显示的狭窄截面。通过每个截面的颗粒的空间位置表明,与喷雾宽度相比,较窄的喷雾截面可能会增强液滴沉积。

此外,当喷雾更加水平地排列时,有可能增加喷雾的穿透性。尽管 CFD 可视化是高度理想化的,但它确实将喷雾的几何尺寸与鼻腔关联起来了。对鼻腔喷雾性能的研究应集中在距喷嘴 50～60 mm 内的喷雾外部和喷雾近场,不必研究尺寸达 240 mm 的整个喷雾羽流。放置在人体鼻腔模型内的未受影响的实验喷雾的三维可视化图像如图 8.57 所示。

8.4.9　结语

本案例是前面两个案例的扩展。前两个案例包含湍流流动,讨论了求解湍流和颗粒流的策略。本案例进一步探讨了鼻腔给药的应用。尽管鼻腔的天然功能是过滤毒性颗粒,但血管丰富的鼻壁也被用来进行药物输送。鼻腔喷雾器将雾化颗粒高速地射入鼻腔。为了识别影响 CFD 模拟的设置初始颗粒边界条件的参数,对鼻喷雾器雾化喷雾的结构进行了研究。这些重要的参数包括旋转效应、喷雾锥角、初始颗粒速度和插入角。这些参数被用来评估高、低惯性颗粒的沉积率。

当流速为 20 L/min 时,粒径为 10 ~ 20 μm 的颗粒对初始喷射速度、插入角和喷雾锥角等参数敏感。较大的颗粒具有非常高的斯托克斯数(惯性参数)而对上述参数不敏感。目前,市面上出售的鼻喷雾器喷射颗粒的平均直径为 45 ~ 60 μm。这带来一个问题,较大的颗粒(≥20 μm)对初始喷射条件相对不敏感,并且可能沉积在鼻腔前部区域,因而降低药物输送效率。对此设计者可以选择产生较小的雾化颗粒(≤20 μm),但更小的颗粒更倾向于跟随气流运动,可能导致颗粒沉积在鼻咽下面的气道。

下面的想法可作为改进鼻腔喷雾装置设计的基础,从而获得更好的给药效果:①改变喷雾的喷射位置(即插入角)来与气流流线保持一致;②控制颗粒直径分布;③控制颗粒的初始速度。为了模仿鼻喷雾的实际应用情况,同时确定研究参数,采用了理想的颗粒射入条件。Kimbell 等(2004,2007)进行了更加深入的研究,这些研究也测试了一些喷雾特性。有趣的是,这一研究领域可以与其他鼻腔研究的结果进行比较,如鼻毛的渗透性影响,从而建立更精确的初始颗粒条件,如可以反映旋转效应的瞬时射入速度。

8.5　哮喘对肺气道内流体颗粒动力学的影响

在本案例中,我们将讲述呼吸系统的更深处的气道——到肺部的气管 - 支气管树。将介绍肺气道的几何模型,以及一些流动特征和颗粒沉积特性。本案例将关注涉及哮喘影响的实际应用。引起哮喘的生理特征包括畸变的气道阻塞和气道对刺激的反应性增强,这会导致气道变窄,减少进出肺部的空气流量。比较两种模型——一种是在哮喘发作后的即时模型,另一种是在哮喘发作 30 天后的模型,以确定由气道生理变化引起的吸入力和气道分支直径的变化。肺气道的几何建模受限于可及的 CT 图像,其通常从气管的末端开始,因此缺少对气管上游呼吸系统的影响的考虑。本节中我们还将讨论建模要求、一些假设和预期误差。

8.5.1　几何结构和计算设置

用 64 层螺旋 CT 仪(General Electric)对一名无吸烟史并患有哮喘的 66 岁亚洲男性(身高 171 cm,体重 58 kg)在其因哮喘加重入院的第二天进行了 CT 检查,并建立了两个几何模型。当时,由肺活量测定的肺功能表明患者具有严重的气流阻塞——1 s 用力呼气量 (FEV1)为 1.02 L(为正常预测值的 41%)。在 1 mm 视准、40 cm 视野(FOV)、120 kV 电压峰值和 200 mA 电流的设备条件下,采集数据。在单次吸气充满全部肺容量并屏气期间(FEV1测量值为 2.31 L),在基准线处扫描肺末端至下肺韧带的 2 cm 轴向长度,得到 146 个 1 mm 厚的连续图像(沿 z 方向横向切片),像素大小为 0.25 mm × 0.25 mm × 1 mm。患者治疗恢复 30 天后,在其 FEV1 为 2.27 L 时(为正常预测值的 91%),利用相同的方法采集 CT 图像。两个数值重建模型分别以 AA 模型(急性哮喘模型)和 REC 模型(恢复模型)命名。

在本案例中,延长的气管具有一个抛物线形的入口气流分布。Li 等(2007)的一项研究发现,速度入流条件和软骨环的存在会影响空气流场;然而,与上气道几何形状的变动(如气道分支曲率)相比,它们的影响就不那么重要了。入口处的流速设置为 12 L/min,相当于入口处的雷诺数为 863。对于流量为 15 ~ 60 L/min 的流动(Zhang et al.,2008b)和流量大于 30 L/min 的流动(Re 约为 2 500)(Jayarajua et al.,2008),由于喉部射流产生转捩流动,则认为此时的流动为转捩流动流态。然而,其他研究人员将层流模型应用于流速为 28 ~ 30 L/min 的流动(Re 为 2 000 ~ 2 500)(Nowak et al.,2003;van Ertbruggen et al.,2005),这是基于 RANS 湍流模型不能可靠地预测转捩行为,肺气道分支内的流动在气道最初分叉后迅速转变为层流,并且由于雷诺数总体上低于转捩雷诺数,因此大部分流动为层流。采用大涡模拟方法(LES)对湍流结构进行的研究(Kleinstreer et al.,2003)表明,当入口流速为 15 L/min 时,湍流受到抑制,层流占主导地位。有趣的是,流速为 15 L/min 时,沉积模式不受湍流弥散的影响,尽管当 $St \leqslant 0.06$ 时,流速为 30 L/min 和 60 L/min 的湍流会促进颗粒沉积。

基于这些发现和本案例的局限性(不包括喉部区域),此处采用流速为 12 L/min 的定常层流流动。此外,对于具有一些轻微转捩现象的流动,采用不适当的湍流模型,并不意味着一定能获得更高精度的数值解(见第 8.2.2 节)。另外,在层流效应占主导地位的局部低流速区域,由于湍流模型固有的产生湍流的特征,会导致更大的流动扩散。复杂的湍流模型,如 LES 和直接数值模拟,确实能求解转捩流动,但计算成本很高。由于没有考虑喉部射流,会低估第一分叉的隆突处的颗粒沉积率。然而,当更进一步进入肺气道时,喉部射流的影响会减弱,最终变得微不足道。基于各种标准,在入口处采用了定常流(Isabey et al.,1981;Slutsky et al.,1981;Sullivan et al.,1991)如沃姆斯莱数, $\alpha = D/2 \ (\omega/\nu_g)^{0.5}$;沃姆斯莱数的变体, $\alpha^* = 1/2 \ (\omega D/0.007\ 5\ u_{ave})^{0.5} < 1$ (Pedley et al.,1977);斯特罗哈尔数, $S = \omega D/u_{ave}$ (式中 u_{ave} 表示平均速度, ω 表示振动的角频率 $(2\pi f)$, D 表示管径, ν_g 表示黏度)。

为了得到充分发展的剖面,人为地将出口延伸到下游一段距离, $L_{扩展} = 0.05 ReD$,从而避免由于流场突然终止而可能引起的任何反向流动。每个几何模型都通过网格自适应技术进行网格加密,包括对大体积的网格单元、高流动速度梯度的网格单元以及近壁区的网格进行加密。对于每个后续网格,比较使用这些网格获得的速度分布曲线,直到它们保持不变,从而确定数值解与网格尺寸无关。最终的网格单元数量在 110 万到 150 万之间(图 8.58)。

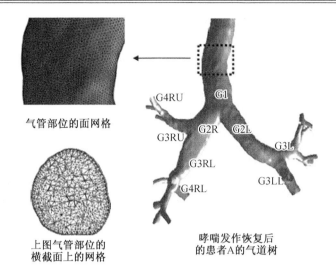

气管部位的面网格

上图气管部位的
横截面上的网格

哮喘发作恢复后
的患者A的气道树

图8.58　带分支标识的上气管－支气管－气道树的几何模型

注:前两个字符定义分支级数,第三个字符表示右气道或左气道,第四个字符可以是 U、M 或 L,分别代表上、中、下。

8.5.2　气道的几何恢复

重建的支气管树模型为不对称的二叉树模式。支气管树的起点是气管。气管是一个马蹄形的中空圆柱体,在其前面和侧面存在 C 形支撑软骨。位于气管后部的一条由平滑肌和结缔组织组成的平带,称为气管膜。沿着气道向下,支撑软骨逐渐变小并变得不完整。主动脉弓导致气管远端左侧壁有凹陷,对颗粒沉积起重要作用。等效水力直径 D_h,定义为 $D_h = 4 A_c/P$(其中 A_c 为横截面积,P 为周长)。每一级气道分支的入口和分岔端的等效水力直径可由上式来计算。表8.11 给出的每一级气道分支的直径是该气道分支的不同位置切片直径的平均值,并将急性哮喘模型、恢复模型和其他气道模型的结果进行比较(Sauret et al. , 2002;Weibel et al. , 1963)。

表8.11　气管支气管树模型的平均直径及分支角度

直径/mm						
数据来源	G0(气管)	G1	G2R	G2L	G3R	G3L
患者 A AA	18.0	15.4	11.2	8.8	A:5.0	A: 6.2
					B:8.2	B: 5.8
患者 A REC	18.5	15.8	11.6	9.2	A:5.8	A: 6.1
					B:8.7	B: 6.6
其他*	19	9~16	7~11		5~7	

分支角度				
数据来源	G1－G2	G2－G3R	G2－G3L	G3L－背侧角
患者 A AA	79°	89°	96°	24°
患者 A REC	81°	90°	91°	31°

表 8.11(续)

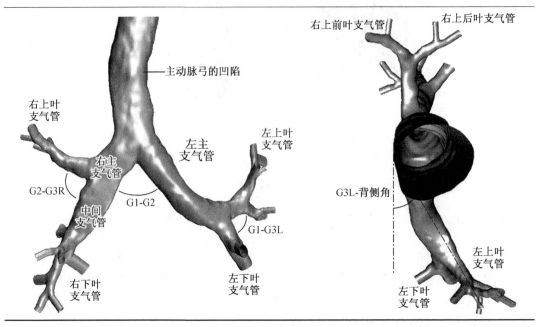

注：* 代表其他测量数据，直径和长度来自 Weibel(1963)，气管分支间的角度来自 Sauret(2002)。Weibel (1963)测量了一具尸体的气道，并报告了每一级气道几何特征的范围值。Sauret(2002)采用 CT 图像测量了健康男性志愿者的气道，并报告了所有气道的范围值。

　　一般来说，右侧气道的直径比左侧气道大。恢复效果是以从 AA 模型到 REC 模型直径增加的百分比来衡量的，可以认为是气道平滑肌(ASM)的扩张引起的。我们期望受哮喘影响严重的分支(G4LU 和 G4RU)的直径能够大幅地增加。除了这些受到影响的气道分支外，G3LL 和 G3RU 的扩张也大于 10%(图 8.59)。总体来说，右气道比左气道扩张更大，特别是对于第 5 级支气管开始往后的气管。更大的气道扩张对颗粒沉积的影响不能确定，这将在后面的内容中继续讨论。G3LU 和 G6R 段的变化率显示轻微负增长(分别为 −0.2% 和 −0.4%)，意味着这些部分实际上是收缩的。目前尚不确定这一现象是来自模型误差，还是它反映了真实的生理特征，例如气道黏膜炎症和水肿导致气道狭窄的后遗症，甚至是能堵塞气道的黏液和其他液体的积聚。

8.5.3　气流分布和压力系数

　　以入口边界条件为参考，压力系数云图如图 8.60 所示。压力系数定义为

$$C_p = \frac{p - p_{\text{ref}}}{\frac{1}{2}\rho_{\text{ref}} v_{\text{ref}}^2} \tag{8.31}$$

其中，p 为静压；p_{ref} 为参考压力，取 0 Pa；$\frac{1}{2}\rho_{\text{ref}} v_{\text{ref}}^2$ 是参考动压。受哮喘影响的模型具有最大

的阻力:比恢复模型大 1.5 倍,比患者 B 大 2 倍。有趣的是,与患者 B 相比,患者 A 即使在 30 天的恢复期后,气道阻力也更高。这两名患者均不吸烟,身高、体重和年龄都相似,但性别不同。从患者的年龄推测,哮喘恢复气道中的较高阻力可能是由哮喘长期持续引起的呼吸道平滑肌的组织重塑导致的(Pascual et al. , 2005;Vignola et al. , 2000)。沿着主支气管,压力稳定下降,而从每个主支气管到随后的子气管均有明显的压降。在分岔脊处,由于压力的累积,出现了局部最大值,类似于滞点。两名患者的各个气道分支的气流分布趋势相似。右主支气管有较大的质量流率(53% ~ 59%),并继续向下延伸至右中间支气管(40% ~ 42%)。在左气道,气流也主要沿着左下叶支气管向下延伸。由于侧弯,只有一小部分气流进入两侧肺气道上叶。因此很显然,气道分支角度对气流分布有显著影响。这种影响超越了颗粒沉积,低惯性颗粒将受到极大的影响。

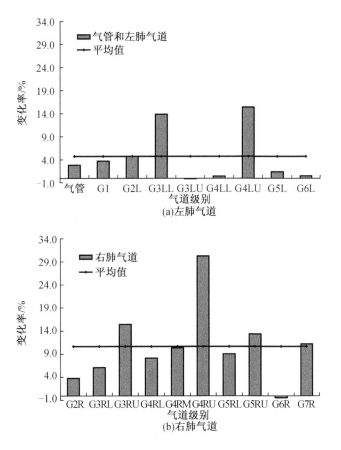

图 8.59　从 AA 模型到 REC 模型的平均直径增加百分比

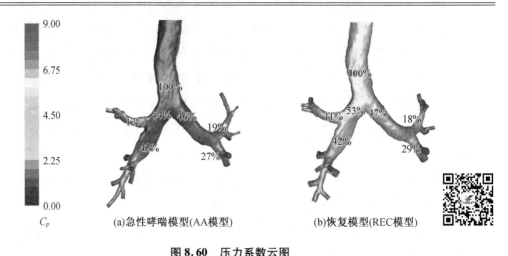

图 8.60　压力系数云图

注:参照进口边界条件的压力系数 C_p 和气管分支出口的压力设为 0 Pa。

8.5.4　颗粒沉积模式

数值模拟获得的沉积模式允许对气道几何结构和颗粒沉积位置之间的联系进行可视化和更加深入的观察研究。当气流出现分叉后,通常来说是冲击沉积的,每个气道分支壁面上的颗粒沉积浓度如图 8.61 所示。出口旁边标注的百分比值表示从这些出口逃逸的颗粒的百分比。从中可以看到,很大比例的颗粒物通过右主支气管,从而导致右肺存在更大的颗粒物暴露可能。此外,约有 40% 的 5 μm 吸入颗粒经右主支气管穿过第 6 级气管。右上支气管和左上支气管逃逸的颗粒数量最少,这是由较大的气管分岔角和 G3L – 背侧角引起的(表 8.11)。比较 AA 模型和 REC 模型可见,对于 5 μm 和 40 μm 颗粒,沉积量分别为 2% 和 5%。正如预期的,40 μm 颗粒出现高沉积率(92% ~ 98%),但更有趣的是颗粒沉积位置,在 AA 模型中,沉积出现在气管下部区域,而在 REC 模型中没有发现这一点。

8.5.5　模拟肺部给药的注意事项

呼吸道通气是通过在气道内向负压区域输送吸入空气来实现的。这一过程包括呼吸肌肉的交替收缩和放松,以克服黏性损失如流体内的剪切力、空气与气道壁之间的摩擦以及气道不规则所产生的阻力等因素引起的压力下降。在流速等于 15 L/min 的定常层流条件下,AA 模型的呼吸肌克服压差所需的力几乎是 REC 模型的两倍。在 AA 模型中,气道狭窄和两个气道分支阻塞是导致阻力增大的主要原因。这表明,在急性哮喘发作期间,为了获得相同潮气量,患者的呼吸强度是恢复后状态的两倍,这可能导致呼吸肌疲劳。在创建呼吸道几何模型时,假定壁面是刚性的和光滑的,而实际上壁面可能具有一定的粗糙度和弹性。构建模型时,考虑这些属性可能会改变预测的压降幅度,但不太可能改变数值模型获得的两个压降之间的比值。此外,为了把这些因素考虑在内,还需要准确地获得弹性和粗糙度相关的数据,因为如果气道壁的弹性和粗糙度不清楚,采用近似值可能会导致进一步的误差。

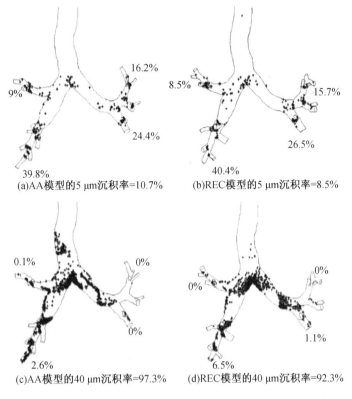

(a)AA模型的5 μm沉积率=10.7%　　(b)REC模型的5 μm沉积率=8.5%

(c)AA模型的40 μm沉积率=97.3%　　(d)REC模型的40 μm沉积率=92.3%

图 8.61　在三种几何模型中 5 μm 和 40 μm 颗粒的沉积模式

哮喘的治疗多是在发作的初期进行的。药物颗粒通过呼吸机或其他药物输送装置雾化成更小的颗粒,并经口腔吸入。在本案例中,颗粒沉积模式表明气道几何结构对颗粒沉积具有显著影响。虽然 AA 模型和 REC 模型的主动脉弓凹陷没有明显变化,但气道狭窄的附加效应增强了颗粒的冲击能力。药物颗粒的输送靶点是气道阻塞区域,但是沉积模式表明,颗粒可以通过几何结构没有大幅度偏差的区域,最终在气道分支沉积。这些结果表明,大量颗粒物通过右主支气管,然后沉积在右肺气道。这是由隆突分叉处气道分支角度造成,即左主支气管的角比右主支气管的角更钝。这一特征也影响到小斯托克斯数颗粒,约40% 从气管入口释放的颗粒穿透右肺气道中第 6 级气道。因此,如果阻塞的气道位于左肺气道深处,则给药效率较低,并会导致右肺气道局部发生急性过量给药。

8.5.6　结语

本节不局限于鼻腔,而进一步阐述了肺气道中的流动和颗粒沉积模式。为了研究急性哮喘对真实气道几何结构、气流模式、压降和对靶向药物输送的影响,采用 CT 图像重构了两个具有 6 级气道的急性哮喘患者的呼吸道几何模型。通过比较气道的几何结构发现,一般来说,气道右侧的直径大于左侧。在哮喘影响严重的区域,气道的恢复最为显著。总体来说,右气道比左气道扩张更大,尤其是从第 5 级分支以后。AA 模型入口所需的压差几乎是 REC 模型的两倍。这表明,在急性哮喘发作期间,患者为达到相同的潮气量而进行的呼吸做功是恢复状态下的两倍,可能导致呼吸肌疲劳。颗粒沉积模式显示,气道的几何结构变化对气流状态有显著影响。大部分颗粒通过或沉积在右肺气道,这是由于偏斜的隆突分岔造成的。结果也表明气道狭窄会放大气道曲率的影响。这意味着治疗药物在气道内的投递研究还应该考虑气道狭窄的影响,而不应该只考虑恢复状态或者健康状态的气道。

8.6 本章小结

本章介绍了一些案例分析,以此说明人体呼吸系统中的吸气和颗粒物沉降的模拟策略。第一个案例展示了稳定吸气的模拟要求如流动状态(层流/湍流、稳态/非稳态)和气流传热过程。第一个案例旨在为将颗粒纳入鼻腔流动模拟中奠定良好基础。

在建立气流场后,将颗粒引入气道,并给出了球形、非球形、亚微米和纤维等不同颗粒形态的建模要求。另外还发现了鼻腔几何形状、气流场和颗粒沉积之间也存在联系。

鼻腔的一个重要功能是它自然地过滤空气中的颗粒。对于吸入性颗粒物的沉积模式来说,鼻腔几何形状的这种自然演变很重要,但它也成为鼻腔给药的绊脚石。第三个案例致力于理解模拟鼻腔给药的要求,阐述了雾化过程从而强调模拟喷雾颗粒所涉及的参数,评估了其中三个参数对药物在主鼻道靶向沉积的影响。该实例还将湍流模型引入了气流场和湍流颗粒扩散模型。

最后的案例不再讲述鼻腔方面的研究,而是展示了在哮喘影响下,气管－支气管气道树的气流和颗粒动力学。通过对气道几何结构的比较,发现了一些显著差异,从而建议肺部给药模拟应该在受影响的气道模型上进行,而不一定要在健康气道上进行。

本章展示了CFPD在呼吸系统中的一些应用,包括研究气道几何结构及其流动特征,以及在颗粒物吸入和沉积方面的应用。虽然本章涵盖了呼吸模拟的多种研究方向,但还有更多的方向未涉及。下一章将介绍呼吸模拟和研究领域的前沿的、先进的研究专题,例如,整合呼吸系统各个部分的方法(因为当前的仿真趋势受CT或MRT的气管范围和保真度的影响);动网格和变形网格及其在阻塞性睡眠呼吸暂停研究中的应用;与流固耦合(FSI)相关的先进数值技术以及如何将其应用于更加贴近真实的生理气道壁运动的数值模拟;浸没边界法及其在非球形颗粒物中的应用。在未来,呼吸系统中的气流和颗粒流模拟将继续发展,复杂的呼吸道几何模型将包括更完整的呼吸系统和更多生理解剖特征。

8.7 习 题

1.影响鼻腔内的气流流动模式的主要因素是什么?

2.列出鼻子的生理功能,并讨论其几何建模要求以及建模是否可行。

3.在模拟低呼吸速率(1~10 L/min)和高呼吸速率(30~50 L/min)的流动时,应考虑哪些建模因素?

4.当采用湍流模式时,预期应该得到什么样的结果?

（1）转捩流；

（2）湍流。

5. 当应用层流模型时,预期应该得到什么样的流动结果?

（1）层流；

（2）转捩流。

6. 什么是准定常流? 在什么情况下能采用这种假设?

7. 鼻腔的最大壁面剪切应力出现在哪个区域? 造成这种现象的原因有哪些?

8. 嗅区有哪些流动模式? 为什么会存在这些流动模式?

9. 讨论主鼻道(鼻甲区)的气流流动分布。这对流动传热和颗粒沉积有何影响?

10. 主要的热传递发生在鼻腔的哪个区域? 从热通量(q)的角度解释出现这种情况的原因。

11. 应用球形颗粒假设来模拟颗粒运动有什么好处?

12. 讨论不同形态的颗粒(微米球体、非球体、纳米颗粒、纤维)的建模条件。

13. 讨论不同类型形态的颗粒(微米球形、非球形、纳米颗粒、纤维)的沉积机理。

14. 鼻喷雾的破碎长度如何影响初始颗粒条件的建模?

15. 如果 $St=0.1$ 的颗粒的初始速度是气流速度的 10 倍,即 $u^*=10=U_{粒子}/U_{气流}$,则它进入鼻腔多远距离才能达到与气流流动相近的速度,为什么?

16. 下图显示了从底部入口释放的单分散颗粒的两种颗粒轨迹曲线。轨迹由颗粒速度大小进行着色,其中红色代表最高值,蓝色代表最低值。初始颗粒速度是气流速度的 10 倍,即 $u^*=10=U_{粒子}/U_{气流}$。试解释为什么流动路径(a)中的粒子轨迹非常笔直,流动路径(b)中的粒子轨迹弯曲?（提示:比较速度分布。）

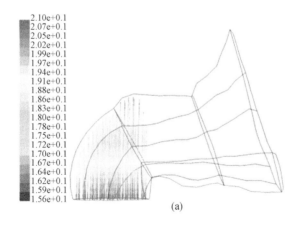

(a)

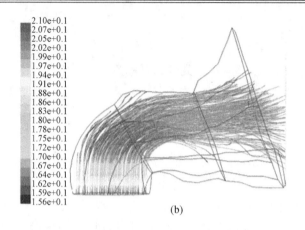

(b)

17. 在处理气管－支气管气道树时,哪些难点需要简化或假设?

18. 在较低的气管分叉分支中,从雷诺数的角度来看,预期存在什么气流流态(层流或湍流)?

19. 在什么情况下需要对气道分支进行人为延长?

20. 气流分布偏向肺的哪一侧,为什么? 进一步调查并确定这种气流分布在人群中是否一致。

21. 大多数颗粒物沉积在气道树的什么位置?

第9章 前沿课题与未来趋势

9.1 引　　言

在过去的三十几年里,数值模拟有了相当大的进展,然而仍有许多问题亟待解决。计算资源和仿真技术的进步促使模拟真实的呼吸系统生理情景的研究迅速发展。到目前为止,本书讲述的内容都是对当前一些研究趋势和仿真成果的介绍。在本章中,我们将介绍最新的研究进展,并阐述许多研究人员当前面临的一些重要问题和挑战。

9.2 高　级　建　模

9.2.1 动网格/变形网格

动网格可以用于瞬时生理功能的动态模拟。例如,在呼吸过程中,模拟肺的形态和体积变化。吸气时,膈肌向下移动,胸腔扩张,为肺部的扩张创造了更多的空间。肺体积增加,相对于外界空气,肺内部的气体压力降低,这个压力差驱动了空气的吸入。可以通过在气管-支气管树的主支气管(第1级)上附加一个用来描述肺体积的中空空间来模拟这种生理功能。肺的网格可以随时间自由移动,而气管和支气管固定不动。动网格可以在连接静态支气管的网格部分和肺的其他大小变化的部分之间沿着界面滑动而不发生变形。其他技术包括动态层铺,在网格移动时可以自动地添加或删除网格层,也可以在由边界运动而导致单元格尺寸和质量下降的区域,对网格进行局部加密。网格不必在交界处匹配(称为非匹配网格),这使得我们可以灵活地采用不同类型的网格和/或在各个区域中实现所需的网格分辨率。除了难以确保精确的守恒外,这种方法基本没有适用限制(图9.1)。

作为动网格的另一个例子,将介绍由人体移动所引起的机舱内空气和污染物流动的研究(Mazumdar et al.,2007)。与呼吸过程有关的问题是在飞行过程中,机舱空气中的病毒的潜在吸入和传播会导致病原体的全球传播。此研究中的CFD模拟采用的网格是动静网格组合方案(图9.2(a))。结果表明,人体移动会对气流模式产生扰动,影响人体后面的污染物分布情况。

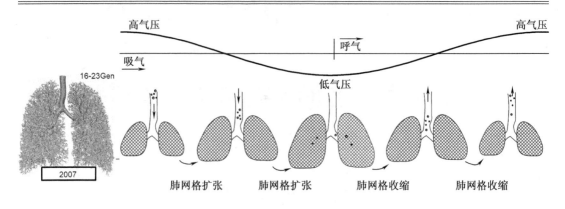

图9.1 模拟呼吸过程的肺扩张和收缩示意图

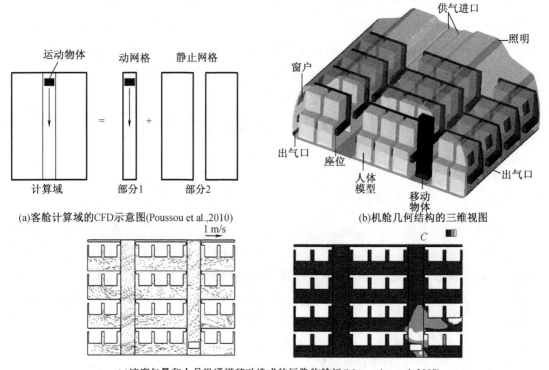

(a)客舱计算域的CFD示意图(Poussou et al.,2010)

(b)机舱几何结构的三维视图

(c)速度矢量和人员沿通道移动造成的污染物输运(Mazumdar et al.,2007)

图9.2 机舱内人体移动对污染物分布的影响

9.2.2 流固耦合

到目前为止,本书所介绍的算例都假设边界壁面是固定的刚性壁面。然而,呼吸功能在本质上是动态的过程,解剖部位是活动的。顾名思义,流固耦合(FSI)是指牵涉流体流动对柔性结构的影响,柔性结构发生变形,反而影响流体的流动。这与第9.2.1节中介绍的变形/动网格不同,对于FSI,呼吸道结构的移动是通过流体力学方程和结构力学方程的耦合来确定的。而对于变形网格,结构的移动是由独立方程预定义的,不受流体流动的影响。FSI涉及多物理场,采用不同耦合方法描述流固界面边界条件的传递是FSI的一个重要特征。通常有两种方法来求解 FSI 问题,即整体法和分块法。

　　在整体法(图 9.3(a))中,把流体和结构运动方程结合起来,改写控制方程,并对两者同时求解和积分。这种方法具有严重的局限性,因为它需要在两种不同的参考系中求解方程:流体方程为欧拉方程,结构方程为拉格朗日方程。由于结构系统的刚性方程组,采用同时处理流体与结构在界面处相互作用的整体法来求解大规模问题几乎是不可能的。对于分块法(图 9.3(b)),结构方程和流体方程分开求解,这会导致两套不同的计算网格在界面或边界上可能不重合。为了建立各个区域之间的联系,开发了一种接口技术来实现流体和固体之间的信息交换。

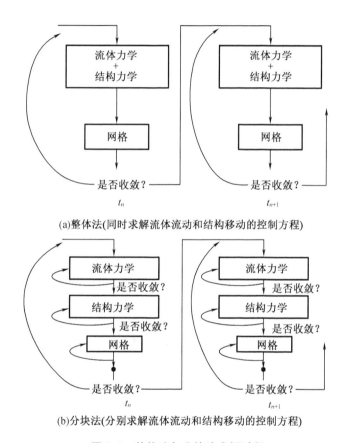

(a)整体法(同时求解流体流动和结构移动的控制方程)

(b)分块法(分别求解流体流动和结构移动的控制方程)

图 9.3　整体法与分块法求解过程

　　近年来,FSI 在阻塞性睡眠呼吸暂停的研究中有许多应用。睡眠中呼吸部分或完全停止是由于咽气道软组织塌陷,阻碍了空气流动引起的。咽部气道的生理机制与柔性管或管道中的气流流动密切相关。此处,介绍一个塌陷管的 FSI 例子(Rasani et al.,2011)(图 9.4)。

　　咽部狭窄的气道通过文氏管效应促进了跨壁压的增加,导致气道部分塌陷。随着腔内压差的增加,流速非线性减慢,这是一个塌陷通道中的典型观察结果,称为流速限制。流体控制方程基于空间中固定的欧拉参考系。为了考虑边界变形以及由此带来的流体网格变形,采用了任意拉格朗日 - 欧拉(ALE)方法。FSI 是通过满足流固界面处的速度或位移连续性还有力平衡来实现的。关于 FSI 方法的更多信息可以查阅 Chouly 等(2008)和 Liu 等(2010b)的研究。

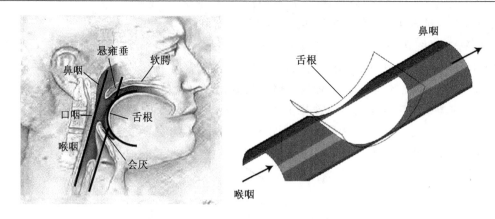

图 9.4　咽气道的塌陷管道模型

注:固定结构是呼吸道壁面,而柔性结构是舌根。

　　FSI 模型、网格及其在理想化咽部气道的塌陷管中的流动模式如图 9.5 所示。一般来说,当流动从弹性壁、底壁和侧壁分离时,在射流上方的弹性壁下游会立即观察到三维循环流动。从入口上面和底部引出的流线揭示了流动向截面更开阔的侧壁迁移的趋势。因此,当外流沿着壁面的弧度流动,循环流动内部核心区的流动旋转强度会增加。

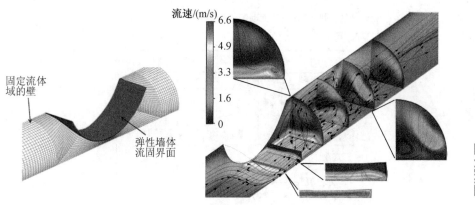

图 9.5　沿垂直对称面、底部壁面和几个轴向横截面的流线图和速度云图(Rasani et al. , 2011)

　　作为将 FSI 用于阻塞性睡眠呼吸暂停应用的另外一个例子,本节采用真实三维几何模型对腭部打鼾进行稳定性分析。图 9.6 展示了上气道的详细示意图,包括由咽区软腭分隔的鼻腔和口腔。吸气时,鼻孔和口腔被设置为呼吸道的入口边界,而气管末端被设置为出口边界。除软腭被设置为弹性流固界面外,其他呼吸道表面被设置为刚性壁面。应用流体力学与结构力学耦合求解器,并采用与时间相关的恒定吸入速率研究软腭不稳定性。

　　读者如果感兴趣,FSI 应用在内部生理流动的其他例子可参考 Heil 等(2011),这篇文章回顾了塌陷管中的自激励振荡流动,主要聚焦于理想模型系统的研究——发声时的声带振荡、肺气道的关闭和重新打开,也涉及气道壁面液体层的流动。其他 FSI 应用包括流动诱导的肺泡变形(Dailey et al.,2007)、支架植入后气管变得狭窄的术后反应(Malve et al.,2011)。

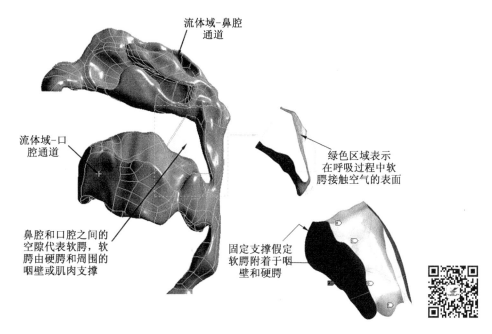

图 9.6　具有软腭的上气道模型的 FSI 几何结构

9.3　高级粒子模型

9.3.1　给药颗粒破碎

鼻喷雾器、定量雾化吸入器和干粉吸入装置从喷孔口产生高速雾化颗粒。这些颗粒通过鼻腔或口腔进入呼吸道。口腔吸入给药主要用于肺部疾病的治疗,而鼻腔吸入给药则用于治疗常见的气道阻塞问题。然而,在考虑新的药物配方时,鼻腔吸入颗粒也有很好的其他用途,例如用尼古丁帮助戒烟、用钙治疗骨质疏松症或用胰岛素治疗糖尿病。因此,研究局部颗粒沉积对鼻腔给药具有重大意义。

由于与周围流体发生剪切而变形和破碎的颗粒,在技术上被称为液滴。在这一节中,为了避免混淆,在整个过程中均采用术语"颗粒"。受剪切作用的颗粒会变形,如果变形足够大,就会导致颗粒破碎。破碎的类型可以用无量纲的韦伯数(We)和奥内佐格数(Oh)来描述。韦伯数是颗粒的惯性(促进颗粒的变形)与其表面张力(阻碍颗粒的变形)的比值,即

$$We = \frac{\rho^g u^2 d_p}{\sigma} \tag{9.1}$$

其中,σ 为表面张力;u 为颗粒和周围气体之间的相对速度。由韦伯数的定义可知,直径、气

体密度和相对速度的增加将促进颗粒变形,并且当韦伯数大于某值时,颗粒发生破碎。应当注意的是,韦伯数也是使用颗粒半径而不是直径来定义的。

奥内佐格数是黏性力与惯性力和表面张力的比值,即

$$Oh = \frac{\mu^p}{\sqrt{\rho^p \sigma\, d_p}} = \frac{\sqrt{We}}{Re} \tag{9.2}$$

其中,μ 为颗粒黏度。Pilch 等(1987)的研究基于对气体流场中颗粒破碎的观察,以初始的韦伯数为特征的破碎方式有五种,如图 9.7 所示。

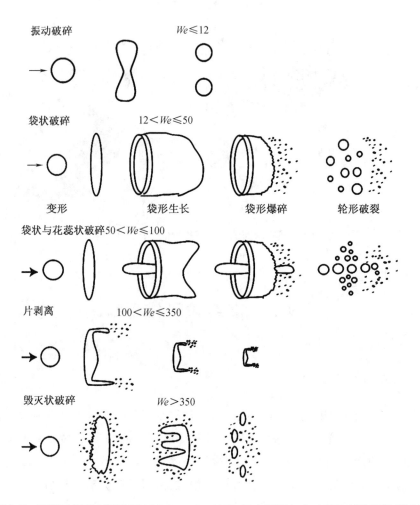

图 9.7 颗粒破碎机制示意图(Pilch et al. ,1987,图中可见每个破碎机制的详细描述)

在拉格朗日法中,常采用的颗粒破碎模型包括 Wave 破碎模型(Reitz et al. , 1987)、Schmel 破碎模型(Schmehl et al. , 2000)和 Taylor Analogy (TAB)破碎模型(O'Rourke et al. , 1987)。当满足某一种破碎模型的不稳定标准时,代表性粒子(第 6.2.1 节中的粒子团)将破裂。粒子分裂成子液滴,同时代表性粒子直径减小到子液滴直径。粒子的总质量保持不变,因此直径的减小意味着代表性粒子现在要代表更多的单个粒子。因此,破碎后的新粒子将被继续跟踪,而不是在模拟中产生新粒子。

例如,一个用 TAB 破碎模型模拟喷雾破裂的例子,如图9.8所示。结果表明,由于惯性作用,较大的液滴沿着液层方向移动,而较小的液滴由喷雾本身引起的湍流驱动到外围区域。实验成像也提供了对喷雾发展的视觉认识。

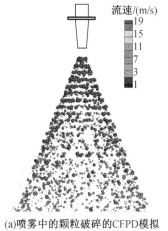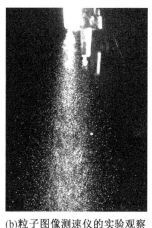

流速/(m/s)

(a)喷雾中的颗粒破碎的CFPD模拟　　(b)粒子图像测速仪的实验观察

图9.8　TAB破碎模型模拟喷雾破裂

9.3.2　粒子间碰撞和湍流调制

在非稀相气固两相流中,颗粒在湍流中的运动会受到分散相的影响,特别是当颗粒浓度足够高时。颗粒所占的体积会占用流体体积,从而扭曲流场流线并产生两相间的速度梯度。此外,粒子后面的尾迹流可以产生阻尼效应。Crowe(2000)和 Gore 等(1989)发现,小颗粒倾向于减弱湍流,而大颗粒倾向于增强湍流。这似乎与粒径 d_p 与湍流长度标度 l_t 的比值相关,即

$$d_p/l_t < 0.1 \text{ 湍流衰减}$$
$$d_p/l_t > 0.1 \text{ 湍流增强}$$

根据这个关系式,可以定义和解释湍流调制模型。此处,将介绍最精确的模拟湍流的方法——直接数值模拟求解槽道内的气流 – 颗粒流动(Nasr et al.,2009)。采用伪谱方法对 Navier – Stokes 方程进行直接数值模拟,模拟中包括颗粒碰撞、双向耦合和关于离散相脉动及气相脉动的气体 – 颗粒相互作用等。模型每个粒子的运动可能会受到其他附近粒子的影响。

结果表明,颗粒气动相互作用不仅会影响颗粒碰撞速率,而且还会影响颗粒和流体的脉动。假设碰撞是二元的,因为在此粒子浓度下,发生多次碰撞非常罕见。

CFD 程序采用伪谱方法,对流场进行直接数值模拟计算。即流体速度以三维傅里叶 – 切比雪夫级数展开。流体速度场在 x 和 z 方向进行傅里叶级数展开,而在 y 方向进行切比雪夫级数展开。该程序采用 Adams – Bashforth – Crank – Nickolson(ABCN)格式计算 Navier – Stokes 方程中的非线性项和黏性项,并采用三个分部的时间步长将流体速度从时间步长 n 推进到时间步长 $n+1$。该数值技术的详细细节参见 McLaughlin(1989)。

颗粒在槽道中均匀分布,并且每个粒子的初始速度设定为该粒子中心位置的流体速度。在流向和展向上,在所有模拟时间长度内,计算流场速度平均值。单向耦合与四向耦合的结果表明,固体颗粒的存在会抑制湍流波动,并减少涡的数量,如图9.9所示。双向耦合指仅存在颗粒 – 流体间相互作用,而四向耦合还包括颗粒 – 颗粒间相互作用。当颗粒体积分数足够低时,双向耦合就可以满足建模要求;但是,随着颗粒负载的增加,颗粒碰撞将变得显著,需要采用四向耦合模型。

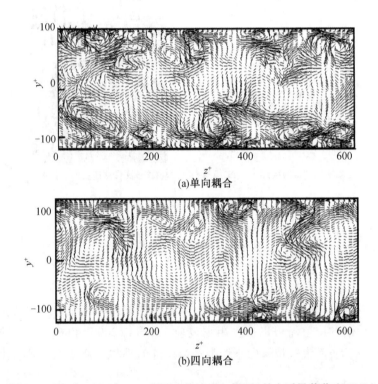

图 9.9 当 $\tau^+ = 20$ 时,$y - z$ 平面上的速度矢量图(其中质量载荷为 20%)

如图9.10所示,在单向耦合情况下,在 $y^+ > 10$ 区域,小于流体的脉动速度;在近壁区域($y^+ < 10$),颗粒的法向脉动速度大于流体的脉动速度。在流动外区,颗粒脉动速度的降低是由于惯性颗粒对所有湍流涡旋的响应不完全,因而颗粒脉动小于流体脉动。壁面区颗粒法向脉动速度的增加可能是由于当颗粒向壁面移动时,它倾向于保持远离壁面的速度。因此,在壁面区域发现了大范围的颗粒速度分布,这导致了法向颗粒脉动速度的增加。

对于不考虑颗粒碰撞的双向耦合模型,与单向耦合模型相比,颗粒在整个槽道内的法向脉动速度较低,并随着气流中颗粒质量载荷的增加而减小。这种变化趋势可以用粒子反馈力引起的湍流衰减效应来解释。在四向耦合情况下,与单向耦合相比,$y^+ > 10$ 的外区颗粒法向脉动速度减小,$y^+ < 10$ 的壁区颗粒法向脉动速度增大。这些结果表明,双向耦合效应降低了颗粒的法向脉动速度,而颗粒间的碰撞增强了颗粒的法向脉动速度。

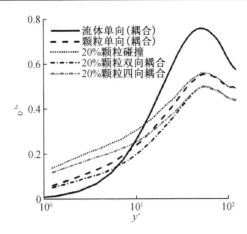

图 9.10　当质量负荷为 20%，$\tau^+ = 20$ 时，颗粒的法向脉动速度与壁面距离的关系

9.3.3　颗粒的弥散和沉积

对于壁面上的颗粒沉积情况，本案例模拟了管道流中的颗粒输运和沉积。壁面单元内的沉积速度随颗粒松弛时间的变化如图 9.11 所示。

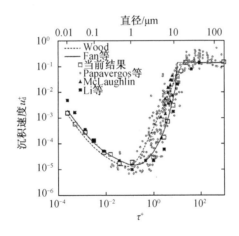

图 9.11　壁面单元内沉积速度随颗粒松弛时间的变化

注：图中包括 He 等(1998)在管道流中球形颗粒沉积的数值模拟结果；Papavergos 等(1984)收集的实验结果；Li 等(1993)、McLaughlin(1989)早期模拟结果；Fan 等(1993)、Wood(1981)的模型预测等数据比较。

为了表示清楚，图中还标示了颗粒直径。图 9.11 显示颗粒沉积速度遵循 V 形曲线变化。由于颗粒扩散运动(布朗运动)的增强，非常小的颗粒沉积速度相当高。然后，由于颗粒扩散率随粒径的增加而减小，沉积速度随粒径的增大而减小。最小粒子沉积速度出现在无量纲弛豫时间为 0.1 到 1(0.5 μm < d < 5 μm)的区间。尽管粒子扩散率随着弛豫时间的增加而减小，但沉积速度随弛豫时间的继续增加而增大，这是由相对较大的粒子与湍流涡旋的相互作用导致的(Wood, 1981)。这些相对较大粒子的惯性影响了它们在湍流涡旋中的输运特征，并使它们的沉积速率增加。对于无量纲弛豫时间大于 15～20 的粒子，由于粒

子的惯性很大,沉积速度达到约 0.14 的饱和水平。Wood(1981)提出了一个关于无量纲沉积速度的简单经验公式,即

$$u_d^+ = 0.057\,Sc^{-2/3} + 4.5 \times 10^{-4}\tau^{+2} \tag{9.3}$$

其中,$Sc = \nu/D$,为施密特数。Fan 等(1993)发展了垂直管道中颗粒沉积的经验公式,考虑了表面粗糙度的影响和沿流动方向的重力的影响,公式如下:

$$u_d^+ = \begin{cases} 0.084\,Sc^{-2/3} + \dfrac{1}{2}\left[\dfrac{\left(0.64\,k_r^+ + \dfrac{1}{2}d^+\right)^2 + \dfrac{\tau^{+2}g^+L_1^+}{0.010\,85(1+\tau^{+2}L_1^+)}}{\dfrac{3.42 + (\tau^{+2}g^+L_1^+)}{0.010\,85(1+\tau^{+2}L_1^+)}}\right]^{1/(1+\tau^{+2}L_1^+)} \times \\ \qquad \left[1 + 8\,e^{-(\tau^+ - 10)^2/32}\right]\dfrac{0.037}{1 - \tau^{+2}L_1^+\left(1 + \dfrac{g^+}{0.037}\right)} \quad (u_d^+ < 0.14) \\ 0.14 \quad \text{其他} \end{cases} \tag{9.4}$$

其中,$L_1^+ = 3.08/(Sd^+)$;$g^+ = (\nu/u^{*3})g$;k_r^+ 为表面粗糙度(对于光滑表面,此值为 0)。

为了阐明粒子与近壁相干涡的相互作用机理,Zhang 等(2000)进行了一系列模拟——在近壁面释放不同尺寸的粒子,并追踪它们的轨迹。沉积在壁面上的 0.01 μm、15 μm、25 μm 和 50 μm 颗粒的初始位置,如图 9.12 所示。这里考虑的是 100 个壁面单位时间内的沉积。图 9.12(a)显示 0.01 μm 颗粒的初始位置是随机分布的。这是因为对于纳米颗粒,布朗扩散强烈地影响了沉积过程,以至于湍流相干涡的影响被削弱。如图 9.12(b)所示,在平行于壁的平面上,沉积的 15 μm 颗粒的初始位置集中在某些条带中,条带间距约 100 个壁面单位。图 9.12(c)和(d)分别显示了距离壁面 50～100 壁面单位的沉积在壁面上的 25 μm 和 50 μm 颗粒具有类似结果。仔细观察这些图像,可以看到这些沉积颗粒的初始位置也分散在彼此相距约 100 个壁面单位的线上。众所周知,沿流动方向,近壁湍流结构形成的相干涡结构大约间隔 100 个壁面单位。图 9.12 所示的结果清楚地表明,粒子被近壁面涡捕获,并且在这些涡形成的向壁面喷射的区域里向壁面移动。也就是说,惯性粒子的湍流沉积是一个冲击主导的过程,而不是扩散主导的过程。沉积过程的沉积机制变化与图 9.11 所示的趋势一致。

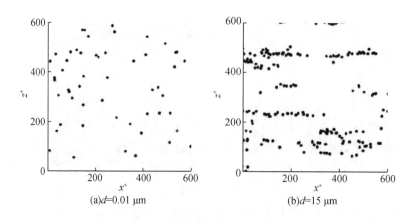

(a)$d = 0.01$ μm   (b)$d = 15$ μm

图 9.12　在平行于壁面的平面上沉积在壁面上的粒子的初始位置分布(Zhang et al. , 2000)

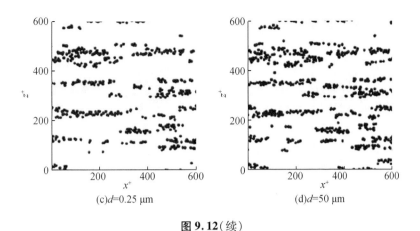

(c)$d=0.25\ \mu m$ 　　　　　　 (d)$d=50\ \mu m$

图 9.12（续）

9.4　多物理呼吸模型

9.4.1　黏液表面吸收模型

空气中吸入颗粒物对呼吸系统的固有危害（如加重呼吸道疾病、增加死亡率）是一个具有挑战性和极为重要的研究领域。同样，吸入式给药对新型系统的药物开发也很重要。在这两种情况下，可通过本书中描述的 CFPD 方法确定穿过呼吸道的颗粒沉积。当颗粒沉积到壁面上后，计算就终止了。这是气体 - 颗粒模型的计算终点。

对计算气体 - 颗粒模型的扩展导致了颗粒吸收的亚计算模型的发展，该模型确定了沉积粒子和黏液壁之间发生的化学反应的局部吸收。然后将这些模型与现有的 CFPD 模型进行集成（图 9.13）。

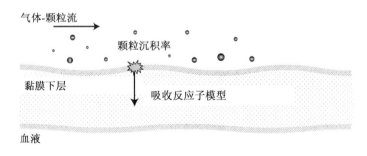

图 9.13　结合 CFPD 的气固两相流模拟的黏膜下吸收 - 反应模型示意图

下面我们将对文献中已经发表的一些方法和结果进行综述。Cohen 等（1996）将鼻腔内壁（即 CFD 模型中的壁面边界）的传质阻力纳入 CFD 模型中，用于大鼠鼻腔通道中的臭氧剂量测定。鼻黏膜被视为一层结构，仅代表黏液相阻力，而忽略血液和组织相的阻力。他们发现，黏液阻力对于描述臭氧的剂量测定很重要，黏液厚度可能在确定臭氧诱导的大鼠上呼吸道损伤中起作用。

Keyhani 等(1997)在鼻腔壁采用了传质边界条件包括气味颗粒物在黏膜衬里中的溶解度和扩散率以及黏液层厚度的影响,并假定粒子的吸收是由扩散通量和浓度驱动的准稳态扩散过程。Tian 等(2010)改进了这些方法,建立了一个蒸汽的瞬态吸收模型,并将其与呼吸道中空气–蒸汽传输的 CFD 模拟结合起来。这个详细的分析方法将空气黏液界面处的扩散通量描述成远场空气相浓度的函数。他们的结果表明,对于高、中可溶性化合物,瞬态吸收与稳态预测有显著差异。

另一种类似的预测吸收剂量分析的替代建模技术是基于生理特征的药代动力学(PB-PK)模型,而 PBPK 模型的开发又是基于已知的对暴露于化学物质的化学、解剖和生理反应的分析模型。通常,模型由代表器官/组织的隔间组成。通过输送流体(空气或血液流)连通。每个隔间都指定生理参数、系数和变化率。这些参数形成微分方程,代表每个隔间内的流动速度和扩散速度,这是已知的先验知识。每个隔间的微分方程被放在一起组合成微分方程组(图 9.14)。

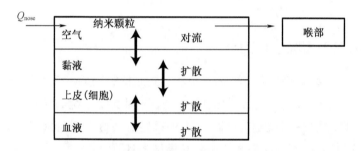

图 9.14　鼻腔某一部位的多个分隔部分的示意图(显示了各个部分及其与喉腔部分的关联)

在 CFD – PBPK 耦合求解中,剂量通量可以通过气体 – 颗粒流动力学和颗粒在边界壁面上的沉积规律确定。采用该通量作为初始条件,PBPK 模型产生唯一解。PBPK 模型已经应用在鼻腔模型中的丙烯酸剂量测定(Andersen et al., 2000)、鼻腔组织醋酸剂量测定(Andersen et al., 2002)和环境化学品药代动力学的个体间变异性测定(Bois et al., 2010)等方面的工作中。

9.4.2　肺气道多尺度模型

当前需要一种多尺度、多物理量的方法来充分表示肺功能。肺解剖学的发展涉及表示从气管、支气管到终末细支气管等一系列尺寸变化很大的气管分支。在空气/血液界面实现气体交换的生理现象涉及通过复杂的气道分支系统传输吸入的空气,该传输过程由气道压力的变化驱动。这里的多物理现象涉及气流的流体力学发展和空气分子在肺泡表面的扩散。本节将回顾为了发展肺气道多尺度、多物理模型而进行的工作。

在 CFPD 中,肺气道的数值几何模型通常都是三维的,以便对流动结构和颗粒流进行详细的可视化。然而,三维模型可以解析的连续气道分支级数的数量是有限的。这是由扫描图像的分辨率决定的——在不使用高分辨率 CT (HRCT)的情况下,逐渐变小的气道分支变得扭曲、不可检测。这一问题因难以对尺寸量级快速变化的几何体进行网格划分而变得更加复杂。

虽然技术上不是传统的 CFD 方法,开发整个肺气道树的另一种方法是使用标准肺模型(如 Weibel 模型(Weibel,1963))或使用 HRCT 的活体成像(图 9.15)来追踪气道分叉路径。Tawhai 等(2000)提出了一种生成这种模型的算法,该算法基于分岔系统增长的蒙特卡罗方法。每条路径都分配某一直径,可以在轴向和径向上应用典型的对流和扩散方程来模拟所要研究的物理现象。例如,Tawahai 等(2004)模拟了正常气道和插管气道中的水蒸气和热的传递。

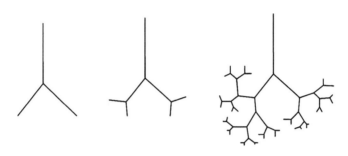

图 9.15　肺气道路径示例

气体交换发生在微尺度上的肺泡内,它与肺模型的耦合是一个新的具有挑战性的研究领域。Chakraborty 等(2007)提出了一个连接不同时空尺度的集成模型并进行了肺部气体交换的定量分析。该模型应用对流扩散方程和反应方程来量化在肺通气及灌注过程中不同过程的输运和反应速率。

9.5　本　章　小　结

考虑生理功能的计算流体和颗粒动力学的研究仍在不断发展。这些发展为模拟和表达不同的呼吸功能提供了新的机会。动网格和 FSI 允许模拟呼吸道非刚性区域(如呼吸暂停患者中极易塌陷的咽腔壁面)的真实流动。先进的粒子/液滴动力学模型,如破碎、碰撞和湍流等模型,对于吸入式给药非常重要。药物水溶液产生易破碎的可变形颗粒,而刚性固体颗粒与空气中的污染物有关。吸入颗粒物的剂量可以通过引入一个额外的子模型来评估。该子模型用于描述呼吸道壁面下的颗粒物的输运行为,需要与 CFPD 仿真耦合。鉴于需要考虑大量的末端细支气管和肺泡,进行真实的全肺模拟是一个前沿课题。此外,还需要空气－血液气体交换的耦合。这些课题仅仅是呼吸道计算模拟中某些主要进展和趋势。本章旨在洞察每一个课题,而不是批判性地综述。尽管如此,前文介绍的课题应该给读者留下这样的印象——呼吸系统中气体颗粒流动的研究是多学科交叉的,存在新的机遇和挑战。

附录 A 计算软件一览

A.1 DICOM 查看器

具有类似功能的 DICOM 查看器如下:

- Acculite   www. accuimage. com
- MicroDicom   www. microdicom. com
- DICOM Works   www. dicomworks. com
- Sante DICOM Viewer   www. santesoft. com
- Mango   ric. uthscsa. edu/mango
- OsiriX（MAC）   www. osirix – viewer. com
- AMIDE   amide. sourceforge. net
- Irfanview   www. irfanview. com
- XNView   www. xnview. com

A.2 开源的医学图像和分割软件

CVIPTools   基于 UNIX/Win32,包含一组 C 和 C++计算机成像工具,包括边缘/直线检测、图像分割和许多其他功能(www. ee. siue. edu/CVIPtools)

Fiji/ImageJ   基于 Java 的图像处理程序包,采用附加插件来实现各种功能,包括分割算法(pacific. mpi – cbg. de/wiki/index. php/Fiji)

GemIdent   一种交互式程序,用于对颜色种类较少的图像进行颜色分割,感兴趣的研究对象看起来相似,变化很小(www. gemident. com)

ITK – SNAP   一种交互式应用软件,允许用户浏览三维医学图像,手动画出感兴趣的解剖区域,并能执行自动图像分割 (www. itksnap. org)

Megawave 2   基于 Unix/Linux,由 C 语言库的模块组成,包含研究人员编写的原始算法(megawave. cmla. ens – cachan. fr)

MITK & 3Dmed   由 C++库组成,集成了医学图像综合处理、分割和配准算法(www. mitk. net/download. htm)

Slicer   具有可视化的图形用户界面,允许手动和自动分割和三维可视化。它

VXL　　　　是一个模块化的平台,意味着允许添加新的模块(www. slicer. org)

为研究和实现计算机视觉技术而设计的 C + +库集合(vxl. source-forge. net)

A.3　商业医学影像与分割软件

3D Doctor　　图像处理和测量软件,用于核磁共振成像、CT、PET、显微镜等科学和工业成像应用(www. ablesw. com/3d – doctor)

Amira　　　通过 C + +来自定义软件模块。另一个研究版本为 ZIBAmira(http://amira. zib. de),为联合合作研究提供许可证(www. visageimaging. com/amira. html)

Analyse　　多维显示与分割软件包(www. analyzedirect. com)

Mimics　　用于 CT/MRI 图像可视化、三维渲染和分割的交互式软件工具。这个软件有一个内置的 CFD 网格程序和结构分析模型(www. materialise. com)

SliceOmatic　软件针对软组织成像。采用 MRI 图像是一个优势,但是它可以与 CT 一起使用(www. tomovision. com)

Vida Diagnostics　一种用于慢性阻塞性肺疾病、肺气肿和哮喘的肺部图像分析工具(www. vidadiagnostics. com)

A.4　开源的计算机辅助设计软件

FreeCAD　　三维计算机辅助设计程序(sourceforge. net/projects/free – cad)

Open CASCADE　允许对三维曲面和实体进行建模、可视化、数据交换和快速应用程序开发(www. opencascade. org)

BRL CAD　　具有三维实体建模的交互式编辑功能,也可用于图像处理和分析(brl-cad. org)

OpenSCAD　　用于创建实体的三维 CAD 对象(www. openscad. org)

A.5　商用计算机辅助设计软件

下列 CAD 软件具有类似功能——创建三维实体模型以便导入 CFD 网格程序。

- Geomagic　　　www. geomagic. com
- CATIA　　　　www. 3ds. com

- Autodesk   www.autodesk.com
- Solidworks   www.solidworks.com
- PRO/Engineer   www.ptc.com
- IronCAD   www.ironcad.com

A.6　CFD 软件包

OpenFOAM	开源 CFD 软件包,采用 C + + 编写,在 UNIX 下编译。代码是开源的,因此允许用户自由地编写和扩展其标准功能(www.openfoam.com)
ANSYS	包括 ICEM 网格划分、CFX 和 Fluent CFD 求解器,以及用于后处理的 CFD – Post,还包括结构和 FSI 的多物理模块(www.ansys.com)
CD – Adapco	包括 STAR – CD 和 STAR – CCM,用于模拟流体和固体流动、传热和应力分析(www.cd – adapco.co)
CFDesign	Autodesk 模拟系列产品的一部分,具有流体流动模拟和热模拟的功能(www.cfdesign.com)
Flow 3D	广泛应用于工业和物理过程中的液体和气体模拟(www.flow3d.com)
Numeca	工业应用领域的流体力学模拟(www.numeca.be)
Phoenics	工程设备和环境领域的,用于模拟流体流动、传热或传质、化学反应和燃烧的 CFD 软件(www.cham.co.uk)

A.7　第三方后处理软件

ParaView	开源的、多平台的数据分析与可视化软件(www.paraview.org)
GNU Plot	开源的、可移植的、命令行绘图实用程序(www.gnuplot.info)
OpenDX	采用 IBM 的可视化数据浏览器接口进行数据输入和输出(www.opendx.org)
Ensight	大多数 CFD 数据文件格式的可视化软件(www.ensight.com)
Tecplot	大多数 CFD 数据文件格式的可视化软件(www.tecplot.com)
Plot3D	CFD 结果可视化的交互式图形程序(www.openchannelfoundation.org)

附录 B　术　　语

　　这本书的目的是把生物医学和经典力学两个学科结合起来。某一专业背景的学生可能会使用到另一个领域的专业术语。因此,本附录为读者提供了一个可快速查找相关术语含义的工具,让读者更准确地理解他们正在阅读的内容。

B.1　CFPD 和工程术语

逆压梯度	当静压沿流动方向增加时,即当压力变化率为正时(相比于正向压力梯度)
空气动力学	研究气体流动的学科
各向异性湍流	湍流脉动(u'、v'、w')不相等的流动
纵横比	一种描述网格单元的质量和形状的参数——网格单元的最大尺寸和最小尺寸之比
伯努利方程	描述沿流线移动的流动行为的方程
边界条件	计算域边界处的流体流动状态或特性
边界层	壁面附近的一层流体
浮力	完全浸没在流体中的物体所受到的垂直力,等于被置换流体所受的重力
毛细管	狭窄的管道或狭窄的流动通道
空穴	当液体压力快速变化时,在液体的低压区形成的气体空腔
网格雷诺数	基于网格速度和网格长度的局部雷诺数
CFL 数	柯朗 – 弗里德里希斯 – 列维数用于确定求解的双曲型偏微分方程是否收敛。在处理瞬态模拟(如显式时间推进格式)时,应始终检查 CFL 数
科安达效应	流体流保持附着在表面上的趋势
可压缩流动	如果流体密度在流动区域内发生变化,则认为流体是可压缩的。在设置 CFPD 问题时,由于考虑密度变化,这一点很重要
连续性	质量守恒方程的别称(即质量输入 = 质量输出)
收敛	指迭代解不随每次后续迭代发生明显改变
密度	单位体积的流体质量(kg/m^3)
扩散	分子随机地从高浓度区域运动到低浓度区域的过程

域	网格包含的整个空间
阻力系数	在流动方向上,周围流体施加在物体上的反作用力,由其动压和迎风面积归一化
动压	相对于速度参考值的压力
涡	同漩涡
欧拉方程	描述可压缩无黏流体流动的简化流体运动方程
欧拉描述	关注空间中的固定位置,描述流体随时间流经此固定位置的方法(与拉格朗日描述比较)
顺压梯度	当静压沿流动方向降低时,即当压力变化率为负时(与正压梯度比较)
有限差分	求解微分和积分方程的数值方法(见7.2.1节)
有限元	求解微分和积分方程的数值方法,是有别于有限差分和有限体积的另外一种差分方法
有限体积	求解微分和积分方程的数值方法(见7.2.2节)
流动分离	当逆压梯度主动流动时,流体边界层从壁面脱离
高斯散度定理	从向量微积分得到,一个封闭表面的向外通量(从体积的表面流入/出的流体总量)等于封闭体积内向量场散度的体积分(体积内的总的源汇差)
哈根泊肃叶流动	不压缩层流黏性流体通过一个比其直径大得多的恒定圆形截面管道的流动
均质流体	具有常密度的流体
均匀多相流	所有相都具有一个共同的流场以及其他相关的变量场,如温度和湍流
液体静压力	液体作用于被淹没物体表面的力
流体静力学	研究静止液体的学科
理想气体	是一个允许分析简化气体状态的概念。它是由随机运动的、不存在相互作用的粒子组成的理论上的气体
不可压缩流动	当流体密度在流动域内保持不变时,则流动被认为是不可压缩的。在设置 CFPD 问题时,这一点很重要,因为恒定密度可以采用更简单的模型
非均匀多相流	多相流的一种更复杂的表述,其中每个相都有自己的流动场,包括温度场和湍流场
无黏流	无黏性效应的流动,也称为势流。动量方程中的黏性项被忽略
无旋流	流线从不绕回自身的流动,通常出现在无黏性流中
动能	流体由于运动而拥有的能量,通常也被定义为动态压力,由$1/2\rho u^2$确定
拉格朗日描述	通过跟踪单个流体粒子在空间和时间中的移动来描述流体运动

（与欧拉描述比较）

层流	一种组织有序的流场,流体颗粒分层流动,流动不易混合
升力系数	一种物体周围的流体施加的垂直于流动方向的力,有动压和迎风面积归一化
网格	应用数学方程的计算区域
网格无关性	确保任何进一步增加网格单元的数量,都不会影响到数值结果的措施
牛顿流体	用来描述具有恒定的黏度,且存在线性应力－应变率关系的流体或流动
网格节点	网格中存储数据的点
非牛顿流体	用来描述具有非恒定黏度,且剪切速率和应变速率之间存在非线性关系的流体/流动
正应力	也称为压强,它是垂直于物质的应力分量(对应于剪切应力)
势流	无旋无黏的理想流动,用于简化流体流动的分析
残差	CFD 求解期间,数值解之间差异的量度——当解收敛时,该值减小
剪切应力	平行于物质平面的应力分量(对应于正应力)
偏斜度	描述网格单元质量和形状的参数
滑移速度	粒子与周围流体的相对速度
稳定性	指所选离散格式的数值稳定性,在数值迭代中,数值解收敛而不是发散
静压	基于当地大气条件的压力,与流动条件无关(对应于动压)
斯托克斯流	也称为蠕动流,惯性力比黏性力小,通常雷诺数远小于 1,即 $Re \ll 1$
流线	定常流场中给定流体粒子沿其轨迹运动的路径
表面张力	液体表面的吸引力,使其能抵抗外力
总压	静态压力(与当地大气压相关)和动态压力(与任何运动速度相关)之和
过渡区	边界层内流动从层流过渡到湍流的区域
输运方程	表示流动变量在流体中运动(即输运)的各种物理过程的通用方程(见第 5.3 节中的方程(5.43))
湍流	流动受惯性主导,流体质点运动不规则,流动在整个区域内强烈混合的流动
蒸气压	物质的蒸气与其液体或固体形式达到相变平衡时的压力
黏度	阻碍流体被剪切变形的量度
涡流	流体的旋转及其反向流动
涡量	流体微团旋转或自旋的趋势,定义为在流场中某一点上单位面积的旋转量

尾流	紧接在移动的固体后面的回流流动区域,是由物体周围流体流动引起的
壁函数	连接自由流和近壁面流动的解析方程或函数(见5.3.5节)
各向同性湍流	湍流脉动(u'、v'、w')相同的流动
CAD	计算机辅助设计
CAE	计算机辅助工程
DES	分离涡模拟:一种基于大涡模拟的湍流模型
DNS	直接数值模拟:处理湍流最复杂和完整的方法
FEM	有限元法:一种求解数学方程组的计算方法
FSI	流体–结构相互作用的计算建模方法,求解流体流动和结构运动
FVM	有限体积法:求解数学方程组的计算方法
GUI	图形用户界面
IGES	初始图形交换规范:一种图像格式文件
LES	大涡模拟:一种先进的湍流模型
PDF	概率密度函数:一种表示大数据集的统计方法
RANS	雷诺平均纳维尔–斯托克斯方程
RNG	重整化群组:一种k–epsilon湍流模型
RSM	雷诺应力模型
URANS	非定常雷诺平均纳维尔–斯托克斯方程
VOF	流体体积:多相流界面可视化的模拟技术

B.2　生物医学术语

肺泡通气量	每分钟吸入肺泡的气体量,计算公式为 (潮气量–无效腔气量)×呼吸频率
肺泡	肺脏的微小空气囊,是支气管树的终末部分,是人体与外界进行气体交换的场所
前后方向	轴向或者从身体的前面到身体的后面的方向
轴向	指向有机体的中心轴
基底层	由上皮细胞分泌的一层细胞外基质,其上有上皮细胞
基面	靠近底部的表面、下侧或者结构底部
良性的	无害的、轻度的和非发展性疾病
波义耳定律	描述气体的绝对压力与其体积之间成反比关系的定律
细支气管	肺内第一个不再含软骨的气道分支
主支气管	气管下的两个主要气道分支之一
毛细血管	血液和组织细胞之间进行物质交换的小血管

软骨	白色半透明的结缔组织
尾部的	属于、在或接近物体尾部或后端的。对于人类,其朝向脚底(也是脊椎和身体的"尾巴")
慢性阻塞性肺疾病	是一种具有气流受限特征的可以预防和治疗的疾病,气流受限不完全可逆,呈进行性发展,与气道和肺部对有害颗粒或有害气体的慢性炎症反应增强有关
纤毛	从细胞表面伸出的微小毛发状突起,可节律地运动
胶体	一种混合物,其中溶质颗粒不易沉降,不能通过生物膜
对侧	与另一个结构的对面,如左臂是右腿的对侧
颅尾的	从身体的头部或前端到身体的另一端的方向或轴
细胞因子	细胞免疫涉及的小分子蛋白质
无效腔气量	是不能进行气体交换的这部分呼吸道容积
透析	从血液中除去废物和多余水分的过程
膈	分隔胸腔和下腹腔的肌肉
舒张期	心脏收缩后充满血液的时期
背部的	来自拉丁语单词"dorsum",意思是后背
背腹的	从脊柱(背部)到腹部(前部)的轴或方向
呼吸困难	呼吸短促或缺少空气,是呼吸困难的人体症状
水肿	体液在身体部位或组织中的异常积聚,导致肿胀
肺气肿	是由于吸烟、感染、大气污染等有害因素刺激,引起终末细支气管远端的组织弹性减退,过度膨胀、充气、肺容量增大,并伴有肺泡壁和细支气管的破坏,而无明显纤维化病变
酶	作为生物催化剂加速化学反应的蛋白质
表皮	皮肤表层,由角质化的复层鳞状上皮细胞构成
会厌	舌根后面的软骨瓣,在吞咽时压住以覆盖喉部口舌瓣位
上皮细胞	形成身体表面外层的薄组织,排列在整个身体结构的腔和表面上
食道	食物从咽部到胃的肌肉管
平静呼吸	正常呼吸频率和节律
排泄	生物体将物质作为废物分离排出的过程
纤维软骨	一种可高度压缩的软骨
腺	分泌供身体使用的物质的身体器官
声门	喉咙的一部分,由声带和声带之间的裂隙状开口组成
杯状细胞	产生黏液的单个细胞
血凝蛋白	是参与血液凝固过程的各种蛋白质组分
组织学	组织的微观结构研究
亲水的	容易在水中溶解、和水混合或被水润湿
疏水的	不能与水混合或排斥水

静水压力	系统中流体的压力
高碳酸血症	血液中二氧化碳含量高而引起的疾病
喘息	当需要满足身体组织的代谢需求时,如在运动期间或运动后,或当身体缺氧时,增加呼吸量的一种方式
肥大	细胞增大引起的器官增大问题
强力呼吸	深度和速度均增加的呼吸
低碳酸血症	血液中二氧化碳含量低
肺换气不足	呼吸深度和呼吸频率降低
缺氧	身体缺少氧气
低氧	到达组织的氧气量不足
体外	发生在试管或人工环境中的
体内	发生在有生命的有机体中的
下腔静脉	从膈下的身体部位回流血液的静脉
炎症	局部区域肿胀、发红和疼痛,是对组织损伤的防御反应
体表系统	身体外层的皮肤保护层及其组成部分
内呼吸	血液和组织之间的气体交换过程
组织液	细胞间液体
同侧的	与另一结构相同的一侧,如左臂与左腿同侧
横向的	从一侧到另一侧
白细胞	一种无色的细胞,在血液和身体中循环,参与对抗疾病和外来物质
韧带	一条连接骨头的、短的、有弹性的纤维组织带
脂类	脂肪酸或其衍生物
腰	胸腔和骨盆之间的背部部分
管腔	气管、血管或任何中空结构内的空腔
肺顺应性	是对肺弹性的量度,是肺膨胀性(运动)的反映
肺实质	肺的主要物质,包括肺组织、细支气管和支气管
淋巴	含白细胞的无色液体
巨噬细胞	是一种大的吞噬细胞,参与先天性免疫和细胞免疫
恶性的	不受控制的生长,倾向于侵犯正常组织
机械性刺激感受器	对机械刺激如触碰或声音做出反应的感觉感受器官
中间外侧的	从物体中心(内侧)到一边或另一边(外侧)的轴或方向
髓质	器官或组织的内部区域
间皮	覆盖在体腔腹侧并覆盖其器官的上皮细胞
每分通气量	一分钟内的通气量,表示为 潮气量×呼吸次数/时间(分钟)
黏膜	黏液分泌膜,排列在包括呼吸通道在内的许多体腔的壁面上
黏液	从黏膜中分泌出来的黏稠的物质

鼻孔	鼻子开口
渗透	水分子或其他溶剂分子从稀溶液通过膜进入浓溶液的扩散过程
氧化酶	在氧化还原反应中促进氧转移的酶
氧化作用	与氧结合或去除氢的过程
上颚	口腔顶部
旁矢状面	任何偏离中线的矢状面
分压	每种气体单独占据整体体积时的压力
病菌	细菌、病毒或致病微生物
吞噬细胞	吞噬并吸收细菌和其他外来物质的细胞
吞噬作用	吞噬细胞摄取细菌或异物的过程
胸膜	衬覆于胸壁内侧、膈上面和肺表面的一层浆膜
胸膜腔	两层胸膜之间密闭、狭窄、呈负压的腔隙
息肉	组织表面的赘生物
旋前	四肢的旋转运动,手掌或脚掌向内向后转动
近端的	靠近身体中心的,或靠近依附区域的,或靠近感兴趣区域的
由远及近	从附肢(远端)到与身体(近端)相连的轴或方向
肺动脉	将血液从心脏输送到肺部进行氧合的血管
肺水肿	液体向肺泡和肺组织的渗漏及积聚
肺静脉	将含氧血液从肺部输送到心脏的血管
肺通气	包括吸气和呼气的呼吸过程
呼吸	呼吸行为;在身体中输送氧气和排出二氧化碳的过程
头尾的	从身体的头部或前端到身体的另一端的方向或轴
矢状面	把身体分成左右两边的平面
唾液	分泌到口腔中帮助消化的液体
皮脂腺	是皮肤中微小的腺体,可分泌一种油性或蜡状物质,称为皮脂,以润滑哺乳动物的皮肤和毛发
分泌	从细胞中产生和排出物质的过程
平滑肌	具有无序收缩纤维的肌肉组织,不同于有排列纤维的横纹肌
溶质	溶解在溶液中的物质
狭窄	通道的异常狭窄或收缩
上腔静脉	从膈上方的身体部位回流血液的静脉
旋后	四肢的旋转,手掌或脚掌向外向前转动
缝合	两部分之间不可移动的接合
骨联合	两块骨头通过纤维软骨相连且不可移动的部位
全身的	有关整个身体的
体循环	是心血管系统的一部分,它将含氧血液从心脏输送到身体,并将脱氧血液返回心脏。这个术语对应于肺循环

全身性疾病	影响全身的多个组织、器官、系统的疾病
全身静脉系统	是运送血液流回心脏的血管系统,起于毛细血管,止于心房
收缩	心肌收缩并将血液泵入动脉的过程
呼吸急促	快速的浅呼吸
肌腱	一种连接肌肉和骨骼的有弹性的致密纤维组织
胸腔	从颈部到腹部的身体部分,包括由肋骨包围的体腔
血栓	会阻碍血液流动的血凝块
组织	执行特定功能的一组相似细胞
扁桃体	位于舌根两侧、咽入口周围的小团淋巴细胞组织
横向的	水平的,能把身体分成上下两部分的平面
肿瘤	细胞的不正常增长,可以是良性或恶性的
血管收缩	血管变窄,会增加血压
血管舒张	血管变宽,会引起血管扩张
静脉血	在体循环中,返回心脏(在静脉中)的血液,以及在肺循环中右心室到肺动脉中的血液
囊泡	囊体内充满液体的小囊或囊肿
前庭	一般来说,前庭是管道开始处的一个小空间或洞
前厅	通道开始处扩大的区域;来自拉丁语,意味入口中庭
腔内的	与身体腔内的器官有关
内脏的	与体内器官有关
肺活量	在最大限度地吸气后,从肺部排出的最大空气量
声带	横跨喉部的两个内折叠的黏膜薄片,用于发声(说话)

附录 C 流体力学的无量纲数

附表 流体力学的无量纲数表

名称	符号	表达式	描述
毕渥数	Bi	$\dfrac{h\,L_C}{k}$	定义为物体内部和表面的热阻之比
传质毕渥数	Bi_{mass}	$\dfrac{h_m\,L_C}{D_{ab}}$	定义为物体的传质速率与质量扩散率之比
迪恩数	De	$Re\left(\dfrac{L}{2R}\right)^{1/2}$	定义为雷诺数(基于管道直径 L 和轴向速度 V)和曲率比平方根的乘积
弗劳德数	Fr	$\dfrac{V}{(g\,L_C)^2}$	定义为物体上的惯性力与物体重力之比——惯性力除以重力
格拉晓夫数	Gr	$\dfrac{g\beta\Delta TV}{\vartheta^2}$	定义为作用在流体上的浮力与黏性力之比,通常在自然对流占主导地位时使用
克努森数	Kn	$\dfrac{\lambda}{L}$	定义为分子平均自由程长度与特征物理长度之比
路易斯数	Le	$\dfrac{\alpha}{D_{ab}}$	定义为热扩散率与质量扩散率之比
马赫数	Ma	$\dfrac{V}{a}$	速度相对于声速的速度衡量,例如在 20 ℃(68 °F)的干燥空气中,1 马赫 = 343 m/s
努塞尔数	Nu	$\dfrac{h\,L_C}{k}$	定义为垂直于边界的对流换热与热传导换热之比
奥内佐格数	Oh	$\dfrac{\sqrt{We}}{Re}$	定义为黏性力与惯性和表面张力之比
佩克莱数	Pe	$\dfrac{VL}{\widetilde{D}}$	定义为对流流动速率与扩散率之比
普朗特数	Pr	$\dfrac{\vartheta}{\alpha}$	定义为动量扩散率(运动黏滞系数)与热扩散率之比
雷诺数	Re	$\dfrac{VL}{\vartheta}$	惯性力和黏性力之比,用于确定流型(层流或湍流)

附表（续）

名称	符号	表达式	描述
施密特数	Sc	$\dfrac{\vartheta}{D_{ab}}$	定义为动量扩散率和质量扩散率之比
斯托克斯数	St	$\dfrac{\tau V}{L_C}$	定义为粒子停止距离与障碍物特征尺寸之比
斯特劳哈尔数	Sr	$\dfrac{\omega L}{V}$	定义为流动振荡与流动惯性的比值，用于描述振荡流
韦伯数	We	$\dfrac{\rho V^2 L}{\sigma}$	定义为流体的惯性与其表面张力的比值
沃默斯利数	α	$\dfrac{L}{2}\left(\dfrac{\omega}{\vartheta}\right)^{0.5}$	定义为脉动流频率与黏性效应之比

附表中字母的含义：

a　　　　声速

D_{ab}　　质量扩散率

$\widetilde{D}$　　　　扩散率

g　　　　重力加速度

h　　　　传热系数

h_m　　　传质系数

k　　　　物体的热导率

L_C　　　特征长度，通常定义为物体体积除以物体表面积，$L_C = V/A$

L　　　　代表物理长度尺度

V　　　　速度

ΔT　　　温差

α　　　　热扩散率，$\alpha = k/(\rho C_\mathrm{p})$（其中 C_p 是比热容）

β　　　　体积热膨胀系数，等于薄膜温度的倒数

λ　　　　平均自由程

ρ　　　　流体密度

σ　　　　表面张力

τ　　　　粒子的弛豫时间，定义为 $\rho_\mathrm{p} d_\mathrm{p}^{2}/18\mu$，其中下标 p 表示粒子，$d_\mathrm{p}$ 表示粒子直径

ϑ　　　　运动黏滞系数

ω　　　　振荡频率，或呼吸频率

参 考 文 献[①]

AIAA (1998). Guide for the Verification and Validation of Computational Fluid Dynamics, in *AIAA – G*-077 – 1998, American Institute of Aeronautics and Astronautics, Reston, USA.

Andersen, M., Sarangapani, R., Gentry, R., Clewell, H., Covington, T. and Frederick, C. B. (2000). Application of a Hybrid CFD – PBPK Nasal Dosimetry Model in an Inhalation Risk Assessment: An Example with Acrylic Acid. *Toxicological Sciences* 57:312 – 325.

Andersen, M. E., Green, T., Clay, F. B. and Bogdanffy, M. S. (2002). Physiologically Based Pharmacokinetic (PBPK) Models for Nasal Tissue Dosimetry of Organic Esters: Assessing the State-of-Knowledge and Risk Assessment Applications with Methyl Methacrylate and Vinyl Acetate. *Regulatory Toxicology and Pharmacology* 36:234 – 245.

Apodaca, G. (2002). Modulation of membrane traffic by mechanical stimuli. *Am J Physiol Renal Physiol* 282:F179 – F190.

Arcilla, A. S., Häuser, J., Eiseman, P. R. and Thompson, J. F. (1991). Numerical Grid Generation in Computational Fluid Dynamics and Related Fields, North-Holland, Amsterdam.

Babu, K. R., Narasimhan, M. V. and Narayanaswamy, K. (1982). Correlations for prediction of discharge rate, cone angle and aircore diameter of swirl spray atomisers, in *Proceedings of the 2nd International Conference on Liquid Atomisation and Spray Systems*, Madison, Wisc., 91 – 97.

Badea, C. T., Fubara, B., Hedlund, L. W. and Johnson, G. A. (2005). 4-D Micro-CT of the Mouse Heart. *Molecular Imaging* 4:110 – 116.

Balashazy, I. and Hofmann, W. (1993). Particle deposition in airway bifurcations – I. Inspiratory flow. *Journal of Aerosol Science* 24:745 – 772.

Balásházy, I. and Hofmann, W. (1993). Particle deposition in airway bifurcations – II. Expiratory flow. *Journal of Aerosol Science* 24:773 – 786.

Balashazy, I., Hofmann, W. and Heistracher, T. (2003). Local particle deposition patterns may play a key role in the development of lung cancer. *Journal Appl. Physiol.* 94:1719 – 1725.

Bardina, J. E., Huang, P. G. and Coakley, T. J. (1997). Turbulence Modeling Validation Testing and Development. *NASA Technical Memorandum* 110446.

Behin, F., Behin, B., Bigal, M. E. and Lipton, R. B. (2005). Surgical treatment of pa-

---

① 为了忠实于原著,便于读者阅读与查考,在翻译过程中,本书参考文献格式均与原著保持一致。——编者注

tients with refractory migraine headaches and intranasal contact points. *Cephalalgia* 25 : 439 – 443.

Bois, F. Y. , Jamei, M. and Clewell, H. J. (2010). PBPK modelling of inter-individual variability in the pharmacokinetics of environmental chemicals. *Toxicology* 278 : 256 – 267.

Bousquet, J. , Van Cauwenberge, P. , Khaltaev, N. and W. H. O. (2001). Allergic rhinitis and its impact on asthma. *J. Allergy and Clin. Immun.* 108 : 147 – 334.

Brant, W. E. and Helms, C. A. (2007). *Fundamentals of diagnostic radiology*. Lippincott Williams & Wilkins.

Breatnach, E. , Abbott, G. C. and Fraser, R. G. (1984). Dimensions of the normal human trachea. *American Journal of Roentgenology* 142 : 903 – 906.

Brennen, C. E. (2005). *Fundamentals of multiphase flow*. Cambridge University Press.

Brenner, H. (1961). The slow motion of a sphere through a viscous fluid towards a plane surface. *Chemical Engineering Science* 16 : 242 – 251.

Canny, J. (1986). A computational approach to edge detection. *IEEE Transactions Pattern Analysis and Machine Intelligence* 8 : 679 – 698.

Carey, J. W. and Steegmann, A. T. J. (1981). Human nasal protrusion, latitude, and climate. *Am J Phys Anthropol* 56 : 313 – 319.

Caughey, R. J. , Jameson, M. J. , Gross, C. W. and Han, J. K. (2005). Anatomic risk factors for sinus disease : fact or fiction? *Am J Rhinol* 19 : 334 – 339.

Chakraborty, S. , Balakotaiah, V. and Bidani, A. (2007). Multiscale model for pulmonary oxygen uptake and its application to quantify hypoxemia in hepatopulmonary syndrome. *Journal of Theoretical Biology* 244 : 190 – 207.

Chang, H. K. (1989). Flow dynamics in the respiratory tract, in *Respiratory Physiology*, an *Analytical Approach*, H. K. Chang and M. Paiva, eds. , Dekker, New York, 54 – 138.

Cheng, K. H. , Cheng, Y. S. , Yeh, H. C. , Guilmette, A. , Simpson, S. Q. , Yang, Y. H. and Swift, D. L. (1996). In-vivo measurements of nasal airway dimensions and ultrafine aerosol deposition in the human nasal and oral airways. *J. Aerosol Sci.* 27 : 785 – 801.

Cheng, K. H. , Cheng, Y. S. , Yeh, H. C. and Swift, D. L. (1997). Measurements of Airway Dimensions and Calculation of Mass Transfer Characteristics of the Human Oral Passage. *Journal of Biomechanical Engineering* 119 : 476 – 482.

Cheng, Y. S. , Holmes, T. D. , Gao, J. , Guilmette, R. A. , Li, S. , Surakitbanharn, Y. and Rowlings, C. (2001). Characterization of nasal spray pumps and deposition pattern in a replica of the human nasal airway. *Journal of Aerosol Medicine* 14 : 267 – 280.

Cherukat, P. and McLaughlin, J. B. (1990). Wall-induced lift on a sphere. *International Journal of Multiphase Flow* 16 : 899 – 907.

Cherukat, P. , McLaughlin, J. B. and Graham, A. L. (1994). The inertial lift on a rigid sphere translating in a linear shear flow field. *International Journal of Multiphase Flow* 20 : 339

－353.

Choi, L. T. , Tu, J. Y. , Li, H. F. and Thien, F. (2007). Flow and Particle Deposition Patterns in a Realistic Human Double Bifurcation Airway Model. *Inhalation Toxicology* 19:117 －131.

Chouly, F. , Van Hirtum, A. , Lagrée, P. Y. , Pelorson, X. and Payan, Y. (2008). Numerical and experimental study of expiratory flow in the case of major upper airway obstructions with fluid-structure interaction. *Journal of Fluids and Structures* 24:250 – 269.

Chung, K. Y. K. , Cuthber, R. J. , Revell, G. S. , Wassel, S. G. and Summer, N. (2000). A study on dust emission, particle size distribution and formaldehyde concentration during machining of medium density fibreboard. *Annals of Occ. Hyg.* 44:455 – 466.

Churchill, S. , Shackelford, L. L. , Georgi, N. and Black, M. (2004). Morphological variation and airflow dynamics in the human nose. *Am J Human Biol* 16:625 – 638.

Clift, R. , Grace, J. R. and Weber, M. E. (1978a). *Bubbles, Drops, and Particles*. Academic Press Inc. London, Ltd. , London, UK.

Clift, R. , Grace, J. R. and Weber, M. E. (1978b). *Drops and Particles*. Academic Press, New York.

Coates, M. S. , Fletcher, D. F. , Chan, H. – K. and Raper, J. A. (2004). Effect of design on the performance of a dry powder inhaler using computational fluid dynamics. Part 1: Grid structure and mouthpiece length. *Journal of Pharmaceutical Sciences* 93:2863 – 2876.

Cohen Hubal, E. A. , Kimbell, J. S. and Fedkiw, P. S. (1996). Incorporation of Nasal-Lining Mass-Transfer Resistance into Acfd Model for Prediction of Ozone Dosimetry in the Upper Respiratory Tract. *Inhalation Toxicology* 8:831 – 857.

Crawford, J. H. (1949). Determination of the specific gravity of ragweed pollen (Ambrosia elatior) and conversion of gravity sample counts to volumetric incidence. *Publ. Health Rep.* 64:1195 – 1200.

Croce, C. , Fodil, R. , Durand, M. , Sbirlea-Apiou, G. , Caillibotte, G. , Papon, J. F. , Blondeau, J. R. , Coste, A. , Isabey, D. and Louis, B. (2006). In vitro experiments and numerical simulations of airflow in realistic nasal airway geometry. *Annals of Biomedical Engineering* 34: 997 – 1007.

Crowder, T. M. , Rosati, J. A. , Schroeter, J. D. , Hickey, A. J. and Martonen, T. B. (2002). Fundamental effects of particle morphology on lung delivery: Predictions of Stokes law and the particular relevance to dry powder inhaler formulation and development. *Pharama. Res.* 19:239 – 245.

Crowe, C. T. (2000). On models for turbulence modulation in fluid-particle flows. *International Journal of Multiphase Flow* 26:719 – 727.

Crowe, C. T. , Sommerfeld, M. and Tsuji, Y. (1998). *Multiphase flows with droplets and particles*. CRC Press, Boca Raton, Fla.

Crüts, B. , van Etten, L. , Törnqvist, H. , Blomberg, A. , Sandström, T. , Mills, N. L. and Borm, P. J. (2008). Exposure to diesel exhaust induces changes in EEG in human volunteers. *Part Fibre Toxicol.* 11:4.

Cunningham, E. (1910). On the velocity of steady fall of spherical particles through fluid medium. *Proc. Roy. Soc. A* 83.

Dailey, H. L. and Ghadiali, S. N. (2007). Fluid-structure analysis of microparticle transport in deformable pulmonary alveoli. *Journal of Aerosol Science* 38:269 – 288.

Davis, S. S. and Illum, L. (2003). Absorption Enhancers for Nasal Drug Delivery. *Clinical Pharmacokinetics* 42:1107 – 1128.

de Berg, M. , Ogtfried, C. , van Kreveld, M. and Overmars, M. (2008). *Computational Geometry: Algorithms and Applications*. Springer-Verlag.

de Rochefort, L. , Vial, L. , Fodil, R. , Maitre, X. , Louis, B. , Isabey, D. , Caillibotte, G. , Thiriet, M. , Bittoun, J. , Durand, E. and Sbirlea-Apiou, G. (2007). In vitro validation of computational fluid dynamic simulation in human proximal airways with hyperpolarized 3He magnetic resonance phase-contrast velocimetry. *Journal of Applied Physiology* 102:2012 – 2023.

Demirkaya, O. , Asyali, M. H. , Sahoo, P. K. (2009). *Image processing with Matlab-Application in medicine and biology*. CRC Press, Taylor Francis Group, Broken Sound Parkway, NW.

Doorly, D. J. , Taylor, D. J. , Gambaruto, A. M. , Schroter, R. C. and Tolley, N. (2008). Nasal architecture: form and flow. *Philosophical Transactions of the Royal Society A: Mathematical, Physical and Engineering Sciences* 366:3225 – 3246.

Eccles, R. (1996). A role for the nasal cycle in respiratory defence. *Eur Respir J* 9:371 – 376.

Edwards, D. A. , Ben-Jebria, A. and Langer, R. (1998). Recent advances in pulmonary drug delivery using large, porous inhaled particles. *Journal of Applied Physiology* 85:379 – 385.

Einstein, A. (1905). On the Movement of Small Particles Suspended in Stationary Liquids Required by the Molecular-Kinetic Theory of Heat 17:549 – 560.

Elad, D. , Liebenthal, R. , Wenig, B. L. and Einav, S. (1993). Analysis of air flow patterns in the human nose. *Medical & Biological Engineering & Computing* 31:585 – 592.

Elad, D. , Naftali, S. , Rosenfeld, M. and Wolf, M. (2006). Physical stresses at the air-wall interface of the human nasal cavity during breathing. *Journal of Applied Physiology* 100:1003 – 1010.

Elder, A. , Gelein, R. , Silva, V. , Feikert, T. , Opanashuk, L. , Carter, J. , Potter, R. , Maynard, A. , Ito, Y. , Finkelstein, J. and Oberdörster, G. (2006). Translocation of Inhaled Ultrafine Manganese Oxide Particles to the Central Nervous System. *Environment Health Perspective* 114:1172 – 1178.

Enarson, D. A. and Chan – Yeung, M. (1990). Characterization of Health Effects of Wood Dust Exposures. *Am. J. Ind. Med.* 17:33 – 38.

Eric, T. P. , Jionghan, D. , James, H. H. and Sean, B. F. (2011). Measurement of lung airways in three dimensions using hyperpolarized helium-3 MRI. *Physics in Medicine and Biology* 56:3107.

Escudier, M. (1988). Vortex breakdown: Observations and explanations. *Prog. Aerospace Sci.* 422:189 – 229.

Fan, F. G. and Ahmadi, G. (1993). A sublayer model for turbulent deposition of particles in vertical ducts with smooth and rough surfaces. *Journal of Aerosol Science* 24:45 – 64.

Faxen, H. (1923). Die Bewegung einer starren Kugel längs der Achse eines mit zäher Flüssigkeit gefüllten Rohres. Arkiv. *Arkiv. Mat. Astron. Fys* 17.

Ferziger, J. H. and Perić, M. (1999). *Computational Methods for Fluid Dynamics*. Springer-Verlag, Belrin.

Flemmer, R. L. C. and Banks, C. L. (1986). On the drag coefficient of a sphere. *Powder Technology* 48:217 – 221.

Fletcher, C. A. J. (1991). *Computational Techniques for Fluid Dynamics*. Springer-Verlag, Berlin.

Franciscus, R. G. and Long, J. C. (1991a). Variation in human nasal height and breadth. *Am J Phys Anthropol* 85:419 – 427.

Franciscus, R. G. and Long, J. C. (1991b). Variation in human nasal height and breadth. *American Journal of Physical Anthropology* 85:419 – 427.

Fry, F. A. and Black, A. (1973). Regional deposition and clearance of particles in the human nose. *Aerosol Science* 4:113 – 124.

Fung, Y. C. (1988). A model of the lung structure and its validation. *J Appl Physiol* 64:2132 – 2141.

Gabitto, J. and Tsouris, C. (2007). Drag coefficient and settling velocity for particles of cylindrical shape. *Powder Technology*:doi:10,1016/j. powtec. 2007. 1007. 1031.

Ganser, G. H. (1993). A rational approach to drag prediction of spherical and non-spherical particles. *Powder Technology* 77:143 – 152.

Garcia, G. J. M. , Bailie, N. , Martins, D. A. and Kimbell, J. S. (2007a). Atrophic rhinitis: a CFD study of air conditioning in the nasal cavity. *J Appl. Physiol.* 103:1082 – 1092.

Garcia, G. J. M. , Bailie, N. , Martins, D. A. and Kimbell, J. S. (2007b). Atrophic rhinitis: a CFD study of air conditioning in the nasal cavity. *Journal of Applied Physiology* 103:1082 – 1092.

Gelperina, S. , Kisich, K. , Iseman, M. D. and Heifets, L. (2005). The Potential Advantages of Nanoparticle Drug Delivery Systems in Chemotherapy of Tuberculosis. *Am. Journal Respir. Crit. Care Medicine* 172:1487 – 1490.

González, R. and Woods, R. (2008). *Digital image processing*. Pearson/Prentice Hall.

Gore, R. A. and Crowe, C. T. (1989). Effect of particle size on modulating turbulent intensity. *International Journal of Multiphase Flow* 15:279 – 285.

Gupta, A. K. and Gupta, M. (2005). Synthesis and surface engineering of iron oxide nanoparticles for biomedical applications. *Biomaterials* 25:3995.

Haber, S., Butler, J. P., Brenner, H., Emanuel, I., Tsuda, A. (2000). Shear flow over a self - similar expanding pulmonary alveolus during rhythmical breathing. *Journal Fluid Mechanics* 405:243 - 268.

Hadfield, E. M. (1972). Damage to the human nasal mucosa by wood dust, in*Inhaled Particles* III, W. H. Walton, ed., Unwin Bros. Old Working.

Haefeli - Bleuer, B. and Weibel, E. R. (1988). Morphometry of the human pulmonary acinus. *The Anatomical Record* 220:401 - 414.

Hahn, I., Scherer, P. W. and Mozell, M. M. (1993). Velocity profiles measured for airflow through a large-scale model of the human nasal cavity. *J Appl. Physiol.* 75:2273 - 2287.

Haider, A. and Levenspiel, O. (1989). Drag coefficient and terminal velocity of spherical and nonspherical particles. *Powder Technology* 58:63 - 70.

Harrington, J. B. and Metzger, K. (1963). Ragweed pollen density. *American J. Botany* 50: 532 - 539.

Harris, R. S. (1959). Tracheal extension in respiration. *Thorax* 14:201 - 210.

Harris, R. S. (2005). Pressure-Volume curves of the respiratory system. *Respiratory Care* 50:78 - 99.

Häußermann, S., Bailey, A. G., Bailey, M. R., Etherington, G. and Youngman, M. J. (2001). The influence of breathing patterns on particle deposition in a nasal replicate cast. *J. Aerosol Sci.* 33:923 - 933.

He, C. and Ahmadi, G. (1998). Particle Deposition with Themophoresis in Laminar and Turbulent Duct Flows. *Aerosol Science and Technology* 29:525 - 546.

He, C. and Ahmadi, G. (1999). Particle deposition in a nearly developed turbulent duct flow with electrophoresis. *Journal of Aerosol Science* 30:739 - 758.

Heil, M. and Hazel, A. L. (2011). Fluid-Structure Interaction in Internal Physiological Flows. *Annual Review of Fluid Mechanics* 43:141 - 162.

Henry, F. S., Butler, J. B., Tsuda, A. (2002). Kinematically irreversible acinar flow: a departure from classical dispersive aerosol transport theories. *Journal Applied Physiology* 92:835 - 845.

Hidy, G. M. (1984). *Aerosols, an Industrial and Environmental Science*. Academic Press, New York.

Hofmann, W., Golser, R. and Balashazy, I. (2003). Inspiratory Deposition Efficiency of Ultrafine Particles in a Human Airway Bifurcation Model. *Aerosol Science and Technology* 37:988 - 994.

Holden, W. E., Wilkins, J. P., Harris, M., Milczuk, H. A. and Giraud, G. D. (1999). Temperature conditioning of nasal air: effects of vasoactive agents and involvement of nitric oxide.

Journal of Applied Physiology 87:1260 – 1265.

Hood, C. M., Schroter, R. C., Doorly, D. J., Blenke, E. J. S. M. and Tolley, N. S. (2009). Computational modeling of flow and gas exchange in models of the human maxillary sinus. *Journal of Applied Physiology* 107:1195 – 1203.

Hörschler, I., Schröder, W. and Meinke, M. (2010). On the assumption of steadiness of nasal cavity flow. *Journal of Biomechanics* 43:1081 – 1085.

Horsfield, K., Gladys, D., Olson, D. E., Finlay, G. F. and Cumming, G. (1971). Models of the human bronchial tree. *Journal Appl. Physiol.* 31:207 – 217.

Hubbard, B. J. and Chen, H. C. (1994). A Chimera Scheme for Incompressible Viscous Flows with Applications to Submarine Hydrodynamics. *AIAA* Paper 94 – 2210.

Huupponen, E., Saunamäki, T., Saastamoinen, A., Kulkas, A., Tenhunen, M. and Himanen, S. L. (2009). Improved computational fronto-central sleep depth parameters show differences between apnea patients and control subjects. *Medical and Biological Engineering and Computing* 47:3 – 10.

IARC/WHO (1995). I. A. R. C Monographs on the Evaluation of Carcinogenic Risks to Humans. Vol. 62: Wood Dust and Formaldehyde. International Agency for Research on Cancer/ World Health Organization

ICRP (1960). Report of Committee Ⅱ on permissible dose for internal radiation. *Annals of the ICRP/ICRP Publication* 2:1 – 40.

ICRP (1994). Human respiratory tract model for radiological protection, Elsevier Science, Tarrytown, NY.

Inthavong, K., Ge, Q., Se, C. M. K., Yang, W. and Tu, J. Y. (2011). Simulation of sprayed particle deposition in a human nasal cavity including a nasal spray device. *Journal of Aerosol Science* 42:100 – 113.

Inthavong, K., Tian, Z. F., Li, H. F., Tu, J. Y., Yang, W., Xue, C. L. and Li, C. G. (2006a). A numerical study of spray particle deposition in a human nasal cavity. *Aerosol Science Technology* 40.

Inthavong, K., Tian, Z. F., Li, H. F., Tu, J. Y., Yang, W., Xue, C. L. and Li, C. G. (2006b). A numerical study of spray particle deposition in a human nasal cavity. *Aerosol Science and Technology* 40:1034 – 1045.

Inthavong, K., Tian, Z. F. and Tu, J. Y. (2009a). Effect of ventilation design on removal of particles in woodturning workstations. *Building and Environment* 44:125 – 136.

Inthavong, K., Tian, Z. F., Tu, J. Y., Yang, W. and Xue, C. (2008a). Optimising nasal spray parameters for efficient drug delivery using computational fluid dynamics. *Computers in Biology and Medicine* 38:713 – 726.

Inthavong, K., Tu, J., Ye, Y., Ding, S., Subic, A. and Thien, F. (2010). Effects of airway obstruction induced by asthma attack on particle deposition. *Journal of Aerosol Science* 41:587

- 601.

Inthavong, K. , Wen, J. , Tian, Z. F. and Tu, J. Y. (2008b). Numerical study of fibre deposition in a human nasal cavity. *Journal of Aerosol Science* 39:253 – 265.

Inthavong, K. , Wen, J. , Tu, J. Y. and Tian, Z. F. (2009b). From CT Scans to CFD Modelling-Fluid and Heat Transfer in a Realistic Human Nasal Cavity. *Engineering Applications of Computational Fluid Mechanics* 3:321 – 335.

Isabey, D. and Chang, H. K. (1981). Steady and unsteady pressure-flow relationships in central airways. *J. Appl. Physiol.* 51:1338 – 1348.

Jaber, S. , Carlucci, A. , Boussarsar, M. , Fodil, R. , Pigeot, J. , Maggiore, S. , Harf, A. , Isabey, D. , Brochard, L. (2001). Helium-oxygen in the postextubation period decreases inspiratory effort. *American Journal of Respiratory and Critical Care Medicine* 164:633 – 637.

Jackson, C. L. and Huber, J. F. (1943). Correlated applied anatomy of the bronchial tree and lungs with a system of nomenclature. *Chest* 9:319 – 326.

Jayarajua, S. T. , Brounsa, M. , Lacora, C. , Belkassemb, B. and Verbanckc, S. (2008). Large eddy and detached eddy simulations of fluid flow and particle deposition in a human mouth-throat. *Journal of Aerosol Science* 39:862 – 875.

Jeong, S. -J. , Kim, W. -S. and Sung, S. -J. (2007). Numerical investigation on the flow characteristics and aerodynamic force of the upper airway of patient with obstructive sleep apnea using computational fluid dynamics. *Medical Engineering & Physics* 29:637 – 651.

Jonathan Richard, S. (2002). Delaunay refinement algorithms for triangular mesh generation. *Computational Geometry* 22:21 – 74.

Kawaguchi, T. , Tanaka, T. and Tsuji, Y. (1998). Numerical simulation of two-dimensional fluidized beds using the discrete element method (comparison between the two-and three-dimensional models). *Powder Technology*, 96(2):129 – 138, 1998. 96:129 – 138.

Keay, D. , Smith, I. , White, A. and Hardcastle, P. F. (1987). The nasal cycle and clinical examination of the nose. *Clinical Otolaryngology & Allied Sciences* 12:345 – 348.

Keck, T. , Leiacker, R. , Heinrich, A. , Kuhneman, S. and Rettinger, G. (2000a). Humidity and temperature profiles in the nasal cavity. *Rhinology* 38.

Keck, T. , Leiacker, R. , Riechelmann, H. and Rettinger, G. (2000b). Temperature profile in the nasal cavity. *Laryngoscope* 110:651 – 654.

Kelly, J. T. , Asgharian, B. , Kimbell, J. S. and B. A. , W. (2004). Particle deposition in human nasal airway replicas manufactured by different methods. Part 1: Inertial regime particles. *Aerosol Science and Technology* 38:1063 – 1071.

Kelly, J. T. , Prasad, A. K. and Wexler, A. S. (2000). Detailed flow patterns in the nasal cavity. *J Appl. Physiol.* 89:323 – 337.

Keyhani, K. , Scherer, P. W. and Mozell, M. M. (1995). Numerical simulation of airflow in the human nasal cavity. *Journal Biomechanical Engineering* 117:429 – 441.

Keyhani, K. , Scherer, P. W. and Mozell, M. M. (1997). A numerical model of nasal odorant transport for the analysis of human olfaction. *Journal Theoretical Biology* 186:279 – 301.

Khan, K. , Arino, J. , Hu, W. , Raposo, P. , Sears, J. , Calderon, F. , Heidebrecht, C. , Macdonald, M. , Liauw, J. , Chan, A. and Gardam, M. (2009). Spread of a Novel Influenza A (H1N1) Virus via Global Airline Transportation. *N Engl J Med* 361:212 – 214.

Kiely, J. and McNicholas, W. (2000). Cardiovascular risk factors in patients with obstructive sleep apnoea syndrome. *Eur Respir J* 16:128 – 133.

Kim, K. , McCracken, K. , Lee, B. , Shin, C. , Jo, M. , Lee, C. and Ko, K. (1997). Airway goblet cell mucin: its structure and regulation of secretion. *Eur Respir J* 10:2644 – 2649.

Kimbell, J. , Shroeter, J. D. , Asgharian, B. , Wong, B. A. , Segal, R. A. , Dickens, C. J. , Southall, J. P. and Miller, F. J. (2004). Optimisation of nasal delivery devices using computational models. *Respiratory Drug Delivery* 9 1.

Kimbell, J. S. , Segal, R. A. , Asgharian, B. , Wong, B. A. , Schroeter, J. D. , Southall, J. P. , Dickens, C. J. , Brace, G. and Miller, F. J. (2007). Characterization of deposition from nasal spray devices using a computational fluid dynamics model of the human nasal passages. *Journal Aeros. Medicine* 20:59 – 74.

Kino, A. , Takahashi, M. , Ashiku, S. K. , Decamp, M. M. , Lenkinski, R. E. and Hatabu, H. (2007). Optimal breathing protocol for dynamic contrast-enhanced MRI of solitary pulmonary nodules at 3T. *European Journal Radiology* 64:397 – 400.

Kirkpatrick, A. and Willson, B. (1998). Computation and Experimentation on the Web with Application to Internal Combustion Engines. *Journal of Engineering Education* 87:529 – 537.

Kleinstreuer, C. and Zhang, Z. (2003). Laminar-to-turbulent fluid-particle flows in a human airway model. *International Journal of Multiphase Flow* 29:271 – 289.

Kleinstreuer, C. and Zhang, Z. (2010). Airflow and Particle Transport in the Human Respiratory System. *Annual Review of Fluid Mechanics* 42:301 – 334.

Krieger, J. (1992). Long-term compliance with nasal continuous positive airway pressure (CPAP) in obstructive sleep apnea patients and nonapneic snorers. *Sleep* 15:S42 – 46.

Kublik, H. and Vidgren, M. T. (1998). Nasal delivery systems and their effect on deposition and absorption. *Adv. Drug Delivery Rev.* 29:157 – 177.

Kuipers, J. A. M. (2000). Multilevel Modelling of Dispersed Multiphase Flows. *Oil & Gas Science and Technology-Rev. IFP* 55:427 – 435.

Kumar, H. , Tawhai, M. H. , Hoffman, E. A. and Lin, C. -L. (2009). The effects of geometry on airflow in the acinar region of the human lung. *Journal of Biomechanics* 42:1635 – 1642.

Lang, C. , Grützenmacher, S. , Mlynski, B. , Plontke, S. and Mlynski, G. (2003). Investigating the Nasal Cycle Using Endoscopy, Rhinoresistometry, and Acoustic Rhinometry. *The Laryngoscope* 113:284 – 289.

Lee, J. -H. , Na, Y. , Kim, S. -K. and Chung, S. -K. (2010). Unsteady flow characteristics through a human nasal airway. *Respiratory Physiology & Neurobiology* 172:136 – 146.

Lefebvre, A. H. (1989). *Atomization and Sprays*. Hemisphere Publishing Corporation.

Leith, D. (1987). Drag on nonspherical objects. *Aerosol Science and Technology* 6:153 – 161.

Lerman, A. (1979). *Geochemical processes*. Wiley, New York.

Li, A. and Ahmadi, G. (1992). Dispersion and deposition of spherical particles from point sources in a turbulent channel flow. *Aerosol Science and Technology* 16:209 – 226.

Li, A. and Ahmadi, G. (1993). Deposition of aerosols on surfaces in a turbulent channel flow. *International Journal of Engineering Science* 31:435 – 451.

Li, Z., Kleinstreuer, C. and Zhang, Z. (2007). Simulation of airflow fields and microparticle deposition in realistic human lung airway models. Part I: Airflow patterns. *European Journal of Mechanics B/Fluids* 26:632 – 649.

Lienar, K., Leiacker, R., Lindemann, J., Rettinger, G. and Keck, T. (2003). Nasal mucosal temperature after exposure to cold, dry air and hot, humid air. *Acta Otolaryngol* 123:851 – 856.

Lin, C.-L., Tawhai, M. H., McLennan, G. and Hoffman, E. A. (2007). Characteristics of the turbulent laryngeal jet and its effect on airflow in the human intra-thoracic airways. *Respiratory Physiology & Neurobiology* 157:295 – 309.

Lindemann, J., Brambs, H.-J., Keck, T., Wiesmiller, K. M., Rettinger, G. and Pless, D. (2005). Numerical simulation of intranasal airflow after radical sinus surgery. *American Journal of Otolaryngology* 26:175 – 180.

Lippman, M. (1990). Effects of fibre charcteristics on lung deposition, retention and disease. *Environ. Health Perspect.* 88:311 – 317.

Liseikin, V. D. (1999). *Grid Generation Methods*. Springer-Verlag, Berlin.

Littman, H., Morgan, M. H., Jovanovic, S. D., Paccione, J. D., Grbavcic, Z. B. and Vukovic, D. V. (1995). Effect of particle diameter, particle density and loading ratio on the effective drag coefficient in steady turbulent gas-solids transport. *Powder Technology* 84:49 – 56.

Liu, Y., Matida, E. A. and Johnson, M. R. (2010a). Experimental measurements and computational modeling of aerosol deposition in the Carleton-Civic standardized human nasal cavity. *Journal of Aerosol Science* 41:569 – 586.

Liu, Y., So, R. M. C. and Zhang, C. H. (2003). Modeling the bifurcating flow in an asymmetric human lung airway. *Journal of Biomechanics* 36:951 – 959.

Liu, Z., Xu, X., Lim, F. F. J., Luo, X., Hirtum, A. and Hill, N. A. (2010b). Modeling and Simulation of Human Upper Airway, in 6*th World Congress of Biomechanics* (*WCB* 2010). *August* 1 – 6, 2010 *Singapore*, C. T. Lim and J. C. H. Goh, eds., Springer Berlin Heidelberg, 686 – 689.

Lo, S. H. (1985). A new mesh generation scheme for arbitrary planar domains. *International Journal Numerical Methods Engineering* 21:1403 – 1426.

Longest, P. W. and Xi, J. (2007). Computational investigation of particle inertia effects on submicron aerosol deposition in the respiratory tract. *Journal of Aerosol Science* 38:111 – 130.

Luo, H. Y. and Liu, Y. (2009). Particle deposition in a CT-scanned human lung airway. *Journal of Biomechanics* 42:1869 – 1876.

Malve, M., del Palomar, A. P., Chandra, S., Lopez-Villalobos, J. L., Finol, E. A., Ginel, A. and Doblare, M. (2011). FSI Analysis of a Human Trachea Before and After Prosthesis Implantation. *Journal of Biomechanical Engineering* 133:071003 – 071012.

Marcum, D. L. and Weatherill, N. P. (1995). Unstructured grid generation using iterative point insertion and local reconnection. *AIAA* 33:1619 – 1625.

Marr, D. and Hildreth, E. (1980). Theory of edge detection. *Proceedings of Royal Society of London* 207:187 – 217.

Martonen, T. B., Zhang, Z. and Lessmann, R. C. (1993). Fluid dynamics of the human larynx and upper tracheobronchial airways. *Aerosol science and technology* 19:23.

Mavriplis, D. J. (1997). Unstructured grid techniques. *Annual Review of Fluid Mechanics* 29: 473 – 514.

Mazumdar, S. and Chen, Q. (2007). Impact of moving bodies on airflow and contaminant transport inside aircraft cabins. , in *Proceedings of the 10th International Conference on Air Distribution in Rooms*, Roomvent 2007, Helsinki, Finland, 165.

McCarthy, J. R., Kelly, K. A., Sun, E. Y. and Weissleder, R. (2007). Targeted delivery of multifunctional magnetic nanoparticles. *Nanomedicine* 2:153 – 167.

McLaughlin, J. B. (1989). Aerosol Particle Deposition in Numerically Simulated Channel Flow. *Physics of Fluids A* 7:1211 – 1224.

McLaughlin, J. B. (1991). Inertial migration of a small sphere in linear shear flows. *Journal Fluid Mechanics* 224:261 – 274.

McNitt-Gray, M. F. (2002). AAPM/RSNA Physics Tutorial for Residents: Topics in CT. *Radiographics* 22:1541 – 1553.

Mead, J., Takishima, T. and Leith, D. (1970). Stress distribution in lungs: a model of pulmonary elasticity. *J Appl Physiol* 28:596 – 608.

Mei, R. (1992). An approximate expression for the shear lift force on a spherical particle at finite reynolds number. *International Journal of Multiphase Flow* 18:145 – 147.

Menter, F. R. (1994). Two-equation eddy-viscosity turbulence models for engineering applications. *American Institute of Aeronautics and Astronautics Journal* 32:1598 – 1605.

Menter, F. R., Langtry, R. B., Likki, S. R., Suzen, Y. B., Huang, P. G. and Volker, S. (2006). A Correlation-Based Transition Model Using Local Variables—Part I: Model Formulation. *Journal of Turbomachinery* 128:413 – 422.

Mitsakou, C., Mitrakos, D., Neofytou, P. and Housiadas, C. (2007). A Simple Mechanistic Model of Deposition of Water-Soluble Aerosol Particles in the Mouth and Throat. *Journal of Aerosol*

Medicine 20:519 – 529.

Moore, K. L. and Dalley, A. F. (2006). *Clinically Oriented Anatomy*. Lippincott Williams and Wilkins, Baltimore.

Morgan, W. K. C., Reger, R. B. and Tucker, D. M. (1997). Health effects of diesel emissions. *Ann Occup Hyg* 41:643 – 658.

Morsi, S. A. and Alexander, A. J. (1972). An investigation of particle trajectories in two-phase flow systems. *Journal Fluid Mechanics* 55:193 – 208.

Moshfegh, A., Shams, M., Ahmadi, G. and Ebrahimi, R. (2009). A novel surface-slip correction for microparticles motion. *Colloids and Surfaces A: Physicochemical and Engineering Aspects* 345:112 – 120.

Naftali, S., Rosenfeld, M., Wolf, M. and Elad, D. (2005). The air-conditioning capacity of the human nose. *Annals of Biomedical Engineering* 33:545 – 553.

Nallasamy, M. (1987). Turbulence models and their applications to the prediction of internal flows: A review. *Computers & Fluids* 15:151 – 194.

Nasr, H., Ahmadi, G. and Mclaughlin, J. B. (2009). A DNS study of effects of particle-particle collisions and two-way coupling on particle deposition and phasic fluctuations. *Journal of Fluid Mechanics* 640:507 – 536.

Newman, S. P., Moren, F. and Clarke, S. W. (1998). Deposition pattern of nasal sprays in man. *Rhinology* 26.

Nowak, N., Kakade, P. P. and Annapragada, A. V. (2003). Computational fluid dynamics simulation of airflow and aerosol deposition in human lungs. *Annals of Biomedical Engineering* 31: 374 – 390.

Nucci, G., Suki, B. and Lutchen, K. (2003). Modeling airflow-related shear stress during heterogeneous constriction and mechanical ventilation. *J Appl Physiol* 95:348 – 356.

O'Rourke, P. J. and Amsden, A. A. (1987). *The tab method for numerical calculation of spray droplet breakup*.

Oberdörster, G., Oberdörster, E. and Oberdörster, J. (2005). Nanotoxicology: an emerging discipline evolving from studies of ultrafine particles environmental health perspectives. *Environmental Health Perspectives* 113:823 – 839.

Oberdörster, G., Sharp, Z., Atudorei, V., Elder, A., Gelein, R., Kreyling, W. and Cox, C. (2004). Translocation of Inhaled Ultrafine Particles to the Brain. *Inhalation Toxicology* 16: 437 – 445.

Oseen, C. W. (1910). Uber die Stokessche Formel und uber die verwandte Aufgabe in der Hydrodynamik. *Arkiv Math Aston Fys* 6:237 – 262.

Otsu, N. (1979). A threshold selection method from grey-level histograms. *IEEE Trans. Systems, Man, and Cybernetics* 9:62 – 66.

Ounis, H., Ahmadi, G. and J. B., M. (1991a). Brownian diffusion of submicrometer particles in the viscous sublayer. *J. Colloid and Interface Science* 143:266 – 277.

Ounis, H. , Ahmadi, G. and J. B. , M. (1991b). Brownian diffusion of submicrometer particles in the viscous sublayer. *Journal Colloid and Interface Science* 143:266 – 277.

Ozlugedik, S. , Nakiboglu, G. , Sert, C. , Elhan, A. , Tonuk, E. , Akyar, S. and Tekdemir, I. (2008). Numerical Study of the Aerodynamic Effects of Septoplasty and Partial Lateral Turbinectomy. *The Laryngoscope* 118:330 – 334.

Papavergos, P. G. and Hedley, A. B. (1984). Particle deposition behaviour from turbulent flows. *Chemical Engineering Research and Design* 62:275 – 295.

Pascual, R. M. and Peters, S. P. (2005). Airway remodeling contributes to the progressive loss of lung function in asthma: an overview. *J Allergy Clin Immunol* 116:477 – 486.

Patankar, S. V. (1980). *Numerical heat transfer and fluid flow.* Taylor & Francis.

Pattle, R. E. (1961). The retention of gases and particles in the human nose, in *Inhaled particles and vapors*, C. N. Davies, ed. , Pergamon Press, Oxford, UK, 302 – 309.

Pedley, T. J. , Schroter, R. C. and Sudlow, M. F. (1977). Gas flow and mixing in the airways, in *Bioengineering Aspects of the Lung*, J. West, ed. , Dekker, New York.

Pilch, M. and Erdman, C. A. (1987). Use of breakup time data and velocity history data to predict the maximum size of stable fragments for acceleration-induced breakup of a liquid drop. *International Journal of Multiphase Flow* 13:741 – 757.

Pless, D. , Keck, T. , Wiesmiller, K. , Rettinger, G. , Aschoff, A. J. , Fleiter, T. R. and Lindemann, J. (2004). Numerical simulation of air temperature and airflow patterns in the human nose during expiration. *Clinical Otolaryngology* 29:642 – 647.

Polo, O. , Berthon-Jones, M. , Douglas, N. J. and Sullivan, C. E. (1994). Management of obstructive sleep apnoea/hypopnoea syndrome. *The Lancet* 344:656 – 660.

Poussou, S. B. , Mazumdar, S. , Plesniak, M. W. , Sojka, P. E. and Chen, Q. (2010). Flow and contaminant transport in an airliner cabin induced by a moving body: model experiments and CFD prediction. *Atmospheric Environment* 44:2830 – 2839.

Proctor, D. F. (1982). The upper airway, in *The Nose*, D. F. Proctor and I. Anderson, eds. , Elsevier Biomedical Press, New York, 22 – 43.

Radjaï, F. and Dubois, F. , eds. (2011). *Discrete-element Modeling of Granular Materials.* Wiley, University of Montpellier, France.

Rasani, M. R. , Inthavong, K. and Tu, J. Y. (2011). Simulation of Pharyngeal Airway Interaction with Air Flow Using Low-Re Turbulence Model. *Modelling and Simulation in Engineering* 2011:1 – 9.

Reeves-Hoche, M. , Meck, R. and Zwillich, C. (1994). Nasal CPAP: an objective evaluation of patient compliance. *Am. J. Respir. Crit. Care Medicine* 149:149 – 154.

Regan, M. and Sheppard, S. (1996). Interactive Multimedia Courseware and the Hands-on Learning Experience: An Assessment Study. *Journal of Engineering Education* 85:123 – 131.

Reitz, R. D. and Diwakar, R. (1987). Structure of High-Pressure Fuel Sprays. *SAE Technical Paper*, 870598.

Richmond, C. (2004). Sir Godfrey Hounsfield. *British Medical Journal* 329:687.

Ridler, T. W. and Calvard, S. (1978). Picture thresholding using an iterative selection method. *IEEE Trans. Systems, Man and Cybernetics* 8:630 – 632.

Rizk, N. K. and Lefebvre, A. H. (1985). Internal flow characteristics of simplex swirl atomisers. *AIAA Journal Propul. Power* 1:193 – 199.

Robert, G. H. (2001). Forced inspiratory nasal flow-volume curves: A simple test of nasal airflow. *Mayo Clin. Proc.* 76:990 – 994.

Rogers, D. F. (1994). Airway goblet cells: responsive and adaptable front-line defenders. *Eur Respir J* 7:1690 – 1708.

Roy, C. (2003). Grid Convergence Error Analysis for Mixed-Order Numerical Schemes. *AIAA* 41.

Saffman, P. G. (1965). The lift on a small sphere in a slow shear flow. *Journal Fluid Mechanics* 22:385 – 400.

Saffman, P. G. (1968). Corrigendum to the Lift on a Small Sphere in a Slow Shear Flow. *Journal of Fluid Mechanics* 31.

Sandeau, J., Katz, I., Fodil, R., Louis, B., Apiou-Sbirlea, G., Caillibotte, G. and Isabey, D. (2010). CFD simulation of particle deposition in a reconstructed human oral extrathoracic airway for air and helium-oxygen mixtures. *Journal of Aerosol Science* 41:281 – 294.

Sauret, V., Halson, P. M., Brown, I. W., Fleming, J. S. and Bailey, A. G. (2002). Study of the three-dimensional geometry of the central conducting airways in man using computed tomographic (CT) images. *Journal of Anatomy* 200:123 – 134.

Schlesinger, R. B. and Lippmann, M. (1978). Selective particle deposition and bronchogenic carcinoma. *Environmental Research* 15:424 – 431.

Schmehl, R., Maier, G. and Wittig, S. (2000). CFD Analysis of Fuel Atomization, Secondary Droplet Breakup and Spray Dispersion in the Premix Duct of a LPP Combustor, in *Proc. of 8th Int. Conf. on Liquid Atomization and Spray Systems*, Pasadena, CA, USA.

Schroeter, J. D., Kimbell, J. S. and Asgharian, B. (2006). Analysis of particle deposition in the turbinate and olfactory regions using a human nasal computational fluid dynamics model. *Journal of Aerosol Medicine* 19:301 – 313.

Seren, E. and Seren, S. (2009). Morphological adaptation of the nasal valve area to climate. *Medical Hypotheses* 72:471 – 472.

Shanley, K. T., Zamankhan, P., Ahmadi, G., Hopke, P. K. and Cheng, Y.-S. (2008). Numerical Simulations Investigating the Regional and Overall Deposition Efficiency of the Human Nasal Cavity. *Inhalation Toxicology* 20:1093 – 1100.

Shephard, M. S. and Georges, M. K. (1991). Automatic three-dimensional mesh generation by the finite octree technique. *International Journal for Numerical Methods in Engineering* 32:709 – 749.

Shi, H. , Kleinstreuer, C. and Zhang, Z. (2008). Dilute suspension flow with nanoparticle deposition in a representative nasal airway model. *Physics of Fluids* 20:1 – 23.

Shi, H. W. , Kleinstreuer, C. and Zhang, Z. (2007). Modeling of inertial particle transport and deposition in human nasal cavities with wall roughness. *Journal of Aerosol Science* 38:398 – 419.

Slutsky, A. S. , Berdine, G. G. and Drazen, J. M. (1981). Oscillatory flow and quasi-steady behavior in a model of human central airways. *Journal Appl. Physiol.* 50:1293 – 1299.

Spalart, P. R. (2000). Strategies for turbulence modelling and simulations. *International Journal of Heat and Fluid Flow* 21:25 – 263.

Stabl, W. H. (1992). Experimental investigation of the vortex flow on delta wings at high incidence. *AIAA Journal* 30:1027 – 1032.

Stöber, W. (1972). Dynamic shape factors of nonspherical aerosol particles, in*Assessment of airborne particles*, T. M. e. al. , ed. , Charles C. Thomas, Springfield, IL, 249 – 289.

Su, W. C. and Cheng, Y. S. (2005). Deposition of fiber in the human nasal airway. *Aerosol Science andTechnology* 39:888 – 901.

Sullivan, K. J. and Chang, H. K. (1991). Steady and oscillatory trans-nasal pressure-flow relationships in healthy adults. *J. Appl. Physiol.* 71:983 – 992.

Suman, J. D. , Laube, B. L. , Lin, T. C. , Brouet, G. and Dalby, R. (2002). Validity of in vitro tests on aqueous spray pumps as surrogates for nasal deposition. *Pharma. Res.* 19:1 – 6.

Sung, J. , Padilla, D. , Garcia-Contreras, L. , VerBerkmoes, J. , Durbin, D. , Peloquin, C. , Elbert, K. , Hickey, A. and Edwards, D. (2009). Formulation and Pharmacokinetics of Self-Assembled Rifampicin Nanoparticle Systems for Pulmonary Delivery. *Pharmaceutical Research* 26: 1847 – 1855.

Suri, J. , Wilson, D. , Laxminarayan, S. (2005). *Handbook of Biomedical Image Analysis: Volume* Ⅱ *: Segmentation Models*. Springer.

Sussman, R. G. , Cohen, B. S. and Lippmann, M. (1991). Asbestos fiber deposition in human tracheobronchial cast. Ⅰ. -Experimental. *Inhal. Toxicol.* 3:145 – 160.

Swift, D. L. and Kesavanathan, J. (1996). The anterior human nasal passage as a fibrous filter for particles. *Chemical Engineering Communications* 151:65 – 78.

Sznitman, J. (2008). Respiratory Flows in the Pulmonary Acinus and Insights on the Control of Alveolar Flows, in*Institute of Fluid Dynamics*, Swiss Federal Institute of Technology, Zurich, 240.

Tannehill, J. C. , Anderson, D. A. and Pletcher, R. H. (1997). *Computational fluid mechanics and heat transfer*. Taylor & Francis.

Tawahai, M. H. and Hunter, P. J. (2004). Modeling Water Vapor and Heat Transfer in the

Normal and the Intubated Airways. *Annals of Biomedical Engineering* 32:609 – 622.

Tawhai, M. H., Pullan, A. J. and Hunter, P. J. (2000). Generation of an Anatomically Based Three-Dimensional Model of the Conducting Airways. *Annals Biomedical Engineering* 28: 793 – 802.

Taylor, D. J., Doorly, D. J., Schroter, R. C. (2010). Inflow boundary profile prescription for numerical simulation of nasal airflow. *Journal of The Royal Society Interface* 7:515 – 527.

Thompson, J. F., Warsi, Z. U. A. and Mastin, C. W. (1985). *Numerical Grid Generation-Foundations and Applications*. Elsevier, New York.

Thomson, D. J. (1987). Criteria for the selection of stochastic models of particle trajectories in turbulent flows. *Journal of Fluid Mechanics* 180:529 – 556.

Tian, G. and Longest, P. W. (2010). Development of a CFD Boundary Condition to Model Transient Vapor Absorption in the Respiratory Airways. *Journal of Biomechanical Engineering* 132:051003 – 051013.

Tian, L. and Ahmadi, G. (2007). Particle deposition in turbulent duct flow-Comparison of different model predictions. *Journal Aerosol Science* 38:377 – 397.

Tian, Z. F., Inthavong, K. and Tu, J. Y. (2007). Deposition of inhaled wood dust in the nasal cavity. *Inhalation Toxicology* 19:1155 – 1165.

Timbrell, V. (1982). Deposition and retention of fibres in the human lung. *Ann. occup. Hyg.* 26:347 – 369.

Tran – Cong, S., Gay, M. and Michaelides, E. E. (2004). Drag coefficients of irregularly shaped particles. *Powder Technology* 139:21 – 32.

Tsuda, A., Filipovic, N., Haberthur, D., Dickie, R., Matsui, Y., Stampanoni, M., Schittny, J. C. (2008). Finite element 3D reconstruction of the pulmonary acinus imaged by synchrotron X-ray tomography. *Journal Applied Physiology* 105:964 – 976.

Tsuda, A., Henry, F. S., Butler, J. P. (1995). Chaotic mixing of alveolated duct flow in rhythmically expanding pulmonary acinus. *Journal Applied Physiology* 79:1055 – 1063.

Tu, J., Yeoh, G. H. and Liu, C. (2008). *Computational fluid dynamics: a practical approach*. Butterworth-Heinemann.

Tu, J. Y. and Fuchs, L. (1992). Overlapping Grids and Multigrid Methods for Three-Dimensional Unsteady Flow Calculations in IC Engines. *International Journal Numerical Methods Fluids* 15:693 – 714.

Umbaugh, S. (2005). *Computer imaging: digital image analysis and processing*. Taylor & Francis.

van Ertbruggen, C., Corieri, P., Theunissen, R., Riethmuller, M. L. and Darquenne, C. (2008). Validation of CFD predictions of flow in a 3D alveolated bend with experimental data. *Journal of Biomechanics* 41:399 – 405.

van Ertbruggen, C., Hirsch, C. and Paiva, M. (2005). Anatomically based three-dimensional model of airways to simulate flow and particle transport using computational fluid dynamics. *Journal Appl. Physiol.* 98:970 – 980.

Vanpeperstraete, F. (1974). The cartilaginous skeleton of the bronchial tree. *Advances in Anatomical Embryology Cell Biology* 48:1 – 15.

Vargaftik, N. B. (1975). *Tables on Thermophysical Properties of Liquids and Gases.* Hemisphere, Washington, DC.

Versteeg, H. K. and Malalasekera, W. (2007). *An introduction to computational fluid dynamics: the finite volume method.* Pearson Education Ltd.

Vignola, A. M., Kips, J. and Bousquet, J. (2000). Tissue remodeling as a feature of persistent asthma. *J Allergy Clin Immunol* 105:1041 – 1053.

Wadell, H. (1933). Sphericity and roundness of rock particles. *Journal Geol.* 41:310 – 331.

Wang, C., Altes, T. A., Mugler, J. P., Miller, G. W., Ruppert, K., Mata, J. F., Cates, G. D., Borish, L. and de Lange, E. E. (2008). Assessment of the lung microstructure in patients with asthma using hyperpolarized 3He diffusion MRI at two time scales: Comparison with healthy subjects and patients with COPD. *Journal of Magnetic Resonance Imaging* 28:80 – 88.

Wang, S. M., Inthavong, K., Wen, J., Tu, J. Y. and Xue, C. L. (2009). Comparison of micron-and nanoparticle deposition patterns in a realistic human nasal cavity. *Respiratory Physiology & Neurobiology* 166:142 – 151.

Wankat, P. C. (2002). Integrating the Use of Commercial Simulators into Lecture Courses. *Journal of Engineering Education* 91:19 – 23.

Weibel, E. R. (1963). *Morphometry of the human lung.* Academic Press., New York, US.

Weibel, E. R. (1997). Design of airways and blood vessels considered as branching trees, in *The Lung: Scientific Foundations*, R. G. Crystal, J. B. West, E. R. Weibel and P. J. Barnes, eds., Lippincott-Raven Publishers, Philadelphia, 1061 – 1071.

Weinhold, I. and Mlynski, G. (2004). Numerical simulation of airflow in the human nose. *European Archive Otorhinolaryngology* 261:452 – 455.

Wen, J., Inthavong, K., Tu, J. Y. and Wang, S. (2008). Numerical simulations for detailed airflow dynamics in a human nasal cavity. *Respiratory Physiology & Neurobiology* 161:125 – 135.

Wendt, J. F. and Anderson, J. D. (2009). *Computational fluid dynamics: an introduction.* Springer.

West, J. B. (2008). *Respiratory physiology: the essentials.* Wolters Kluwer Health/Lippincott Williams & Wilkins.

Wilcox, D. (1993). *Turbulence Modeling for CFD.* DCW Industries, Inc., 5354 Palm Drive, La Canada, California 91011.

Womersley, J. R. (1955). Method for the calculation of velocity, rate of flow and viscous drag in arteries when the pressure gradient is known. *Journal Physiol.* 127.

Wood, N. B. (1981). A simple method for the calculation of turbulent deposition to smooth and rough surfaces. *Journal of Aerosol Science* 12:275 – 290.

Xi, J., Longest, P. W. and Martonen, T. B. (2008). Effects of the laryngeal jet on nano-and microparticle transport and deposition in an approximate model of the upper tracheobronchial airways. *Journal of Applied Physiology* 104:1761 – 1777.

Xi, J., Si, X., Kim, J. W. and Berlinski, A. (2011). Simulation of airflow and aerosol deposition in the nasal cavity of a 5-year-old child. *Journal of Aerosol Science* 42:156 – 173.

Xiong, G., Zhan, J., Zuo, K., Li, J., Rong, L. and Xu, G. (2008). Numerical flow simulation in the post-endoscopic sinus surgery nasal cavity. *Medical and Biological Engineering and Computing* 46:1161 – 1167.

Yeh, H. -C. and Schum, G. M. (1980). Models of human lung airways and their application to inhaled particle deposition. *Bulletin of Mathematical Biology* 42:461 – 480.

Yeoh, G. H. and Tu, J. (2009). *Computational Techniques for Multiphase Flows*. Elsevier Science & Technology, Oxford, GB.

Yerry, M. and Shephard, M. (1984). A modified-quadtree approach to finite element mesh generation,. *IEEE Computer Graphics Applications* 3:39 – 46.

Yushkevich, P. A., Piven, J., Hazlett, H. C., Smith, R. G., Ho, S., Gee, J. C., Gerig, G. (2006). User-guided 3D active contour segmentation of anatomical structures: Significantly improved efficiency and reliability. *NeuroImage* 31:1116 – 1128.

Zaichik, L., Alipchenkov, V. M. and Sinaiski, E. G. (2008). *Particles in turbulent flows*. Wiley-VCH.

Zamankhan, P., Ahmadi, G., Wang, Z., Hopke, P. H., Cheng, Y. S., Su, W. C. and Leonard, D. (2006). Airflow and deposition of nanoparticles in a human nasal cavity. *Aerosol Science and Technology* 40:463 – 476.

Zhang, H. and Ahmadi, G. (2000). Aerosol particle transport and deposition in vertical and horizontal turbulent duct flows. *Journal of Fluid Mechanics* 406:55 – 80.

Zhang, Y., Finlay, W. H. and Matida, E. A. (2004). Particle deposition measurements and numerical simulation in a highly idealized mouth-throat. *Journal of Aerosol Science* 35:789 – 803.

Zhang, Z., Chen, X., Mazumdar, S., Zhang, T. and Chen, Q. (2009). Experimental and numerical investigation of airflow and contaminant transport in an airliner cabin mockup. *Building and Environment* 44:85 – 94.

Zhang, Z. and Kleinstreuer, C. (2003). Modeling of low Reynolds number turbulent flows in locally constricted conduits: A comparison study. *AIAA Journal* 41:831 – 840.

Zhang, Z., Kleinstreuer, C., Donohue, J. F. and Kim, C. S. (2005a). Comparison of micro-and nano-size particle depositions in a human upper airway model. *Journal of Aerosol Science* 36:211 – 233.

Zhang, Z., Kleinstreuer, C., Donohue, J. F. and Kim, C. S. (2005b). Comparison of micro-and nano-size particle depositions in a human upper airway model. *J. Aerosol Sci.* 36:211

-233.

Zhang, Z. , Kleinstreuer, C. and Kim, C. S. (2002). Cyclic micron-size particle inhalation and deposition in a triple bifurcation lung airway model. *Aerosol Sci.* 33:257 -281.

Zhang, Z. , Kleinstreuer, C. and Kim, C. S. (2008a). Airflow and Nanoparticle Deposition in a 16-Generation Tracheobronchial Airway Model. *Annals of Biomedical Engineering* 36:2095 -2110.

Zhang, Z. , Kleinstreuer, C. and Kim, C. S. (2008b). Comparison of analytical and CFD models with regard to micron particle deposition in a human 16-generation tracheobronchial airway model. *Journal of Aerosol Science* doi: 10.1016/j. jaerosci. 2008.08.003.

Zhao, K. , Dalton, P. , Yang, G. C. and Scherer, P. W. (2006). Numerical Modeling of Turbulent and Laminar Airflow and Odorant Transport during Sniffing in the Human and Rat Nose. *Chem. Senses* 31:107 -118.

Zhao, K. , Scherer, P. W. , Hajiloo, S. A. and Dalton, P. (2004). Effect of Anatomy on Human Nasal Air Flow and Odorant Transport Patterns: Implications for Olfaction. *Chem. Senses* 29: 365 -379.

Zhu, H. P. , Zhou, Z. Y. , Yang, R. Y. and Yu, A. B. (2007). Discrete particle simulation of particulate systems: Theoretical developments. *Chemical Engineering Science* 62:3378 -3396.

Zhu, J. H. , Lee, H. P. , Lim, K. M. , Lee, S. J. and Wang, D. Y. (2011). Evaluation and comparison of nasal airway flow patterns among three subjects from Caucasian, Chinese and Indian ethnic groups using computational fluid dynamics simulation. *Respiratory Physiology & Neurobiology* 175:62 -69.

Zwartz, G. J. and Guilmette, R. A. (2001). Effect of flow rate on particle deposition in a replica of a human nasal airway. *Inhal. Toxic.* 13:109 -127.